医政管理规范之五

医院麻醉科
建设管理规范与操作常规

(第 2 版)

东南大学出版社
·南 京·

图书在版编目(CIP)数据

医院麻醉科建设管理规范与操作常规/曾因明,杨建平主编. —2版 —南京:东南大学出版社,2011.10
ISBN 978-7-5641-2905-7

Ⅰ.①医… Ⅱ.①曾… ②杨… Ⅲ.①医院—麻醉—管理—规范—中国 Ⅳ.①R197.32

中国版本图书馆 CIP 数据核字(2011)第 147998 号

东南大学出版社出版发行
(南京四牌楼2号 邮编 210096)
出版人:江建中
江苏省新华书店经销　南京玉河印刷厂印刷
开本:850mm×1168mm　1/32　印张:10.125　字数:260 千字
2011 年 10 月第 2 版　2011 年 10 月第 1 次印刷
ISBN 978-7-5641-2905-7
印数:1～5000 册　定价:25.00 元

本社图书若有印装质量问题,请直接与读者服务部联系。电话(传真):025-83792328

医政管理规范编委会

名誉主委：唐维新
主任委员：黄祖瑚
副主任委员：李少冬　张金宏　卢晓玲

委　员

（以下按姓氏笔画顺序排列）

孔汉良　尹　亮　方佩英　王荣申　王德杭
兰　青　刘乃丰　吕　民　汤仕忠　许　斌
张劲松　忻国豪　李秀连　谷瑞先　邱海波
陈小康　周卫兵　季国忠　易利华　范钦和
俞　军　胡　丹　胡宁彬　顾　民　曾因明
程崇高　蒋艺萍　韩光曙　霍孝蓉
秘　书：俞荣华　盛兴产

《医院麻醉科建设管理规范与操作常规》
编委会

主　编：曾因明　杨建平
副主编：景　亮　丁正年　马正良　刘金东　谢伟斌
编　委：（按姓氏笔画为序）

丁正年　丁　伟　马正良　王冬青　王　军
王志萍　刘功俭　刘金东　朱　伟　何绍明
杨建平　邵东华　陆康生　金　毅　赵文静
夏小萍　顾小萍　顾连兵　顾　鲲　曹汉忠
黄新冲　傅诚章　嵇富海　景　亮　曾因明
谢　红　谢伟斌　谢杏英

再版序言

自19世纪40年代氧化亚氮(N_2O)和乙醚在临床成功应用以来,近代麻醉学经历了麻醉、临床麻醉学、麻醉学三个重要发展阶段,已走过了160余年的发展历程,成为一门研究临床麻醉、生命复苏、重症监测治疗与疼痛诊疗的学科。1994年,卫生部将麻醉科确定为临床一级科目,工作范围从手术室逐渐拓展到门诊、病房、重症监护等诸多医疗服务领域,成为医疗服务中不可或缺的一个重要组成部分,其专科规范化建设也进入了一个崭新阶段。

1987年、2002年,我厅先后组织专家编印了《江苏省县级以上医院麻醉科建设管理规范和常用技术操作常规》和《江苏省医院麻醉科建设管理规范》(以下简称《规范》),对我省二级以上医院麻醉科的规范化建设和发展起到了十分重要的推动作用。随着麻醉学的快速发展,原有的《规范》已经不能适应现代麻醉学科的要求。为此,我厅委托省麻醉科医疗质量控制中心启动了《规范》的修订工作。经过两年时间的努力,《医院麻醉科建设管理规范与操作常规(第2版)》现正式出版。本书不仅更新许多内容,还分别就麻醉科的最新进展、工作内涵、人员配备、技术标准、操作常规、科学研究、信息化应用等内容进行了较为翔实的阐述。特别是,新增了麻醉科医疗质量及麻醉学科建设管理工作评价的标准与细则,为科学、客观、准确地评价医院麻醉科的医疗质量与管理水平,坚持持续改进,保障患者安全提供了新方法、新手段,具有一定的创新性、科学性和可操作性。

此次修订再版,为江苏省医院麻醉科的建设发展提供了新的指导,不仅将促进各级医院麻醉科为我省广大群众提供更加优质、安全的医疗服务,也将在一定时期内对我省医院麻醉科的规范化建设和管理发挥更加积极的推动作用。希望各级卫生行政部门、各医疗机构及全省广大麻醉医学工作者认真学习,并在实践中不断完善。

衷心感谢为此次修订付出辛勤劳动的各位专家!

江苏省卫生厅医政处
2011年10月

再版前言

近代麻醉学历经了160余年的发展历程,已成为一门研究临床麻醉、生命复苏、重症监测治疗与疼痛诊疗的学科。1989年卫生部颁发的12号文件将麻醉科正式定为临床科室,并明确规定了麻醉科的三大工作内涵:临床麻醉、生命复苏与重症监测治疗和疼痛的研究与诊疗,为麻醉学科的建设发展指明了方向,在此后的20余年中,经过几代人承前启后的不懈努力,现今麻醉学科的发展已不可同日而语。

2009年1月,卫生部颁发了卫医政发〔2009〕6号文,针对2008年发生在福建三明市第二人民医院多起麻醉医疗安全事件,提出"各级卫生行政部门和各级各类医疗机构要从中深刻汲取教训,增强医疗安全意识,切实采取有效措施,提高医疗服务质量,保障医疗安全",麻醉医疗安全被列入重要议事日程。江苏省麻醉科医疗质量控制中心在认真调查研究的基础上,于2009年3月提出"进一步加强我省医院麻醉科建设的意见",分别从医院麻醉科的组织结构及工作内涵、人员编制及专业结构、麻醉科管理规范及制度建设等方面提出了相应的解决办法与建议,受到省卫生厅医政处的关注与重视,并于2009年5月专函批示:希望麻醉科质控中心不断探索我省麻醉学科的发展思路,在有条件的医院开展试点,按照现代麻醉学科发展的趋势,结合我省医院麻醉科的发展现状和具体试点经验,对《医院麻醉科建设管理规范》进行修订。

2009年6月修订工作正式启动,省麻醉质控中心组织全省麻醉科学术骨干,坚持国际经验与国情省情相结合,立足江苏面向全国,着眼现实展望未来,历经2年15次的撰写修改,终于2011年6月完成此稿。本书共两篇三十九章,除对上一版的相关内容作了更新、增补、修订外,还增添了麻醉科最新进展、相关技术标准、科学研究、信息化应用和麻醉科医疗质量评价标准与细则等内容,以期对加强麻醉医疗质量管理,坚持持续改进,保障患者安全,促进我省麻醉学科的建设和发展有所裨益。

在此次修订过程中,我们体会到这是一项非常科学、严谨、细致的工作,截止今日,始终感到不足犹存。因此,我们将在今后的实践中,不断总结,持续改进。

江苏省麻醉科医疗质量控制中心　　曾因明
2011年10月

目 录

第一篇 麻醉科建设管理规范

第一章 绪论 …………………………………………………(1)
　一、近代麻醉学的发展 ………………………………………(1)
　二、肯定成绩,认清存在问题 ………………………………(2)
　三、抓住机遇、促进发展 ……………………………………(5)
　四、加强自身建设是根本 ……………………………………(7)
第二章 组织结构与工作任务 ………………………………(9)
　一、建科 ………………………………………………………(9)
　二、临床麻醉 ………………………………………………(10)
　三、麻醉科重症监护病房(AICU) …………………………(14)
　四、麻醉科疼痛诊疗 ………………………………………(15)
　五、麻醉学教研室 …………………………………………(16)
　六、麻醉学实验室 …………………………………………(16)
第三章 人员配备与职责 ……………………………………(18)
　一、麻醉科人员配备 ………………………………………(18)
　二、学历结构 ………………………………………………(20)
　三、麻醉科人员职责 ………………………………………(20)
　四、医师分级管理制度 ……………………………………(24)
第四章 技术标准与设备条件 ………………………………(27)
　一、技术标准 ………………………………………………(27)
　二、手术室内麻醉仪器设备与设施 ………………………(29)
　三、手术室外麻醉仪器设备与设施 ………………………(31)

四、PACU 的仪器设备与设施 …………………………（32）
　　五、AICU 仪器设备与设施 ……………………………（32）
　　六、疼痛治疗的仪器设备与设施 ………………………（33）
　　七、仪器设备使用管理制度 ……………………………（34）
第五章　临床麻醉 ……………………………………………（35）
　　一、临床麻醉各项规章制度 ……………………………（35）
　　二、PACU ………………………………………………（52）
　　三、体外循环 ……………………………………………（56）
第六章　重症监测治疗 ………………………………………（76）
　　一、基本要求 ……………………………………………（76）
　　二、组织管理 ……………………………………………（77）
　　三、医护人员基本技能要求 ……………………………（77）
　　四、医疗管理 ……………………………………………（78）
　　五、病房建设标准 ………………………………………（81）
　　六、设备与仪器 …………………………………………（82）
第七章　疼痛诊疗 ……………………………………………（84）
　　一、宗旨和要求 …………………………………………（84）
　　二、基本建制 ……………………………………………（84）
　　三、组织结构 ……………………………………………（85）
　　四、设备配置 ……………………………………………（85）
　　五、麻醉科疼痛诊疗各级人员职责 ……………………（86）
　　六、规章制度 ……………………………………………（88）
　　七、业务范围 ……………………………………………（93）
第八章　住院医师培训 ………………………………………（95）
　　一、培训对象 ……………………………………………（95）
　　二、培训目标 ……………………………………………（96）
　　三、培训医院 ……………………………………………（96）
　　四、培训计划及细则 ……………………………………（97）

第九章　继续医学教育 ……………………………………（103）
一、组织体系 ………………………………………………（103）
二、主要内容及形式 ………………………………………（103）
三、学分授予及要求 ………………………………………（104）
四、CME 基本要求 …………………………………………（106）

第十章　科学研究 …………………………………………（109）
一、国家级重点学科(实验室) ……………………………（110）
二、省级重点学科(实验室) ………………………………（110）
三、市级重点学科(实验室) ………………………………（111）
四、省级临床重点专科 ……………………………………（112）

第十一章　信息管理系统 …………………………………（114）
一、总体要求 ………………………………………………（114）
二、信息管理 ………………………………………………（116）
三、麻醉科信息管理系统 …………………………………（117）

第十二章　信息资料数据库建设 …………………………（122）
一、数据库系统功能总览 …………………………………（122）
二、用户信息库建设 ………………………………………（123）
三、数据上报(月报、年报) ………………………………（124）
四、数据查询 ………………………………………………（125）
五、数据统计 ………………………………………………（126）
六、系统管理 ………………………………………………（130）

第十三章　麻醉科工作评价标准 …………………………（131）
一、麻醉科医疗质量评价标准 ……………………………（131）
二、麻醉科建设管理评价标准与细则(试行) ……………（145）

第二篇　常用技术操作常规

第十四章　麻醉前准备……………………………（146）
　一、麻醉前病情评估……………………………（146）
　二、精神状态的准备……………………………（147）
　三、改善营养状况………………………………（147）
　四、术后适应性训练……………………………（148）
　五、胃肠道准备…………………………………（148）
　六、膀胱准备……………………………………（148）
　七、口腔准备……………………………………（148）
　八、输液输血准备………………………………（149）
　九、治疗药物的调整……………………………（149）
　十、手术前晚复查………………………………（149）
　十一、麻醉前会诊制度…………………………（149）
　十二、麻醉准备、用具及药品的准备…………（150）
　十三、麻醉前用药………………………………（150）

第十五章　局部浸润麻醉………………………（152）
　一、适应证和禁忌证……………………………（152）
　二、麻醉前准备…………………………………（152）
　三、操作方法……………………………………（152）
　四、常用药物及给药方法………………………（152）
　五、并发症及其防治……………………………（153）
　六、注意事项……………………………………（153）

第十六章　基础麻醉……………………………（154）
　一、适应证与禁忌证……………………………（154）
　二、麻醉前准备…………………………………（154）
　三、常用药物及给药途径………………………（154）

四、并发症及其防治 ·· (154)
　　五、注意事项 ·· (154)
第十七章　颈丛神经阻滞 ·· (156)
　　一、适应证与禁忌证 ·· (156)
　　二、操作方法 ·· (156)
　　三、常用药物 ·· (157)
　　四、并发症及其防治 ·· (157)
　　五、注意事项 ·· (157)
第十八章　臂丛神经阻滞 ·· (158)
　　一、适应证与禁忌证 ·· (158)
　　二、操作方法 ·· (158)
　　三、常用药物 ·· (159)
　　四、并发症及其防治 ·· (159)
　　五、注意事项 ·· (159)
第十九章　蛛网膜下腔阻滞 ·· (160)
　　一、适应证与禁忌证 ·· (160)
　　二、操作方法 ·· (160)
　　三、常用药物 ·· (161)
　　四、并发症及其防治 ·· (161)
第二十章　硬膜外腔阻滞 ·· (163)
　　一、适应证与禁忌证 ·· (163)
　　二、操作方法 ·· (163)
　　三、常用药物 ·· (164)
　　四、并发症及其防治 ·· (164)
　　五、注意事项 ·· (165)
第二十一章　椎管内联合阻滞 ·· (167)
　　一、适应证与禁忌证 ·· (167)
　　二、操作方法 ·· (167)
　　三、常用药物 ·· (168)

四、并发症及其防治 …………………………………… (168)
　　五、注意事项 …………………………………………… (168)
第二十二章　骶管阻滞 ………………………………………… (169)
　　一、适应证与禁忌证 …………………………………… (169)
　　二、操作方法 …………………………………………… (169)
　　三、常用药物 …………………………………………… (169)
　　四、注意事项 …………………………………………… (169)
第二十三章　吸入麻醉 ………………………………………… (170)
　　一、适应证和禁忌证 …………………………………… (170)
　　二、操作方法 …………………………………………… (170)
　　三、常用吸入性全麻药 ………………………………… (170)
　　四、并发症及其防治 …………………………………… (171)
　　五、注意事项 …………………………………………… (173)
第二十四章　静脉麻醉 ………………………………………… (174)
　　一、适应证与禁忌证 …………………………………… (174)
　　二、麻醉前准备 ………………………………………… (174)
　　三、常用药物 …………………………………………… (174)
　　四、操作方法 …………………………………………… (176)
　　五、并发症及其防治 …………………………………… (177)
　　六、注意事项 …………………………………………… (177)
第二十五章　静吸复合麻醉 …………………………………… (178)
　　一、适应证与禁忌证 …………………………………… (178)
　　二、麻醉前准备 ………………………………………… (178)
　　三、操作方法 …………………………………………… (178)
　　四、注意事项 …………………………………………… (179)
第二十六章　全麻、硬膜外阻滞联合麻醉 …………………… (180)
　　一、适用范围 …………………………………………… (180)
　　二、麻醉操作常规 ……………………………………… (180)
　　三、注意事项 …………………………………………… (180)

四、优点、缺点 ································ (181)
第二十七章　气管内插管(拔管)术·················· (183)
一、适应证与禁忌证 ···························· (183)
二、插管前准备 ······························ (183)
三、常用气管内插管方法 ························ (185)
四、气管拔管 ································ (187)
五、并发症及其防治 ···························· (189)
六、注意事项 ································ (190)
第二十八章　支气管内插管术······················ (191)
一、适应证与禁忌证 ···························· (191)
二、操作方法 ································ (191)
三、单肺通气时低氧血症的防治 ·················· (194)
四、双腔支气管拔管术 ·························· (194)
五、注意事项 ································ (195)
第二十九章　困难气道插管术······················ (197)
一、清醒(或慢诱导)插管 ························ (197)
二、弹性树胶探条(gum elastic bougie)辅助插管 ······ (198)
三、经鼻盲探插管 ···························· (199)
四、逆行引导气管插管 ·························· (201)
五、盲探气管插管装置引导插管 ·················· (201)
六、光棒引导插管 ···························· (202)
七、食管-气管联合导管(双腔双囊急救导管) ········ (204)
八、微创气管切开插管 ·························· (205)
九、可视插管技术 ···························· (206)
第三十章　喉罩································ (208)
一、适应证与禁忌证 ···························· (208)
二、操作方法 ································ (208)
三、并发症及其防治 ···························· (209)
四、注意事项 ································ (210)

· 7 ·

第三十一章 纤维支气管镜在麻醉中的应用 (212)
    一、适应证与禁忌证 (212)
    二、操作方法 (212)
    三、并发症及其防治 (213)
    四、注意事项 (213)

第三十二章 动静脉穿刺置管术 (214)
    一、动脉穿刺置管术 (214)
    二、深静脉穿刺置管术 (216)

第三十三章 体外循环灌注技术 (221)
    一、适应证 (221)
    二、基本装置 (221)
    三、体外循环的实施 (221)
    四、并发症 (224)

第三十四章 血液回收技术 (226)
    一、输血 (226)
    二、成分输血 (231)
    三、血液稀释技术 (235)
    四、储存式自体输血 (237)
    五、血液回输技术 (237)

第三十五章 控制性降压 (240)
    一、适应证 (240)
    二、禁忌证 (240)
    三、降压前准备 (241)
    四、操作方法 (241)
    五、注意事项 (243)
    六、并发症及其防治 (244)

第三十六章 控制性降温 (245)
    一、适应证 (245)
    二、禁忌证 (245)

三、麻醉前准备和操作方法 …………………………… (245)
　　四、注意事项 …………………………………………… (247)
　　五、并发症及防治 ……………………………………… (247)
第三十七章　血液净化技术 ……………………………………… (250)
　　一、血液透析 …………………………………………… (250)
　　二、连续性血液净化技术 ……………………………… (254)
第三十八章　麻醉期间常用监测技术 …………………………… (258)
　　一、麻醉期间监测目标规范 …………………………… (258)
　　二、血流动力学监测 …………………………………… (259)
　　三、呼吸系统监测 ……………………………………… (260)
　　四、神经肌肉传递功能监测技术 ……………………… (262)
　　五、麻醉深度监测 ……………………………………… (263)
第三十九章　疼痛治疗常用神经阻滞技术操作规范 …………… (266)
　　一、麻醉科疼痛治疗技术概述 ………………………… (266)
　　二、疼痛治疗常用神经阻滞技术操作规范 …………… (267)
附录：麻醉科建设管理评价标准与细则（试行）………………… (278)

第一篇　麻醉科建设管理规范

第一章　绪　　论

一、近代麻醉学的发展

从 19 世纪 40 年代 N_2O 和乙醚临床应用成功至今,近代麻醉学已经历了 160 余年发展历程。在这 160 余年中,麻醉学经历了麻醉(anesthesia)、临床麻醉学(clinical anesthesiology)和麻醉学(anesthesiology)三个重要的发展阶段。麻醉学在其自身发展过程中汲取了基础医学、临床医学、生物医学工程以及多种边缘学科中与麻醉学相关的理论与技术,经发展形成了麻醉学自身的理论与技术体系,麻醉学从而成为临床医学中一个重要的二级学科,现代麻醉学已是一门研究临床麻醉、生命功能调控、重症监测治疗和疼痛诊疗的学科。

20 世纪 50 年代发达国家医院对病人管理提出"分级治疗"的新观念,即将危重病人和重大手术病人集中管理,并给予精良的设备及优秀的医护条件,目的是提高危重病人的抢救成功率。在这一时代背景下,1958 年 Safar 教授在美国建立第一个麻醉科重症监护病房(intensive care unit,ICU),从而将麻醉科工作领域从手术室拓展到病房及重症医学。

自此以后,麻醉学的内涵不断拓展,医院麻醉科的工作领域不仅从手术室拓展到门诊与病房,而且临床麻醉的工作重点也出现转变,即从为病人提供镇静、无痛、肌松等必须条件转移到对病人生命功能的监测、调节与控制。通过近半个世纪的发展,如今麻醉科除手术室外,已有自己的门诊与病房;除医师外,已有麻醉专科护士和工程技术人员。麻醉科门诊已是医院医疗工作中不可缺少的重要组成部分,麻醉科门诊的建立对患者能在最佳状态下接受手术、缩短床位周转率以及降低医疗费用等方面具有肯定的价值与意义;麻醉后监护室(post-anesthesia care unite,PACU)更是成功而又成熟的国际经验,在我国发展很快,能有效降低麻醉恢复期并发症并防止低级恶性医疗事件,因此不仅能保障患者恢复期安全,而且能提高手术台的有效利用率;麻醉科 ICU 的建立与管理已成为医院现代化的重要标志,为重大手术及危重病人的安全提供了强有力的支撑作用;而疼痛诊疗工作的开展,又为麻醉学的理论与技术服务于疼痛病人开辟了新的途径,如今"无痛医院"正从理想成为现实,麻醉学的足迹正走向医院的每个科室与角落。因此,临床麻醉(clinical anesthesiology)、重症监测治疗(critical care medicine)及疼痛诊疗(pain clinic)已成为现代麻醉学的三个重要组成部分,成为医院麻醉科的三个重要分支学科(即临床二级诊疗科目)。除此以外,急救中心的工作、药物依赖与戒断("戒毒")以及呼吸治疗等领域也越来越多地依赖于麻醉科医师的参与,正在成为麻醉科新的工作内涵。

二、肯定成绩,认清存在问题

江苏省麻醉学科的发展始终得到江苏省卫生厅的充分理解与大力支持,1987 年在省卫生厅医政处的领导下,江苏省率先在全国制定《江苏省县级以上医院麻醉科建设管理规范和常用技术操作常规》,明确了麻醉科的工作范畴和建设要求,并由省卫生厅发文至各级医院学习贯彻,这对我省麻醉学科的发展起到显著推动作用,在全国产生很大影响。1989 年省卫生厅转发卫生部[89]第 12 号文件,确认麻醉科为一级临床科室并明确其工作内涵。为适应形势的发展,2002 年省卫生厅组织再版《医院麻醉科建设管理

规范》。在省卫生厅的领导下,在全省麻醉学同道的共同努力下,我省麻醉学科的建设得到了快速的发展,可概括为:

1. 全省二级以上医院均已成立一级诊疗科目麻醉科。

2. 麻醉科的工作内涵即临床麻醉、重症监测治疗及疼痛诊疗以及临床麻醉亚科的建设不断取得进展、日趋成熟。

3. 麻醉科医疗设备显著更新、科室管理日益完善。

4. 麻醉科在医院的枢纽作用日益明显,麻醉科的高效运行正带动并促进整个医院的运转,麻醉质量稳步提高,为保障病人安全作出重大贡献,被誉为围术期"生命卫士",从而受到各级领导的重视。

5. 全省麻醉学专业人员总数据 2008 年统计已达 4 600 余人,麻醉专业人员的学历结构已有显著提高,本科毕业生的总比例已达 64.73%,其中三级以上医院≥90%,硕士研究生达 11.19%,博士研究生达 1.69%,居全国之前茅。

6. 已初步构建包括学校基础教育、毕业后教育(住院医师培训)和继续医学教育在内的终生麻醉医学教育体系。麻醉学专业(本科)教育由我省首创,并率先倡导《麻醉学》在临床医学专业中独立开课,此举已通过论证并获教育部批准,正在全国推广。麻醉专科医师培训试点工作正在开展,继续医学教育方兴未艾,岗位(职业)培训及资格认证与准入正在起步。研究生教育包括硕士、博士的招生数量有较大的增长,为麻醉学高层次人才的培养提供了广阔的前景。

7. 科学研究及实验室建设正在向高水平发展,目前已拥有省级麻醉学重点学科和省级重点实验室各 1 个、临床重点专科 7 个、国家级重点学科培育点 1 个。近三年我省麻醉学科获国家自然科学基金项目数仅次于北京、上海、湖北,而居全国前列。此外,我省创办两本专业学术期刊:即中华医学会《国际麻醉学与复苏杂志》与《临床麻醉学杂志》。以上成绩是两代人努力的成果,已为国内外所公认,也是日后进一步发展的坚实基础。

在肯定成绩的同时，应当清醒地看到不足。从总体而言，我省麻醉学科至今仍是一个发展中学科，正从三级学科向二级学科、从医技科室向一级临床科室发展。当前要切实解决阻碍我省麻醉学科发展的四大问题：

（1）医院麻醉科作为一级科室（二级学科）的组织结构及工作内涵需进一步明确。在临床麻醉领域，急需加强麻醉后监护室（PACU）的常规建设，规范手术室外麻醉，改进术前评估与准备的模式及方法，稳步推进麻醉科门诊建设。在重症监测治疗领域，要强化麻醉科重症监护病房（AICU）的建设，根据卫生部2009年9号文件，AICU的属性是专科ICU，其工作重点是围术期、特别是术后。麻醉科疼痛诊疗工作（包括麻醉科疼痛门诊与病房）目前开展虽很普遍，但麻醉科疼痛诊疗的定位、运行模式与机制亟待达成共识，形成建设管理规范。

（2）人员编制严重不足。不仅人员总编制严重不足，而且人员专业结构不合理，缺乏麻醉科专科护士及工程技术人员，因此"疲劳医疗"普遍存在，麻醉科医师"亦医、亦护、亦工"的问题严重，这不仅违反法规，而且容易导致低级恶性医疗事件，亟须纠正。

（3）麻醉科规范化管理亟待加强。现有规章制度需修订完善，新的规章制度需尽快建立，医疗、护理关系亟待理顺，医疗文件也要统一。

（4）人才队伍建设相对薄弱。我省麻醉专业人员的数量与学历结构虽有很大的提高，但缺乏亚专科学术带头人及在全国具有影响的高端人才。麻醉专业人员的整体素质与学历结构需进一步改善与提高。学科带头人的理念与管理能力应与时俱进，学科带头人必须有人文、社会科学、管理科学的基本理念与知识，必须掌握学科发展前沿，不能沦为"事务长"。因此，如何加快我省医院麻醉科的建设与发展，强化临床一级诊疗科室的内涵与地位，形成麻醉学科与相关临床学科之间相互支撑、良性循环的发展势态，更好地为病人服务，为医院发展乃至社会进步服务已是刻不容缓的问题。

三、抓住机遇、促进发展

2008年9~10月,"三明事件"在神州大地成为热门话题,全国麻醉界同道更是在痛定思痛后认真总结、认真思考学科的建设与管理。麻醉安全医疗被提到重要议事日程并为全国所重视,成为当时社会舆论的热点之一。2009年1月,卫生部就三明市第二医院麻醉医疗安全事件发布[09]6号文件,提出"各级卫生行政部门和各级各类医疗机构要从中深刻汲取教训,增强医疗安全意识,切实采取有效措施,提高医疗服务质量,保障医疗安全",紧接着卫生部成立"医疗服务监管司",医疗质量的管理与控制(简称"质控")提到重要地位,2009年6月卫生部发布51号文件,正式印发《医疗质量控制中心管理办法(试行)》。对质控中心有明确的定位与职责,对质控中心的定位是"卫生行政部门指定对医疗机构相关专业的医疗质量进行管理与控制的机构",职责是"要提出本专业质控标准、指标体系和评估方法的具体意见和要求;拟定相关专业的质控方法和程序;负责本专业质控工作的实施;建立相关专业的信息资料数据库,对质控对象的质控信息定期收集、汇总、分析、评价与反馈;对相关专业质控对象纠正偏离的情况实施监控与指导;从事质控研究与学术交流,参与省内外医疗质量管理活动和承担与质控有关的教学或培训;对相关专业的设置规划、布局、基本建设标准、相关技术、设备的应用等工作进行调研和论证,为卫生行政部门决策提供依据"。目前,全国各省(市、自治区)相继成立麻醉质控中心,麻醉质控工作正在稳步、扎实地推进。江苏省麻醉质控中心及全省同仁清醒地意识到"质控"将是我国麻醉科建设与发展冲破困境、迎来新局面的又一次重要历史机遇,要不失时机地抓住这一机遇并努力把机遇变成现实。因此,我们一定要以卫生部[89]12号和[09]51号文件为依据,以江苏省麻醉医疗质量管理与控制为契机,围绕麻醉科的建设与管理中存在的重大问题,抓住影响医疗质量提高以及导致麻醉医疗不良事件的隐患,努力推进麻醉学科的法规化建设,这对今后一个时期内我省麻醉学科的建设与发展是至关重要的。

学科建设法规化、科室管理规范化,这是麻醉界走过20年成功之路后获得的重要经验与教训,也是我国麻醉学科未来发展的必由之路。面对形势的发展,我们必须转变理念,要从过去的"我要办",转变为"要我办、我办好"!学科建设不是个人行为,单有科主任的积极性,若无领导的支持以及软硬件、特别是人才的支撑常会是事倍功半,甚至一事无成。领导层面的支持最根本的就是学科建设法规化,要在法规化的基础上充分发挥学科带头人及其群体的聪明才智,只有这样才能形成一个百家争鸣的崭新舞台,这是科主任们共同的经历与认识。麻醉科建设与管理规范的制定,包括各种规章制度、指南与路径等,必须坚持把国际经验与国情相结合、未来发展与现实相结合,要着眼于现实而高于现实,付诸于实践时要逐步实施、不断提高。期望通过群策群力、持之以恒的努力能制订一部符合我国国情的《麻醉科建设管理规范》(简称《规范》),而且一定要列入卫生部(厅)文件之中,这才能成为法规。一部理想的《规范》应当是系统而不局限、完整而不零乱、呼应而不矛盾、前瞻而不冒进。《规范》要在认真组织实施中总结与交流,以能持续改进与提高。应当充分的认识到:法规化建设本身就是历史的升华,不可能一蹴而就。这是一项非常科学、严谨、细致的工作,而在《规范》法规化以后,学科带头人及队伍将决定一切,确实是任重而道远!因此,我们应该同心同德,共同努力才能完成这一历史使命。

江苏省麻醉科医疗质量控制中心组织省内专家深入调研与认真讨论,就《进一步加强我省医院麻醉科建设》提出建设性意见,2008年11月14～16日在泰州召开的江苏省麻醉科医疗质量控制中心2008年会上,经全省400余位代表共同研讨,就当前我省麻醉科进一步建议与发展急需解决的问题达成共识,即:① 进一步明确医院麻醉科的组织结构,强化内涵建设;② 切实解决麻醉科人员编制问题;③ 要理顺麻醉科与手术室的关系;④ 建立麻醉后监护室(PACU)刻不容缓;⑤ 要加强麻醉前评估与准备,稳步推进麻醉科门诊的建设;⑥ 是学科的自身建设与提高。2009年3月江苏省麻醉质控中心就《进一步加强我省麻醉科建设管理的意见》正式呈报省卫生厅,省卫生厅对此高度重视,2009年5月医政处以文件形式正式回复,明确指出:① 我省麻醉科在该中心的努力下,在学科内涵和外延的建设上取得了较大的进展,为其他临床科室诊疗工作的开展提供了有力保证。同时,麻醉学科的自身发展也还存在一些不足,希望该中心能继续探索,提出可行性建议。② 可按照《进一步加强我省麻醉科建设管理的意见》中提出的思路,进一步对医院麻醉科的发展进行探索,并在有条件的医院开展试点,及时做好信息收集汇总工作,适时报我处。③ 可按照现代麻醉学科发展的趋势,结合我省医院麻醉科的发展现状和具体试点经验,组织相关专家对《医院麻醉科建设管理规范》提出修改意见。根据上述意见,经过缜密筹备,2009年7月正式启动《医院麻醉科建设管理规范》的修订工作。

秉承省卫生厅"从江苏实际出发而高于实际"的指导意见,按照省卫生厅和省医协领导的指示,这次《规范》的修订注意到区别法规性和指导性,法规性即每个医院必须按照《规范》要求严格执行的条例,要列入医院评估标准之中;指导性指的是有条件的医院执行,无条件的医院待创造条件再执行,属前瞻性标准。此外,在修订中必须贯彻结构、过程与终末管理的辩证统一,要明确临床麻醉(含门诊及麻醉恢复室)、麻醉科重症监护病房(AICU)、麻醉与疼痛诊疗以及体外循环的设置及其执业范围;明确麻醉科人员编制及其知识(专业)结构;明确基本规章制度;明确麻醉科的工作环境、基本设备与条件,以能为我省麻醉科的建设提供法规性依据。

四、加强自身建设是根本

卫生行政管理提供条件与环境不等于麻醉科的自身建设与提高,自身建设是领导与别的学科所不能代替的,其重任只能由我省麻醉学科自己来完成,要真正建成符合二级学科内涵的麻醉科任务十分艰巨，需要几代人的持续努力。关键是要以人为本，当前要着重从麻醉学专业、临床医学专业特别是长学制中引入具有发展潜力的毕业生，严格进行规范化住院医师培训，创新性地推进研究生教育，加速试点 AICU 及疼痛诊疗医师的培训、资格认证及准入，有计划地进行临床麻醉亚专科人才培养，力争 CME 早日在我省规范化、制度化与法律化，这样就能有效地从整体上不断提高我省麻醉专业人员的素质与业务水平，为学科发展奠定坚实的人才基础。在整体素质与水平提高的基础上，人才队伍建设重点要抓学科梯队建设，学科梯队建设的基本思路应以"主治医师为基础，分支学科及亚专科人才为中坚，学科带头人为核心"。全省所有医院的麻醉科主任必须明白自己是学科带头人，是一个科室的决策者与管理者，一定要学管理、懂管理，否则势必陷入"事务长"的泥潭，学科建设不可能有长进。要努力创造条件与环境，在全省范围造就优秀麻醉学科带头人，优秀学科带头人是帅才，是领军人才。在我省麻醉学科的带头人中必须要有国家自然科学基金重点项目、长江学者、杰出青年基金项目负责人，这样才能有力提高麻醉学科在医学界乃至国家社会活动中的发言权和权威性，这是我省麻醉学科强大明天的希望所在。深信在省卫生厅的正确领导与理解支持下，在新版《规范》的推动下，我省麻醉学科的建设必将迈上更高的平台。

第二章 组织结构与工作任务

自江苏省卫生厅转发落实卫生部[1989]第12号文件以来,我省麻醉学科的建设取得了长足的进步,目前我省麻醉科是医院中人数较多的科室之一,大多数医院麻醉科人员编制位列临床学科前三位。麻醉科正在越来越重要地起到枢纽作用,并在整个医院的床位周转和运行效率中起着关键性的推动作用,为此,明确医院麻醉科的组织结构,加强内涵建设具有十分重要的意义。结构管理是过程管理的重要基础,特别是当前我省医院麻醉科的组织建设离卫生部文件要求以及省卫生厅《医院管理规范》的要求尚有较大差距,因此,规范我省医院麻醉科的组织结构,明确其工作任务是提高医疗质量、保障患者安全的重要前提,就总体而言,麻醉科的组织结构应涵盖:① 临床麻醉;② 生命复苏与重症监测治疗;③ 疼痛诊疗;④ 体外循环;⑤ 教学与科研等方面,具体实施应按医院级别不同、科室地位不同(一般或重点科室)而异,现分别叙述如下。

一、建科

根据卫生部《医疗机构诊疗科目名录》,麻醉科是医院中的一级临床科室(代码:26),因此,在全省二、三级医院中均应设立麻醉科,以能为麻醉科的建设管理提供组织保证。麻醉科应设主任一名,视医院规模和工作需要配备副主任1~3名。麻醉科主任在医院院长领导下主持全科的医、教、研工作,副主任在科主任领导下分管临床麻醉、AICU、疼痛诊疗和(或)科研、教学等某一方面的具体工作。

手术室(部)是麻醉科的一部分,纳入麻醉科的行政管理。手术室(部)的日常工作运转接受麻醉科主任的领导和安排,手术室护士长必须在麻醉科主任领导下开展工作,手术室护理工作受护理部的业务技术指导。

二、临床麻醉

临床麻醉是麻醉科医疗工作的重要基础,临床麻醉专业的执业范围主要包括手术室内和手术室外的麻醉与止痛,手术麻醉前对病情进行评估与准备,为手术提供镇静(无不愉快记忆)、无痛、肌松和合理控制应激反应等必要条件,对手术病人的生命功能进行监测、调节与控制,对麻醉后恢复期病人进行监护与处理,预防并早期诊治并发症,保障围术期患者安全等。

临床麻醉是由麻醉前评估与准备、麻醉处理(麻醉与监控的实施)及麻醉后恢复等各有重点而又相互衔接统一的阶段组成,其相应的组织结构包括麻醉科门诊或麻醉前评估中心、麻醉准备室、手术室内麻醉、手术室外麻醉、麻醉后监护室等。根据医院的规模和手术科室的水平,临床麻醉可建设亚专业(或亚科),如小儿、产科、心血管外科、脑外科、胸外科麻醉等,麻醉科资深医师可以相对稳定于某一亚科("一专多能"),也可专门从事亚科工作,成为亚专科学术带头人,这对临床麻醉医疗水平的提高是至关重要的。

(一)术前评估与准备

1. 术前评估与准备的模式　当今我省各医院手术数量均有大幅度增加,很多三级医院甚至二甲医院的手术数量已超过每日50例次甚至百例次以上,因此,沿用手术前一天下午由麻醉科医师进行麻醉前访视与准备的方法已不适用,因为麻醉医师当天手术结束已是下班时间甚至超过下班时间,根本无法再去病房访视病人并进行准备,因此沿用的麻醉前访视与准备的制度实际上已形同虚设,目前普遍的状态是术前检查、评估与准备的责任实际上已落在无执业医师资质的实习医师或进修医师身上。正因为如此,术前检查不全、判断失当、准备不足等情况仍然存在,临时取消或推迟手术的事情时有发生,甚至个别患者已进入手术室但又被迫退回病房,给患者造成精神、经济损失,甚至发生纠纷,这对患者极为不利,也违背保障患者安全、全心全意为患者服务的宗旨。据调研,在医疗事件的发生原因中,术前评估失误与准备不足是重要原因之一。为此,加强麻醉前评估与准备,稳步推进麻醉科门诊的建设已势在必行,各医院可根据自身条件选用下列方案之一,但最终目标是要建立麻醉科门诊。

(1) 由资深麻醉科医师主持、组成专门术前评估与准备小组,定期轮转,小组的职责是负责:① 在手术前对患者进行检查、评估与准备,并认真做好记录;② 将病情、特别是危重疑难病例的情况在术前一日下午通知麻醉医师,力争麻醉医师能亲自访视重大手术及危重疑难患者,以做好麻醉前的精神、技术与物质准备;③ 在手术当日早会上做认真交班。

(2) 在手术室与病区之间设"麻醉前评估室"或称"麻醉前评估中心",由资深医师就诊,主要对入院的选择性手术患者进行检查、评估与准备。其工作内涵及程序与上述"(1)"基本相同。

(3) 建立麻醉科门诊:建立麻醉科门诊的意义在于:① 能全面有效地进行术前评估与准备,可力争患者在最佳状态下接受手术,这对保障患者术中安全和术后恢复具有积极意义;② 建立麻醉科门诊可明显提高手术科室的床位周转率,通过这一举措,预计可使我省的平均住院日明显降低;③ 建立麻醉科门诊还有利于减少医疗费用,减轻患者负担。

建立麻醉科门诊是医院现代化的必然,但宜稳步推进,从我省的实际情况出发,首先应在三级甲等医院、少数三级乙等医院或手术数量超过1万台/年的二甲医院,或已批准为省级临床重点专科的麻醉科进行门诊试点,试点工作要在医院的领导与支持下进行,省质控中心要认真总结其运作与管理经验,召开总结与交流会,在条件具备时再根据我省医院工作发展情况逐步推广。

2. 医疗文件的签署　术前对患者进行检查、评估与准备后,应填写麻醉前访视记录等有关医疗文件,麻醉知情同意书需经患者或其授权委托的近亲属、法定代理人签字。危重疑难患者及新开展的重大手术的麻醉处理应汇报科主任同意,必要时组织病例讨论后经院部批准实施,请参阅第五章相关医疗文件。

(二)麻醉与监控的实施

临床麻醉不仅要为手术的顺利进行提供安定、无痛、无不愉快记忆、肌松、合理控制应激反应等基本条件,更应认识到对生命功能的监测、调节与控制已是现代麻醉学的精髓,因此,还必须做到:

1. 提供为保障患者安全所必需的特殊操作,如气道管理,气管、支气管插管,控制性降压,控制性低温,人工通气及体外循环等。

2. 对患者的生命功能进行全面、连续、定量的监测,并调节、控制在正常或预期的范围内,以维持患者的生命安全。全省各级医院均应确保所有手术麻醉的患者达到下列最低监测标准:① 所有手术患者均能获得血压(Bp)、心率(HR)、心电图(ECG)、脉搏氧饱和度(SpO_2)等四项监测;② 全麻患者除上述四项外,应确保有呼气末二氧化碳($P_{ET}CO_2$)及体温(T)监测。其他各种监测应视病情而定。如前所述,对患者生命功能进行监测与调控已是临床麻醉的重要内容,这不仅涉及仪器与设备的先进与否以及麻醉科医师的知识、素质与能力,更是患者医疗安全的重要保证。

3. 开展术后镇痛工作。

4. 预防并早期诊治各种并发症,以利术后顺利康复。

5. 重视手术室外麻醉的管理,手术室外麻醉包括手术室外手术、内窥镜检查、介入治疗等领域,隶属临床麻醉管理范围,要严格执行相应的法规、规章制度与技术指南,严密预防并发症和意外。

(三)麻醉后监护室(PACU)

早在 1873 年美国麻省总医院(Massachusetts General Hospital)就已始建设麻醉后恢复室(post-anesthesia recovery unit, PARU; post-anesthesia care unit, PACU)。20 世纪二三十年代,随着复杂外科手术的开展,PACU 在美国及其他国家的医院中相继出现,又称麻醉恢复室(recovery room, RR)。进入 20 世纪五六十年代后,PACU 得到快速发展,在发达国家几乎所有的医院均建有PACU。20世纪八九十年代,随着非住院患者日间手术广泛开展,PACU进一步发展,主要表现在PACU的床位明显增加,PACU与手术台的比例一般均达到或接近1∶1。

国内自20世纪80年代初以来,随着外科学的发展,复杂手术、高龄患者、合并系统疾病患者手术的比例增加,随着麻醉技术和设备的进步,全麻比例及需要加强监测治疗患者的比例明显上升,对恢复室的依赖也相应增加,当前国内不少三级甲等医院已建有PACU,但远不够普及,PACU床位数也较少,因此建立PACU已是患者安全的需要,提高手术台周转效率的需要,更是医院整体发展的需要,是一刻不容缓的问题。

建立PACU的重要性在于:

(1)能有效降低麻醉恢复期严重并发症的发生率,保障手术患者恢复期的安全。麻醉药物的终止和手术结束并不意味着真正意义的"麻醉结束",麻醉作用的消失和病人主要生理功能的恢复,即从麻醉中完全恢复仍需要一个过程,在这一过程中,随时均有可能发生问题,如不及时诊治,可导致生命危险。尤其是高危患者、高龄患者、实施复杂和重大手术的患者,在麻醉手术后的恢复阶段发生各种意外情况的比例明显增加。国际实践证明:恢复室的建立对预防麻醉后近期并发症和意外,保障手术患者的安全,特别是危重患者救治有肯定的意义。

(2)能有效防止术后患者在转送途中或在普通病房发生低级恶性医疗事故。经统计发现,术后麻醉恢复阶段发生意外或严重并发症甚至死亡的病例,其发生时间大多在手术后的数分钟至数小时,其中绝大部分发生在术后1小时内。国内已屡有报道在回病房途中、电梯上或在普通病房发生低级恶性事故。如能设立PACU加强监测和护理,及时发现并立即处理,恶性事故是完全可以避免的,因此PACU是保证术后患者安全恢复的重要场所。

(3)提高手术室的利用率。PACU的建立还可缩短患者在手术室内停留时间,加快周转,提高手术台利用率,减少人力、物力的浪费,充分利用卫生资源。

(4) 改善麻醉恢复期对患者的监护。由于有集中的场所,连续定量的监护和训练有素的医护人员的监护,可明显提高恢复期对患者监护的水平,因此 PACU 已成为医院现代化的重要标志。

(5) PACU 对保障患者安全、提高手术台利用率的重要作用已为国内外医疗实践充分证明,是成熟而又成功的经验,被认为是现代化、高效率医院的必然产物。

江苏省麻醉质控中心在 2007 年组织专门调研后认为:进入 21 世纪,随着我省外科学的发展,复杂手术、高龄患者、合并系统疾病患者手术的比例日益增加;麻醉技术和设备的进步,全麻比例及需要加强监测治疗的患者比例明显上升,因而对 PACU 的需求也相应增加。PACU 的建立不仅对确保患者安全、预防恶性不良事件具有明显作用,PACU 还可缩短患者在手术室停留的时间,利于接台手术及提高手术台利用率,也有益于病房管理;同时,PACU 是手术结束后继续观察病情、预防和处理麻醉后近期并发症、保障患者安全、提高医疗质量的重要场所。为此《江苏省医院麻醉科质量标准》明确规定:我省所有三级及二甲医院和年手术麻醉超过 6 000 例次的二乙医院均应建有 PACU,PACU 应设在与手术室同一楼层的共同区域内,其面积不小于 6 m^2/床。PACU 的床位数与手术台比例为,一般科室≥1∶4,重点科室≥1∶2,根据各医院的诊疗水平即危重疑难病例及重大手术在总手术(麻醉)病例中所占比例的不同可适当调整,PACU 的日常工作由麻醉科医师主持,在麻醉科医师负责下由麻醉科护士进行监测与护理具体实施,并按要求认真记录及书写医疗文件。

三、麻醉科重症监护病房(AICU)

麻醉科重症监测治疗病房的执业范围包括心肺脑复苏(CPCR)、围术期急危重症、重大手术、术中严重并发症和重要器官功能衰竭患者的急救与加强监测治疗等。

卫生部 1989 年[89]第 12 号文件已经明确指出麻醉科的工作

范围包括重症监测治疗，卫生部2009年[09]第9号文件明确其属性为专科ICU。麻醉科重症监测治疗病房（AICU）是麻醉科的重要组成部分。AICU主要以收治围术期危重患者为主，因此，AICU主要收治麻醉手术后病情危重患者，如术后不能脱离复苏器的患者、多发伤、复合伤以及心肺脑复苏患者等，是危重病诊治、保障重大手术安全、提高医疗质量的重要环节，是现代高水平、高效益医院发展的必然产物。

根据我省的实际情况及未来发展趋势，凡已批准为省临床重点专科的麻醉科及部分有条件医院的麻醉科均应建有AICU，由麻醉科进行建设与管理。

四、麻醉科疼痛诊疗

麻醉科疼痛诊疗的执业范围主要是运用麻醉学的理论、方法和技术进行疼痛诊疗，其工作应以急性疼痛为基础，慢性疼痛为特色，麻醉科疼痛诊疗是医院疼痛科的重要补充与发展。

全省所有三级医院及有条件的二级医院均应开展急性疼痛诊疗，麻醉科应把"无痛医院"的建设作为己任，在有条件的医院应建有麻醉科疼痛诊疗门诊，开展慢性疼痛诊疗工作，麻醉科疼痛诊疗的组织结构可酌情作如下抉择。

1. 建立"麻醉科疼痛诊疗中心"（简称"疼痛中心"） 成立"疼痛中心"必须设有疼痛诊疗门诊及病房、具备一支相对稳定于疼痛诊治的人才梯队，并有较为丰富的病源，"疼痛中心"在麻醉科主任领导下，由一名科副主任或资深医师分管并兼任"疼痛中心"主任。

2. 设麻醉科疼痛诊疗门诊 配备主治医师以上人员定向于这一分支专业，当规模较大及各方面条件成熟时，再向病房及麻醉科疼痛诊疗中心过渡。

3. 建立以麻醉科为主、由神经内科和骨科等参与的多学科疼痛诊疗中心，或多学科疼痛诊疗研究中心。

麻醉科疼痛诊疗应注重形成自身的特色，即要发挥麻醉科的理论与技术专长，在急性疼痛诊治及"无痛医院"建设的基础上，有重点地展开慢性疼痛诊治,并注重医疗质量与学术含量。

五、麻醉学教研室

现代医学教育已向终身医学教育体系发展,即学校基础教育(basic education schools,BE)、毕业后教育(postgraduate education,PGE)和继续医学教育(continuous medical education,CME),这是三个分阶段又统一的连续体。凡医学院附属医院或教学医院均应成立麻醉学教研室,教学和科研是麻醉科的重要工作内容,科主任要制订计划,组织实施,定期总结。麻醉学教研室的主要任务是:

1. 承担医学院(校)医学生的讲课与实习任务。
2. 承担研究生教学任务。
3. 承担进修医师的教学任务。
4. 毕业后教育即住院医师培训。
5. 开展继续医学教育。

有条件的医院除积极实施规范化住院医师培训外,还要积极探索主治医师以上人员的CME,并使之不断规范化、制度化。

六、麻醉学实验室

在麻醉学科研究中,基础研究和临床研究占有同等重要的地位,而基础研究主要在实验室完成,临床研究主要在临床进行,但也包含一些需要在实验室中完成的内容。要树立"临床工作向前一步就是科研"的意识,即在日常工作中要注意选准课题、完善记录、积累资料,并统计分析、撰写论文,这是提高临床医疗水平和麻醉科学术地位的重要途径。在有条件的医院,麻醉科可成立麻醉学实验室或麻醉学研究室。

麻醉科成立研究室时,麻醉科主任(或副主任)应兼任研究室主任。成立研究室必须具备以下基本条件:

1. 要有学术水平较高、治学严谨,具有副教授或副主任医师以上职称的学科或学术带头人。
2. 形成相对稳定的研究方向并有相应省级及其以上的研究

课题及经费。

3. 配备开展研究所必需的实验室、专职实验室人员编制及仪器设备。

4. 要形成一支结构合理的人才梯队。

麻醉学实验室是研究生、麻醉科医师进行科学研究的重要场所。实验室条件的好坏和管理水平的高低在很大程度上代表着学科建设的整体水平,并制约着教学、科研等学科建设内容的发展和提高。因此,有条件的医院麻醉科,应积极建立并完善与科室规模相适应的麻醉学实验室,加强对麻醉学人才的培养,这对推动麻醉学科发展具有重要意义。

第三章 人员配备与职责

一、麻醉科人员配备

各级医院均应以临床麻醉为基础,综合考虑 AICU 及疼痛诊疗等需求,认真制定麻醉科人员编制,保障麻醉科工作规范实施。

(一)临床麻醉

临床麻醉是麻醉科日常工作中重要基础性内容,其业务范围大致分为:① 麻醉前评估与准备;② 手术室内和手术室外麻醉,即麻醉与监控的实施;③ 麻醉后监测治疗(PACU)。保持恰当的临床麻醉人员编制是保障患者安全,顺利实施麻醉与监控的基本要素。

1. 临床麻醉人员编制　其编制可根据医院实际情况并参照下列标准之一执行:

(1) 按手术间(台)数定编制:手术间(台)与人员编制比例应≥1∶2.5。可根据医院手术难度和危重疑难患者的比重作适当调整,但不能低于 1∶2.5。当手术科室床位多而手术台相对偏少时,应按下述比例进行校正:即手术间(台)数与手术科室床位数比例为 1∶25,由此计算出应有手术间(台)数作为人员编制的计算基数。

(2) 按手术科室总床位数定编制:即每 100 张手术科室床位的临床麻醉医师的编制≥8 名。

(3) 按手术例次数定编制:即每 400 例次手术/年,定编 1 人。

2. 下列情况应另增编制

(1) 医学院直属附属医院麻醉科为适应教学工作需要,应在总编制基础上增加 10%。

(2) 承担体外循环业务的麻醉科应视工作量酌情增加配备医师和技术人员。

院方在制定麻醉科人员编制时应充分尊重麻醉科主任的意见与建议。

3. **麻醉专科护士及辅助人员的配备** 麻醉科的人员编制中除麻醉科医师外,还应根据医院规模和手术数量配备麻醉专科护士、工程技术人员及其他辅助人员。麻醉科医师、麻醉专科护士和其他技术人员要有一定比例,以保持合理的人才专业结构,其具体安排根据各医院的情况酌定。关于麻醉专科护士的配备建议如下:

(1) 三级甲等医院应逐步实现每1手术间(台)配备麻醉专科护士1人。

(2) 三级乙等医院每2~3个手术间(台)可配备麻醉专科护士1人。

(3) 二级医院每5个手术间(台)配备麻醉专科护士1人。

(4) 各级医院麻醉科根据手术数量还需配置麻醉专科护士1~3名从事麻醉药品、耗材、麻醉器具的请领、管理、消毒处理、麻醉科日常文档记录及医疗费用记账等工作。

麻醉专科护士的配备应列入医院护理部的计划,认真落实。

(二) 麻醉后监护室(PACU)

PACU的人员编制原则上每5床配备一名麻醉科医师,每2~3床配备一名经过培训的麻醉专科护士。PACU床位数与医师比例$\geqslant 1:0.2$,与护士比例$\geqslant 1:0.5$。

(三) 麻醉科重症监护病房(AICU)

1. AICU护士与床位数比例为$3:1$。

2. AICU医师与床位数比例 4张床以下为$1:[1\sim 2(1.5)]$;$\geqslant 5$张床每增加一张床增加医师1名;$\geqslant 8$张床每增加2张床增加医师1名;$\geqslant 14$张床每增加4张床增加医师1名。

(四) 麻醉科疼痛门诊与病房

麻醉科疼痛门诊凡全日开诊者编制麻醉科医师2人;每周3个工作日开诊者编制1人,每周少于2个工作日开诊者可在麻醉科总编制中调济安排出诊。

疼痛诊疗病房应视医院和科室的实际情况设置,三级医院可设 5～10 张床位。有条件的医院设置 20 张以上床位者,可设置独立护理单元。人员配备比例,床位:医师:护士为 1:0.2:0.5。至少有 2 名本专业具有主治及以上职称的医师,2 名具有护师及以上职称的护士。住院医师、主治医师和高级职称医师的比例应合理,能够满足三级医师查房和值班的需求。

二、学历结构

为规范麻醉科医师的执业资格和保障病人安全,医院对受聘麻醉科医师和受聘科主任职务人选的学历和职称,应参考以下学历结构要求:

(一)医师

必须同时具备以下条件方可受聘于麻醉科工作:① 45 周岁以下的二级医院麻醉科医师应具有医学院(校)专科及其以上学历、45 周岁以下的三级医院麻醉科医师应具有医学院(校)本科及其以上学历;② 通过执业医师考试并获得执业医师资格证书。

(二)科主任

必须同时具备以下条件方可受聘于科主任岗位:二级医院麻醉科主任原则上应具有:①医学学士学位及以上学历,②主治医师及其以上职称。三级乙等医院麻醉科主任原则上应具有:①硕士及以上学历,②副主任医师以上职称,③具备临床麻醉、或重症监测治疗、或疼痛诊疗专长之一者。三级甲等医院或省重点临床专科主任原则上应具有:①硕士及以上学历,②主任医师职称,③具备临床麻醉、或重症监测治疗、或疼痛诊疗专长之一者。

三、麻醉科人员职责

(一)科主任

1. 在院长领导下,实行科主任负责制,负责全科的医疗、教学、科研、行政管理等工作。

2. 制订本科工作计划并组织实施,经常督促检查,按期总结汇报。

3. 主持疑难病例术前讨论,对手术准备和麻醉选择提出意见,必要时亲自参加操作。

4. 组织本科人员的业务训练和技术考核。对本科人员晋升、奖惩提出具体意见。

5. 领导本科人员认真执行各项规章制度和技术操作规程。严防差错事故。

6. 组织并担任教学,安排进修、实习人员的培训。开展科学研究工作。完善资料积累,完成科研任务。

7. 确定本科人员轮换、值班、会诊、出诊等事宜。

8. 审签本科药品、器材的请领和报销,检查使用与保管情况。

9. 实施集体领导,分工负责的领导方法,合理分配副主任分管工作范围。对科室重大事项的决定实行民主集中制讨论。

10. 领导手术室护士长开展手术室(部)的日常工作,对手术室(部)日常工作流程、规章制度审定、人员编制及变动、业务技术学习与进修等事宜负有领导和审批责任。

(二)主任医师

1. 在科主任领导下负责指导麻醉科医疗、教学、科研、技术培训和理论提高工作。

2. 领导急、危、重、疑难病例的麻醉处理和抢救工作。担负特殊病例和疑难病例的会诊工作。

3. 组织危重、疑难病例的术前讨论,对麻醉前准备和麻醉选择作出决定,必要时亲自参加麻醉实施。

4. 领导本科人员的业务学习和基本功训练。学习运用国外先进医学经验,吸取最新科研成果,根据本科情况应用于临床。

5. 担任医学生、进修、实习人员的教学培训工作。

6. 负责住院医师培训和学科的人才梯队建设,并积极开展科学研究。

7. 完成科主任安排的其他工作,如在科主任领导下分管或负责临床麻醉、PACU、AICU、疼痛诊疗或麻醉科门诊等工作。

（三）副主任医师

参照主任医师职责执行。

（四）主治医师

1. 在科主任领导下，上级医师指导下，负责指导本科住院医师、进修、实习人员的麻醉处理，并承担一定教学工作。

2. 担任疑难病员的麻醉处理。

3. 在上级医师指导下，具体负责临床麻醉（专科麻醉）、PACU、AICU或疼痛门诊等工作。

4. 按科室统一计划协助课题负责人从事科研工作。

5. 其他职责与麻醉科医师同。

（五）总住院医师

1. 在科主任的直接领导下，上级医师的指导下负责麻醉科管理工作。

2. 根据本科任务及人员情况进行科学分工，贯彻执行工作职责、工作程序及各项规章制度。

3. 按本科计划安排进修、实习人员的培训工作以及本科人员的轮转、值班、会诊、出诊等项事宜。

（六）住院医师

1. 在主治医师指导下，按住院医师培训计划承担本科的日常医疗、教学、科研等具体工作。

2. 麻醉前检查手术病人，参加麻醉前讨论，提出麻醉方案和麻醉前用药，做好麻醉前的药品、器材和技术准备。

3. 施行麻醉过程中，要认真细致地进行麻醉操作，密切观察病情，并及时判断、处理，认真填写麻醉记录单。如果出现严重意外情况，要积极处理，并立即报告上级医师。必要时要与术者联系，共同研究处理。

4. 手术后应和术者、巡回护士共同护送病人，并向PACU、AICU或手术医师和病房护士交代病情及术后注意事项。

5. 手术后进行随访，随访结果应按规定记录。如有麻醉相关并发症发生要继续随访，并将随访结果记入病历中。

6. 遇有疑难病例不能单独处理时，应及时报告上级医师。

7. 严格执行各项规章制度和技术操作常规，严防差错事故。

8. 积极开展临床麻醉研究，参加科研及教学，做好进修、实习人员的培训工作。

9. 参加麻醉恢复室、AICU及疼痛门诊等工作，并协助各科抢救危重病人。

（七）麻醉专科护士

麻醉科专科护士在科主任、麻醉科护士长领导下从事麻醉前评估与准备、麻醉与监控的实施、PACU、AICU、疼痛诊疗的护理工作。

1. 临床麻醉护士工作职责

（1）了解次日手术麻醉病人的麻醉计划，按照责任麻醉医师的指示于手术当日领取麻醉药品及材料。

（2）提前20 min进入手术间做麻醉前准备，检查麻醉机、监护仪、喉镜、急救药品、氧气和吸引系统是否齐全和完好。

（3）患者进入手术室后，核对麻醉同意书、麻醉前评估单及输血资料签名等，如发现资料不齐者，立即向责任麻醉医师报告说明。

（4）术中密切监测患者生命体征，作好麻醉记录，执行麻醉医师医嘱。

（5）按医嘱完成麻醉患者各项治疗和特殊情况处理，填写麻醉记录单，协助麻醉医师麻醉管制药品处方。

（6）手术完毕协助送回PACU或病房。

（7）麻醉物品清理和归位。

（8）负责麻醉药品、耗材的领取、登记、消毒和管理工作。

（9）负责麻醉患者的收费记账工作。

2. PACU护士工作职责

（1）清理和补充复苏室用物，检查和核定急救药品、气管插管盘物品、监测设备、呼吸机、氧气及抽吸系统是否齐全和完好。

（2）提前 10 min 做好患者入室准备，呼吸机和监护仪处于待机状态。

（3）患者入室后监测心电图，血压，SpO_2，Bp 监测 15 min 一次，危重患者 5 min 一次。

（4）监护过程中执行医嘱，做好监测记录。

（5）患者登记，计费，用品补充，交接并签名。

（6）其余工作内容参照 ICU 护理工作职责执行。

3. AICU 护士工作职责　参照重症医学科护士工作职责执行。

（八）实验员

实验员主要从事实验室的实验和管理工作。各级实验人员的职责可根据单位情况另定。

（九）工程师

主要负责麻醉科仪器、设备的保养、维修工作，并指导正确使用仪器。其职责可根据各单位情况另定。

四、医师分级管理制度

（一）麻醉科医师分级

麻醉科医师在依法取得执业医师资格后，根据其取得的卫生专业技术资格及其相应的受聘职务，以及在本职岗位服务的年限，将麻醉科医师分级如下：

1. 住院医师

（1）低年资住院医师：从事住院医师工作不足 3 年，或获得硕士学位取得执业医师资格，从事住院医师工作不足 2 年者。

（2）高年资住院医师：从事住院医师工作≥3 年，或获得硕士学位取得执业医师资格，并从事住院医师工作≥2 年者。

2. 主治医师

（1）低年资主治医师：担任主治医师不足 3 年，或获得博士学位后、取得执业医师资格从事麻醉科工作不足2年者。

（2）高年资主治医师：担任主治医师≤3年，或获得博士学位后、取得执业医师资格从事麻醉科工作≥3年者。

3. 副主任医师

（1）低年资副主任医师：担任副主任医师不足3年。

（2）高年资副主任医师：担任副主任医师≥3年者。

4. 主任医师

（二）各级医师麻醉范围

1. 低年资住院医师：在上级医师指导下，逐步开展并熟练掌握ASAⅠ、Ⅱ级丙丁类手术麻醉及ASAⅢ、Ⅳ、Ⅴ级丁类手术麻醉。

2. 高年资住院医师：在熟练掌握ASAⅠ级丙、丁类手术麻醉的基础上，在上级医师指导下逐步开展ASAⅡ级丙类手术或一般急诊手术麻醉。

3. 低年资主治医师：熟练掌握ASAⅠ、Ⅱ级丙类手术麻醉，并在上级医师指导下，逐步开展ASAⅢ级乙类手术或危重患者急诊手术麻醉。

4. 高年资主治医师：掌握ASAⅠ、Ⅱ、Ⅲ级乙类手术麻醉，有条件者可在上级医师指导下，适当开展ASAⅢ级以上甲类手术或重症患者急诊手术麻醉。

5. 低年资副主任医师：熟练掌握ASAⅢ级以上乙类手术麻醉，在上级医师指导下，逐步开展疑难危重病人甲类手术麻醉。

6. 高年资副主任医师：在主任医师指导下，开展ASAⅢ级以上甲类手术麻醉，亦可根据实际情况单独完成部分危重病人甲类手术、新开展的手术和科研项目手术的麻醉处理。

7. 主任医师：熟练完成各级病人的甲类手术麻醉处理，特别是完成新开展的手术或引进的新手术麻醉，或重大探索性科研项目手术麻醉。

各级医师麻醉范围表

麻醉分级		独立完成	指导下完成
住院医师	低年资		ASA Ⅰ、Ⅱ级丙、丁类手术 ASA Ⅲ、Ⅳ、Ⅴ级丁类手术
	高年资	ASA Ⅰ、Ⅱ级丙、丁类手术	ASA Ⅱ级乙类手术及一般急诊手术
主治医师	低年资	ASA Ⅱ级丙类手术及一般急诊手术	ASA Ⅲ级乙类手术,急诊危重病人手术
	高年资	ASA Ⅲ级乙类手术	ASA Ⅲ级以上乙类手术,急诊危重病人手术
副主任医师	低年资	ASA Ⅲ级以上乙类手术	ASA Ⅲ级以上甲类手术,危重疑难病人手术
	高年资	ASA Ⅲ级以上甲类手术	危重疑难病人甲类手术 重大手术及科研项目手术麻醉
主任医师		独立完成各级各类手术,指导完成Ⅲ级以上甲类手术	

（三）麻醉审批及安排

麻醉审批是指根据病情及手术不同,按病情分级及手术分类决定麻醉方案和人员安排分工的权限,是麻醉质量控制的关键。

1. ASA Ⅲ级及其以上甲类手术由科主任审批,其余可由高年资副主任医师或分管医疗工作安排的科副主任或负责人审批。特殊疑难病例手术麻醉应组织科内讨论,由科主任签署意见后报医务处（科）,必要时应向业务副院长报告。

2. 手术麻醉通知单按科室相关规定可由住院总医师或科秘书填写,分管科副主任或副主任医师签字。手术麻醉通知单签发后,应由手术室护理部发送到相关科室及部门,并在护士站的相关网页或公示栏内公示。

3. 开展重大的新手术以及探索性（科研性）手术麻醉项目,需按相关法律、法规制定的程序进行,并经医学伦理委员会评审后方能在医院实施。

第四章 技术标准与设备条件

为患者提供优良的技术服务,是医疗质量的重要组成部分,按照江苏省卫生厅《三级综合医院临床科室技术标准》要求,一般科室与重点科室的技术标准是有区分的,但重点科室应同时达到一般科室的标准。实现技术标准必须解决三个基本问题:一是设备条件;二是技术能力;三是管理。

一、技术标准

(一) 一般科室

本标准是三级医院必须达到的要求,二级医院可参照执行。

1. 正确、规范地进行各种麻醉的实施与处理:包括各种阻滞麻醉、吸入全麻、静脉全麻和复合麻醉等。有相应的技术操作常规及诊疗指南,有完善可备查的相关医疗文件。

2. 对所有手术患者能做到最低监测指标:① 有创或无创血压,② 心电,③ 血氧饱和度,④ 心率,能进行实时连续定量监测。

3. 对全麻气管插管病人必须进行呼气末二氧化碳监测。

4. 具备血气分析、体温及肌松监测的条件与技术。

5. 能规范进行各专科手术的麻醉处理,包括心血管外科、脑外科、胸外科、产科、小儿及老年病人的麻醉处理等。

6. 能规范进行危重、疑难患者的麻醉处理,包括休克、创伤、脏器功能不全及重大手术等的麻醉处理。

7. 能规范进行气管内插管术、支气管内插管术。

8. 能常规进行围术期控制性降温,控制性降压及体外循环工作,有相应的专业技术人员,有规范的技术常规。

9. 能规范进行深静脉穿刺及动脉穿刺置管技术。

10. 开展术后镇痛、分娩镇痛及无痛有创或无创性诊断检查。

11. 能开展慢性疼痛诊疗工作,开设有麻醉科疼痛诊疗门诊,有相对稳定的人员从事慢性疼痛诊疗工作,建立治疗管理规范与程序,并能严格执行。

12. 能规范进行困难气道处理。

13. 能规范进行心肺复苏术,能及时掌握国际、国内 CPR 的发展。

14. 能正确掌握除颤技术及氧治疗技术。

15. 能正确掌握机械(人工)通气进行呼吸支持。

16. 能积极开展自体输血,能严格掌握术中输血的适应证,合理、安全输血,具有血液回收的条件与技术。

17. "三基"考核参加率达100%。

18. 抢救设备完好率达100%,万元以上麻醉设备、仪器完好率达到95%。

(二) 重点科室

除具备一般科室所要求的技术指标外,还需具备以下技术指标:

1. 能常规开展血流动力学监测,包括心排血量(CO)、中心静脉压(CVP)、肺动脉楔压(PAWP)等,具有相应的条件与技能。

2. 能常规开展呼吸功能监测,包括呼吸力学等,具有相应的条件与技能。

3. 能常规开展血气和水、血电解质、酸碱分析监测,具有相应的条件与技能。

4. ACT 等出凝血监测的条件与技能。

5. 能开展持续血液净化治疗,具备相应的条件与技术。

6. 开设有疼痛病房,有相对稳定的专业人才。

7. 具有用纤支镜进行困难气道处理的条件与技能。

8. 能应用经食管超声监测心动图(TEE),具有超声技术在麻醉中应用的相对稳定人员与技术条件。

9. 具有混合静脉血氧饱和度监测的条件与技能。

10. 具有麻醉深度监测的技术与条件。

二、手术室内麻醉仪器设备与设施

(一) 设备

1. 一般科室

(1) 多功能监护仪(含有 ECG、无创血压、HR、SpO_2、T 等功能)与手术台比例$\geqslant1.0$。

(2) 呼气末 CO_2($P_{ET}CO_2$)监测仪与手术台比例$\geqslant0.5$。

(3) 多功能麻醉机与手术台比例$\geqslant1$。

(4) 具有血气分析及肌松监测仪及相应技能。

(5) 按专科麻醉的特点,具有相应的设备条件,如小儿麻醉机及各种回路等。

(6) 具有进行气道管理的常规设备条件,如各种喉镜、单腔及双腔导管等。

(7) 具有开展体外循环的相应设备,如体外循环机、变温箱等,开展此项技术请参照Ⅱ类临床技术规范执行。

(8) 具有常规开展术后镇痛的相应条件和技能,如自控镇痛泵等。

(9) 具有麻醉科疼痛门诊开展神经及神经节阻滞等治疗技术的设备,有相应的条件与技术。

(10) 处理困难气道的设备,包括喉罩、高喉头喉镜、光棒、视频喉镜等,至少应配备两种以上设备及技术能力。

(11) 心肺复苏应符合 2010 年指南要求。

(12) 具有心电除颤仪等相应设备条件,心电除颤仪与手术台比例$\geqslant1:10$,有常规或指南及正确使用的技能。

(13) 配备有呼吸机,能进行有创和无创通气,具有相应的技能,床位与呼吸支持设备(含呼吸机)$\geqslant1:0.2$。

(14) 血液回收机$\geqslant1$台,具有相应规章制度与技能。

2. 重点科室

(1) 有创血压监测仪与手术台比例$\geqslant0.5$,血流动力学监测仪(含 CO 及 PAWP 等)与手术台比例$\geqslant0.1$ 及相应技能。

(2) 呼吸功能监测设备与手术台比例≥0.1及相应技能。

(3) 具有血液酸碱气体分析仪(含电解质分析)。

(4) 具有ACT测定及其他出凝血监测仪。

(5) 麻醉总数全年不低于10 000例,其中全身麻醉比例≥50%。

(6) 能常规配置血液净化仪,与AICU床位比例≥0.1,具有相应技能及记录单。

(7) 能开展癌痛及神经病理性疼痛的诊疗,具有神经阻滞治疗、经皮神经毁损术等相应设备与技能。

(8) 配备有纤支镜,用于困难气管插管及诊疗,具有专职人员及相应技能。

(9) 具有TEE设备,具有专职人员及相应技能。

(10) 混合静脉血氧饱和度监测仪≥1台,具有相应技能。

(11) 脑功能监测仪(麻醉深度监测仪)≥1台。

(二) 设施

麻醉科所属基本设施主要包括:

1. 手术间(台)数　手术间(台)数与医院总病床数比例为1:50,或手术间(台)数与外科系统总床位数的比例为1:25。

2. 麻醉后监护室床位数与手术台比例一般科室≥1:4,重点科室≥1:2。

3. AICU床位数与医院手术科室总床位数的比例≥2%,每床建筑面积≥$15m^2$。

4. 临床麻醉

(1) 办公室:为业务活动的主要场所,如晨会、病例讨论、业务学习、资料书写等,应配备写字桌和办公台。

三级医院应另设专用办公室,供科主任、主任医师办公。

(2) 麻醉准备室:提供麻醉用药、器械和用具的场所,进行麻醉前各项准备工作和麻醉后清理、消毒工作,要有足够的室内面积。

(3) 储藏室:储存备用麻醉记录单和各种登记本和常用药品、

用具的库房。

（4）男、女值班室和总住院医师值班室。

（5）资料室或资料图书柜：储存科室各种资料、图书、文件等。

（6）示教室：按人员总编制，实习、进修及研究生以及护士等相关人员测算总容纳人数，根据各医院麻醉科所承担的任务和开展的工作情况配备。

（7）实验室（研究室）：按研究方向及预期规模配置相应面积。

（8）术前评估室：位置应设在手术室与病房通道交界处，作为术前评估、准备与患者家属谈话沟通的场所。

三、手术室外麻醉仪器设备与设施

1. 氧气　应有足够的氧源，每一手术床至少应配备 2 套吸氧装置。复苏室每床也应配备至少 1 套吸氧装置。

2. 电源　手术床、手术器械、吸引器，麻醉和监测设备应分别配备电源。

3. 吸引器　吸引器至少是每床位数 1 个。

4. 建筑面积　单间手术室具备容纳手术床、手术器械设备、麻醉及监测设备、吸引器及至少 2 名麻醉医师、2 名手术医师和 2 名护士的活动空间，一般实用面积应≥20 m^2，具有教学功能者应适当扩大面积。

5. 为保障病人术后安全，必须设有麻醉后监护病房，其床位数与手术床的比例为 1：(2.5～3)。

6. 照明　除标准手术灯、备用手术立灯外，房间的照明应为日光灯，光线充足，能满足手术和麻醉的操作需要。

7. 废气排放系统　具有通风设备或室内外空气交流设备。

8. 仪器设备　除按上述一般科室配备麻醉与监测基本设备即全能麻醉机和多功能监护仪外，还应有能实施快速通气的简易呼吸器和心电除颤器。

四、PACU 的仪器设备与设施

(一) 一般科室

1. 设备

(1) 以 PACU 每床为单位,必须配置以下基本设备:基本生命体征(心电、血压、心率和脉搏血氧饱和度)监测仪、供氧装置、吸引装置、人工呼吸辅助装置等。

(2) PACU 必须配置以下设备:要求≥1 台,包括肌松监测仪、除颤仪、纤维支气管镜,以及降温设备、气管插管用具和喉罩等。

(3) 以 PACU 为单位配置以下设备:呼吸机可按每 3~4 床配 1 台的比例配置。

2. 设施 医师办公室、仪器室、更衣室、开放式病床每床的占地面积为 15~18 m^2。

(二) 重点科室

1. 设备 便携式监护仪、便携式呼吸机、脑功能监测仪(麻醉深度监测仪)等。

2. 设施 示教室、家属接待室、实验室、营养准备室等。

五、AICU 仪器设备与设施

(一) 一般科室

1. 设备

(1) 呼吸机。

(2) 监护仪:包括心电、血压、脉搏血氧饱和度、体温、呼气末二氧化碳、有创压力、血气分析、肌松监测等项目。

(3) 其他:电源、氧气、压缩空气、负压吸引、除颤仪、通气道、简易呼吸器、输液泵和微量注射泵等。

2. 设施

(1) 开放式病床:每床的占地面积为 15~18 m^2;每个 ICU 最少配备一个单间病房,面积为 18~25 m^2。

(2) 基本辅助用房:包括医师办公室、主任办公室、工作人员休息室、中央工作站、治疗室、配药室、仪器室、更衣室、清洁室、污废物处理室、值班室和盥洗室等。辅助用房面积与病房面积之比应达到1.5∶1以上。

（二）重点科室

除具有一般专科所具有的设备设施外，还需具备以下设备设施：

1. 设备　混合静脉血氧饱和度监测仪。
2. 设施　示教室、家属接待室、实验室、营养准备室等。

六、疼痛治疗的仪器设备与设施

（一）一般科室

1. 设备

（1）麻醉机或呼吸机或简易呼吸器。

（2）心电图监测仪、自动血压仪、脉搏-氧饱和度仪。

（3）吸氧装置。

（4）机械或电动吸引器。

（5）气管插管器具。

（6）应急照明。

2. 设施

（1）门诊：麻醉科（疼痛）门诊诊疗区域应相对集中，设独立的诊室和治疗室及疼痛治疗准备区域。疼痛科门诊建筑面积不少于 $50\sim80~m^2$（含诊室、治疗室、治疗准备室）；有创疼痛治疗操作应在符合相应标准的治疗室内进行。

（2）病房：病房必须独立管理，每床净使用面积不少于 $4\sim6~m^2$，病区内应设有治疗室、办公室、值班室、更衣室、清洁室、污废物处理室等。

（二）重点科室

1. 设备　射频治疗系统、激光治疗系统、臭氧治疗系统、经皮电刺激系统、便携B超以及其他疼痛治疗设备。

2. 设施　示教室、家属接待室等。

七、仪器设备使用管理制度

1. 仪器、设备使用前必须制定操作规程,使用时必须按操作规程操作,不熟悉仪器性能和未掌握操作规程者不得开机使用。

2. 科室应指定专人负责设备的管理,包括建立科室设备台账,各设备的配件、附件管理,设备的日常维护检查。

3. 建立使用登记本(卡),对开机情况、使用情况、出现的问题进行详细登记。

4. 仪器、设备使用过程中如发生故障,应立即停机,切断电源,并停止使用;同时挂上"故障"标记牌,以防他人误用。

5. 使用人员应做好日常的使用保养工作,保持设备的清洁;使用完毕后,应将各种附件妥善放置,不能遗失。

6. 如违章操作造成设备人为责任性损坏,要立即报告科室领导及医疗设备管理部门,并按规定对责任人作相应的处理。

第五章 临 床 麻 醉

临床麻醉在现代麻醉医学领域中占据着重要地位,也是麻醉学的主要内容之一,其核心任务是调控围术期脏器功能,消除手术疼痛,以及采取有效措施消除各类侵入性诊疗、日间手术、产科分娩等引起的疼痛和不适,提供良好的手术条件和保证病人的安全。临床麻醉应遵循与医院的规模、手术科室的床位数及其承担的工作任务和运转效率相适应的科室管理规章制度,严格执行临床医疗操作规范,明确各级人员的职责,加强对麻醉、手术中人体生理功能的监测、调整和控制,维护病人围手术期的安全和防治并发症。临床麻醉具有操作技术多样化和麻醉管理方案综合性强的特点,尤其是各个亚专科临床麻醉的形成,赋予了临床麻醉现代医学的新的内涵,加之临床麻醉还担负着临床教学和科学研究的任务,使得临床麻醉成为在现代麻醉学系统框架下具有严密而完整的结构。因此,临床麻醉在临床医学发展,特别是在手术学科发展上起着重要的保障和促进作用。

一、临床麻醉各项规章制度

临床麻醉具体的工作主要涉及:麻醉前病情检查、评估与术前准备;手术室内、外麻醉与监控的实施;麻醉后恢复期监护;急救病人的处置;急、慢性疼痛治疗;院内外会诊及协助性治疗。为使临床麻醉工作顺利进行,且符合质量控制标准及满足现代临床医学模式发展需要,必须建立和完善一系列运行管理规章制度。

(一)临床麻醉工作基本流程

1. 接到手术通知信息后,由总住院医师或科主任指定的负责医师根据手术种类、病人状况、分级管理制度(参阅第三章)和麻醉医师实际技术水平,妥善安排麻醉实施人员。

2. 通过麻醉门诊或手术前一天访视病人,对术前病人病情作进一步检查、评估与准备,填写术前访视单。病情特殊可通过术前麻醉科会诊或病例讨论的形式,协同相关科室完善病人的术前准备。

3. 凡需施行麻醉的病人,负责麻醉的医师应在麻醉前将麻醉方式、用药情况、麻醉相关风险以及医患双方的权利、义务和责任向患者进行知情说明,并必须与患者本人或患者委托代理人签订"麻醉知情同意书"(见本章附件1)。对于是否施行术后镇痛的患者,需在术前进行镇痛相关事项的知情说明,并请患者在麻醉知情同意书的相关条目内签字。

4. 麻醉实施完毕需待麻醉效果确切后方可开始手术。麻醉医师应在麻醉、手术期间坚守岗位,严密监测病人各种生命体征变化,遇有意外情况应及时发现,在请示上级医师同时进行必要处理。急诊手术无需进行术前访视,由值班麻醉医师执行麻醉但需填写麻醉知情同意书。手术在当日班次内未能完成,应做好有关病情、麻醉药物使用情况、特殊事项等交接工作并在麻醉记录单上注明交接时间。

5. 认真进行麻醉记录单及其他麻醉有关的医疗文献书写。

6. 对于当日全身麻醉术后未苏醒者,或非全身麻醉后病人情况尚未稳定者,为保障病人在麻醉恢复期间的安全,应将病人送入麻醉后监护室(PACU),并认真填写"麻醉后监护室 PACU 记录单"(见本章附件2),也可在麻醉记录单上继续记录。

7. 术毕麻醉者应亲自与术者或巡回护士一起将病人送回病房或送到 PACU、AICU,向有关医师交代病情,并按有关制度做好病人转治交接工作。

8. 术后 72 h 内对手术病人进行随访,并将随访内容记入麻醉记录单术后随访栏目内,随访医师签字并填写日期。

9. 在科室统筹安排下,负责手术室外的麻醉处理、院内外会诊及协助性治疗工作。其中,手术室外麻醉实施前必须依据手术室外麻醉管理与技术规范,术前签署"麻醉知情同意书",术中认真记录麻醉记录单,术毕向患者详细交代麻醉后注意事项,并与患者本人或患者委托代理人签订"手术室外麻醉后处理知情协议书"(见本章附件3)。

(二)临床麻醉管理制度

1. 麻醉前访视、评估与准备制度

(1)麻醉前访视:对于拟定择期手术的病人,均应于手术前一天对其进行术前访视,目的在于:① 获得有关病史体检和精神状态的资料,做出麻醉前病情估计;② 指导病人熟悉有关的麻醉问题,消除其焦虑心理;③ 与外科医师和病人之间取得一致的处理意见;④ 进行充分的医患沟通,在对患者实施知情告知后,由患者或法定代理人在麻醉知情同意书上签字。访视的内容除主诉、现病史、既往史和常规体检外,还应包括各项检查结果和手术步骤,从而对病情作出估计,对术前准备做出评价,以便拟定适当的麻醉方法和拟定麻醉方案,并对手术和麻醉中可能发生的问题和处理提出处理意见,认真填写"麻醉前访视记录"(见本章附件4)。

(2)麻醉前评估与准备:全面的麻醉前估计工作包括以下几个方面:① 充分了解病人的健康状况和特殊病情;② 明确全身状况和器官功能存在哪些不足,麻醉前需做哪些积极准备;③ 明确器官疾病和特殊病情的安危所在,术中可能发生哪些并发症,需采取哪些防治措施;④ 估计和评定病人接受麻醉和手术的耐受力;选定相适应的麻醉药、麻醉方法和麻醉前用药,拟订麻醉具体实施方案。麻醉前需根据病情对病人做好各方面的准备工作,总的目的在于提高病人的麻醉耐受力和安全性,保证手术顺利进行,术后恢复更迅速。对ASA Ⅰ级病人,做好一般准备即可;对ASA Ⅱ级病人,应维护全身情况及重要生命器官功能,在最大程度上增强病人对麻醉的耐受力;对于Ⅲ、Ⅳ、Ⅴ级病人,除需做好一般性准备外,还必须根据个别情况做好特殊准备。当术前准备不充分时,可向床位主管医师提出完善准备或延期手术的建议。

(3)麻醉科门诊的建立与管理:建立麻醉科门诊是医院现代

化的必然,但宜稳步推进,从我省的实际出发,首先应在少数三级医院或手术数量超过50台/日的二甲医院进行麻醉科门诊试点,省麻醉质控中心要认真总结其运作与管理经验,在条件具备时再根据我省医院工作发展情况逐步推广。

建立麻醉科门诊的意义:① 可以克服临床麻醉工作以全负荷或超负荷全天候运转的单位普遍存在的麻醉前访视及麻醉前准备不充分的弊端,可力争患者在最佳状态下接受手术,保障患者术中安全和术后顺利恢复。② 可明显提高床位周转率。③ 有利于减少医疗费用,减轻病人负担。

麻醉科门诊建设:① 诊疗主体:麻醉科门诊由麻醉科开设,麻醉科主治医师以上资深医师应诊。② 诊疗对象:麻醉科门诊诊疗对象主要包括经各手术科室或其他科室确定需要住院进行手术治疗,或在门诊接受日间手术,或需在麻醉下接受有创性及无创性检查以及麻醉后并发症患者的诊治等。

麻醉科门诊业务范围:① 对患者进行全面的手术与麻醉前的检查、评估与准备,包括症状、体征、相关病史、诊断及拟行手术。② 对患者进行体检、开列检查申请单、调整治疗药物,对患者及其家属进行麻醉前谈话并签署知情同意书。③ 进行手术麻醉前准备、开列麻醉前医嘱等,以确保患者在接受麻醉与手术时其器官功能处于相对最佳状态。

麻醉科门诊工作流程:① 诊疗对象在原诊疗科室完成诊疗工作后,若拟定进行手术治疗并需要施行相应的麻醉,则转到麻醉科门诊就诊。② 接诊医生应核对患者基本情况,调阅病历(强烈推荐在已建立电子病历档案管理档案的单位中推行),熟悉患者的基本病情,了解手术科室的初步诊断和拟施手术。③ 进行常规体检,重点是与麻醉相关部分,避免重复检查,根据患者的病情和需要开列相关检查申请单。④ 对于无特殊内科合并症且有家属陪伴者,在完成基本检查内容后,即可进行麻醉前谈话和签署知情同意书。⑤ 对于有内科合并症患者,应了解其治疗效果,必要时应与相关科室讨论,根据麻醉和手术的需要,确定是否增加或调整药物种类及剂量,以确保患者在麻醉与手术治疗时,其器官功能处于相对最佳状态。⑥ 对于接受某些特殊检查的患者和无家属陪伴的患者,则应预约下次门诊时间,并在复诊时完成麻醉前谈话和签署知情同意书。⑦ 所有需要麻醉的择期手术或诊断性操作的患者均需经麻醉科门诊后才能正式进入手术安排程序。麻醉科门诊要建立病历记录制度,在患者进入手术安排程序的同时,门诊医师要及时将患者的情况传递给病房麻醉科负责医师,以保证衔接、及时做到按病情及手术难度安排麻醉人员并做好各种准备工作。非手术科室拟行麻醉下检查者,其就诊流程与上述基本相同。⑧ 对个别直接入院的重危患者,可由主管科室医生提出申请,由麻醉科门诊医生到病房内急会诊。⑨ 对需要推迟择期手术、进一步检查与准备的患者,麻醉医生必须提出明确的理由和相应的处理意见或建议,转诊至原主管科室进行处理。

建立麻醉科门诊的条件:① 三级乙等医院或床位在600张以上二甲医院。② 年均手术量在7 000例次以上。各类专科医院,如心血管外科医院、胸科医院、五官科医院、肿瘤医院等可不受手术例次限制。③ 具备一级诊疗科目麻醉科的建制,有结构合理的高、中、初级人才梯队。④ 已有数字化病历基础。⑤ 主管科室病人的术前准备能在相应的门诊完成达到相当的比例。要求开设麻醉科门诊的医院必须同时具备上述条件。麻醉科门诊在我省尚属始建阶段,要不断总结实践经验,使之日趋成熟与完善。

2. 麻醉前病例(含疑难危重病例)讨论制度

(1)麻醉前病例讨论:负责麻醉的医师报告病人的疾病诊断、拟行手术步骤或要求、病人的全身状况、体检、实验室检查结果、主要治疗过程、麻醉史、药物过敏史,以及其他特殊情况等,从而评估病人对手术和麻醉的耐受力,讨论并选定麻醉处理方法,制定麻醉方案。预测麻醉中可能发生的问题及其相应处理措施,如发现术前准备不足,应向手术医师建议进一步应做的术前准备和协商手术时机。如遇特殊病例,床位主管医师应提前通知麻醉科会诊,麻醉科也应提前讨论并做好必要的术前准备。如若日手术量大,每日全负荷或超负荷运转并且人员编制相对不足时,病例讨论可依据临床实际需要,选择性或针对性地在手术当日早会上进行。

(2) 疑难危重病例讨论:凡遇疑难危重病例均应组织会诊讨论。会诊由科主任或主任医师(副主任医师)主持,召集有关人员参加,认真进行讨论,尽早明确诊断,提出治疗方案。主管医师须事先做好准备,将有关材料整理完善,写出病历摘要,做好发言准备。讨论过程中主管医师应作好书面记录,并将讨论结果记录于疑难病例讨论记录本。记录内容包括:讨论日期、主持人及参加人员的专业技术职务、病情报告及讨论目的、参加人员发言、讨论意见等,确定性或结论性意见记录于病程记录中。

根据麻醉前讨论的意见,负责施行麻醉的医师应进行全面的麻醉前准备,除术前用药外,麻醉医师应制定相应的麻醉实施计划,以便指导麻醉准备室人员或麻醉护士就麻醉器械、麻醉药品、必要的监测仪器和急救设备等方面进行准备。

3. 药品管理制度

(1) 药品管理的原则:① 严格执行《药品管理办法》、《处方管理办法》、《麻醉药品和精神药品管理条例》、《麻醉药品和精神药品处方管理规定》、《医疗机构麻醉药品、第一类精神药品管理规定》和医院有关麻醉药品管理规定,完善麻醉科麻醉药品管理制度,麻醉药品应凭麻醉医师处方由专人统一领取。② 麻醉药品种类繁多,使用量大,应将药品实行分类管理。将药品有机地分成四类来进行管理:常规药品、特殊药品、抢救药品和毒麻贵重药品,做到分别归类,固定柜内,标志清楚。③ 麻醉药品实行"专人负责、专柜专锁、专用处方、专册登记"的管理办法,定期清点,保证供应。④ 麻醉医师必须坚持医疗原则,正确合理使用麻醉药品,做到明确药品的使用范围、明确药品的使用权、明确药品使用的流程。严禁利用工作之便为他人或自己骗取、滥用麻醉药品。⑤ 使用麻醉药品时应注意检查,做到过期药品不用、标签丢失不用,瓶盖松动不用,说明不详不用,变质混浊不用,安瓿破损不用,名称模糊不用,确保用药安全。

(2)药品管理的流程:二级以上医院均应设立麻醉准备室,负责麻醉药品、耗材、器械、仪器设备的准备与管理,严格执行医院感染管理制度和消毒隔离制度,做好麻醉后物品的清理消毒工作。对暂无条件建立准备室的医院,应指定专人负责麻醉准备室相应的工作。① 药品的领取:根据临床用量,按计划定期从医院药品库房领取临床麻醉药品,并详细登记品种、数量、批号、生产日期和有效期、生产厂家、规格、剂型、储存方式,对于毒麻药品必须特别注明。② 药品的存放:药品要分类存放,毒麻药品必须按照国家关于毒麻药品管理的要求,采用保险柜单独存放。药品还要按照药物说明书注明的储存方式存放,以免因储存方式不当影响药效。急诊所需药品设专柜存放。③ 药品的取用:麻醉医师凭麻醉药物处方到麻醉准备室领取术中所需麻醉药品,领取时必须与麻醉准备室药品管理人员严格认真核对,确保无误。若手术室内以各手术房间为单元进行药物定量配置,则药物的使用与药物处方必须于当日内核清。急诊药品从急诊专柜取用,清点工作由急诊值班人员负责完成,并于每个正常工作日晨与准备室人员一道清查核对,及时补充。④ 药品的销核:定期对存放的药品进行清查核对,保证药物品种齐全,数量准确,储备适当。如发现药品变色、有破损、出现异常沉淀物、超过规定的有效期等要及时向医院药品管理部门报请销毁。

4. 麻醉记录制度

(1)麻醉前记录:① 患者姓名、性别、年龄、身高、体重、住院号、病区、床位、手术日期、血型、病史及体格检查、有关实验室及仪器检查结果、术前的特殊治疗及结果;② 按 ASA 分级,正确评估患者身体情况;③ 术前用药的药物名称、剂量、用法及时间;④ 患者到达手术室时的脉搏、呼吸、血压,必要时测体温及心电图等。

(2) 麻醉过程记录：① 按规定进行监测，并记录 SpO_2、血压、脉搏、呼吸、血氧饱和度、呼气末 CO_2、中心静脉压、肌松和尿量等，麻醉诱导是否平稳；② 麻醉起、止时间，麻醉方法，麻醉药名称和剂量；③ 手术起止时间；④ 椎管内阻滞时的穿刺部位和麻醉平面；⑤ 手术体位及术中体位改变情况；⑥ 麻醉过程中的重要治疗内容、用量和时间；⑦ 手术重要操作步骤；⑧ 术中意外情况。

(3) 手术完毕时记录：① 施行手术的名称，术后诊断，手术者、麻醉者及巡回护士姓名；② 输液、输血总量，麻醉用药总量；③ 术终时患者意识及反射，血压、脉搏、呼吸、瞳孔等情况；④ 麻醉后应在 72 小时内对病人进行随访。随访情况或麻醉并发症及处理情况应分别记入"麻醉记录单"（见本章附件 5）或病历的病程记录中。

(4) ASA 分级标准　现将 ASA 分级标准解释如下：

Ⅰ：病人的心、肺、肝、肾和中枢神经系统功能正常，发育、营养良好，能耐受麻醉、手术。

Ⅱ：病人的心、肺、肝、肾等实质器官虽有轻度病变，但代偿健全，对一般麻醉和手术的耐受仍无大碍。

Ⅲ：病人的心、肺、肝、肾等实质性器官病变较重，功能减损，虽在代偿范围内，但对施行麻醉和手术仍有一定的危险。

Ⅳ：病人的心、肺、肝、肾等实质器官病变严重，功能代偿不全，威胁着生命安全，施行麻醉和手术均有危险。

Ⅴ：病人的病情危重，随时有死亡的可能，麻醉和手术异常危险。

如急诊手术，则在评级后加"E"，以资区别。

5. 耗材和器械管理制度

(1) 耗材管理：① 一次性耗材的管理：根据临床用量，按计划定期从医院设备处医用材料库房领取麻醉所需一次性医用耗材，并详细登记品种、数量、批号、生产日期和有效期、生产厂家、规格、型号、储存方式及包装完好情况等。医用耗材的存放要注意防潮、防湿、防晒、防高温、防腐蚀、避免挤压、存放环境尽量做到无菌。麻醉医师凭麻醉计划单领取麻醉所需耗材,或由准备室人员在手术室内直接配放,并做好清对登记工作。② 复用耗材的管理:对于反复消毒使用的耗材,准备室人员必须按照无菌原则,于术前将其严格消毒处理,有条件的单位可送医院无菌消毒处理部门集中消毒处理,并注明消毒日期及有效期备用。当日使用过的复用耗材必须于当日内进行数量清点核实,做好清理、包装和消毒等工作。对于被患有传染性疾病患者污染的复用耗材,应按照国家传染病污染物管理有关规定进行专门的消毒处理,对于烈性传染病的污染,可按规定在国家卫生管理部门指定场所及时进行销毁。

(2) 器械管理:根据临床需要申购的麻醉所需器械、仪器设备必须做好领取、登记、保管和维护工作,并设专人负责,有条件的单位可配备医学工程技术人员。麻醉准备室人员应根据次日手术通知单、麻醉安排、当日的麻醉前讨论意见和麻醉医师的麻醉计划单,准备好必须的常规使用的器械和仪器设备。对于特殊需要的器械和仪器设备,应由麻醉医师在麻醉前访视后或在科内病历讨论后向准备室提出。麻醉准备室人员每日协同麻醉工作人员做好器械、仪器设备性能维护、使用后清理、清洁和消毒工作。对于监测仪器、呼吸机和贵重设备(如全能麻醉机、食管超声监护仪、多功能血流动力学监护仪、呼吸功能监护仪、困难气道处理所需内窥镜设备等),应配备专人负责,并建立使用登记卡,及时清洁消毒处理,常规进行性能维护,出现故障及时维修,以保证正常运转。

6. 医疗事故及严重并发症的预防和报告制度　医疗事故是指医疗机构及其医务人员在医疗活动中,违反医疗卫生管理法律、行政法规、部门规章和诊疗护理规范、常规,过失造成患者人身损害的事故。麻醉并发症是指麻醉期间所用药物或方法本身产生的严重不良反应或病理变化。麻醉工作直接涉及病人的安危,因而对于医疗事故及严重并发症的防范已成为临床麻醉工作质量控制的核心,为了确保麻醉工作安全,必须强调各级人员坚守职责,严格遵守法规、规章制度和技术规范,工作认真细致,技术精益求精,力求杜绝医疗事故,并使并发症减少到最低限度。

(1)医疗管理环节的重要防范措施及相关报告程序:① 当手术者与麻醉者在麻醉处理方案上存在分歧时,麻醉者必须坚持对病人负责的精神,尊重科学,遵守医疗原则,并及时请示上级医师,必要时向上级医疗管理部门报告,求得在更大范围内通过讨论确定最佳治疗方案,确保病人安全。② 如若因设备陈旧落后影响医疗事故及严重并发症的防范,麻醉科应依据卫生部关于等级医院管理标准以及江苏省卫生厅发布的相关建设管理规范正式提出报告,要求医院遵守并执行上述部门制定的最低监测标准,以能做到连续监测、及时判断与正确处理。③ 建立和完善确保临床麻醉工作流程顺畅并保障麻醉工作安全的各项规章制度,严格执行医院麻醉科建设管理规范和临床路径中的技术操作规范。④ 认真维护病人的知情权,遇到疑难危重病例的麻醉处理,要充分向病人阐明麻醉和手术风险,认真做好术前充分准备,既不能隐瞒风险冒险实施麻醉,也不能因为病人或病人家属愿意承担风险而不负责任地随意实行。对于患者拒绝或因其他原因放弃采用最佳治疗方案而采用风险相对更大的治疗方法时,应有患者或患者委托代理人的签字记录。⑤ 严格执行术中用药的"三查七对"制度:操作前、操作中、操作后认真检查;仔细核对床号、姓名、药名、剂量、时间、用法、浓度。严格执行麻醉期间临时医嘱制度,应避免独自配药及不经查对就用药的情况发生。⑥ 对于在实施上述措施过程中有违反安全医疗规章制度的,积极保存原始医疗文献资料,依法取证,按有关法规和卫生管理部门有关制度规定追究相关责任人责任,并以书面报告形式逐级上报科室及医院相关管理部门。

(2)专业技术方面防范措施及相关报告程序:① 麻醉前应正确判断病情,做好麻醉前准备,执行三级医师负责制,安排麻醉不应超越各级医师的技术水平,麻醉科住院医师在工作中遇到技术困难时,切勿轻率从事,应及时请主治医师协助处理。对危重疑难病例、新开展的重大手术的麻醉、新药、新技术或新方法的使用必须经科主任同意,报请医院主管部门批准,安排主治医师以上人员负责实施,经周密讨论后按预定方案执行。新研制的药物或新技术的临床试用则应经药品监督管理部门及院部批准。② 麻醉期间应集中精力,坚守岗位,密切观察病情变化,加强监测,及时记录病人各项生命体征的变化,并迅速判断其临床意义,疑有意外先兆时,应及时妥善处理,并报告上级医师协助处理。③ 严格执行各种麻醉方法的操作常规和诊疗规范,切勿违章行事。常规是在实践经验中通过不断地总结并经过验证的科学技术方法,随着麻醉技术的不断发展,应不断加以修订和补充。④ 麻醉期间常使用多种毒性药品,且多由静脉注射,用量也较大,麻醉医师必须熟悉各种药品的性能、副作用、使用方法及其相互作用。并且在用药过程中(包括输血及其代用品的应用)实行与病房相同的安全用药流程,在配置了麻醉护士人员编制的单位,该流程可由麻醉护士按照麻醉主管医生制定的麻醉计划完成。若无麻醉护士的单位,该项工作可由巡回护士承担。⑤ 对危重患者应积极进行救治,严格执行危重患者抢救制度。正常上班时间由主管麻醉的医疗组医师负责,非正常上班时间或特殊情况由值班医师负责,重大抢救事件应由科主任、医政(务)科或院领导参加组织。主管医师应根据患者病情适时与患者家属(或随从人员)进行沟通,口头(抢救时)或书面告知病危并签字。在抢救危重症时,必须严格执行抢救规程和预案,确保抢救工作及时、快速、准确、无误。医护人员要密切配合,口头医嘱要求准确、清楚,护士在执行口头医嘱时必须复述一遍。在抢救过程中要做到边抢救边记录,记录时间应具体到分钟。未能及时记录的,有关医务人员应当在抢救结束后 6 小时内据实补记,并加以说明。抢救室应制度完善,设备齐全,性能良好。急救用品必须实行"五定",即定数量、定地点、定人员管理、定期消毒灭菌、定期检查维修。⑥ 术中术后发生重大问题,均应立即向上级医师汇报,及时采取措施进行处理。对发生的医疗事故或差错、麻醉意外或严重并发症、均应在全科进行讨论,认真吸取经验教训。对于死亡病例,应在 1 周内组织讨论;特殊病例(存在医疗纠纷的病例)应在 24 小时内进行讨论;尸检病例,待病理报告发出后 1 周内进行讨论。讨论由科主任主持,本科医护人员和相关人员参加,必要时请医政(务)科派人参加。死亡病例讨论由主管医师汇报病情、诊治及抢救经过、死亡原因初步分析及死亡初步诊断等。死亡讨论内容包括诊断、治疗经过、死亡原因、死亡诊断以及经验教训。讨论记录应详细记录在死亡讨论专用记录本中,包括讨论日期、主持人及参加人员姓名、专业技术职务、讨论意见等,并将形成一致的结论性意见摘要记入病历中。⑦ 发生医疗事故或差错后,应及时上报医务处或院主管部门。

7. 麻醉期间临时医嘱制度　麻醉期间临时医嘱制度是针对目前临床麻醉工作中长期一直存在的麻醉医师自取、自配、自用麻醉药物,存在重大安全医疗隐患的现象而设置的,各级医疗机构应积极遵照执行。

在配置了麻醉护士人员编制的单位,麻醉期间临时医嘱由麻醉护士遵照执行,若无麻醉护士的单位,由巡回护士执行。按照麻醉主管医生制定医嘱统一配置药物,也可按照手术进度按需及时配置,其药物配置流程及查对制度与病房配药流程相同。

(1) 麻醉期间用药通常使用临时医嘱,并且采用口头医嘱形式,口头医嘱由麻醉护士执行,护士在执行口头医嘱的同时要复述并及时记录,当无麻醉护士时,医嘱应由巡回护士执行。

(2) 临时医嘱记录要有医嘱下达者与执行者签名。

(3) 护士执行医嘱时要按照医疗查对制度与麻醉医生严格核对药名、剂量和使用方法,并加以记录,安瓿要保留,以便核查。

(4) 术中临时医嘱执行记录的内容必须与麻醉记录单保持一致。

8. 麻醉后随访和总结制度

(1) 麻醉医师要在术后 72 小时内对病人进行随访,随访结果要记录在病历中麻醉记录单的相应记录位置或病历的病程记录中。发现麻醉相关并发症时要及时处理,并将处理结果记入病历。

(2) 对于实施术后镇痛的病人,要认真客观评价镇痛效果,同时通过相关监测项目评估镇痛措施的安全性,重点观察记录呼吸、循环、中枢神经系统情况,并且对恶心、呕吐、瘙痒、尿潴留等术后镇痛常见并发症进行仔细观察,并作相应处理,将处理记入病历。也可填写"麻醉后随访及病人自控镇痛(PCA)记录单"(见本章附件6)。倡导对术后镇痛进行制度化和规范化管理,制定科学合理的术后镇痛流程,确保术后镇痛效果和病人安全。

(3) 当随访工作延续至病人进入 PACU 或 AICU 时,可协助 PACU 或 AICU 的主管医生加强对病人监测治疗,保持对病人病情观察及治疗的连续性,直至帮助病人安全渡过恢复期。

(4) 对每一例麻醉病人,都要按要求认真进行总结。每份麻醉记录单都要有麻醉前、麻醉中及麻醉后的完整记录,以利于积累资料和总结经验。

9. 医疗质量控制制度

(1) 坚持以病人为中心、以质量为核心,建立健全麻醉质量标准化、规范化管理的质控制度。

(2) 强化质量意识,定期开展基础质量、环节质量和终末质量的分析、评价并结合典型病例等进行质量意识教育。

(3) 对研究生、进修医师、轮转医师和新上岗医师,必须进行岗前教育和培训,重点是医德规范、技术规范、规章制度和医疗安全,并在实际工作中认真执行。

(4) 按照麻醉质控要求,每月进行麻醉质量统计、分析,并进行一次全面的麻醉质量检查、评价。

(5) 对麻醉质量存在的突出问题,要及时调查、处理,并提出整改意见,除在科室及时贯彻执行外,应向医院医疗质量管理部门报告,真正做到问题已调查清楚,当事人已接受教训,整改措施已完全落实,思想认识已得到提高。

(6) 提高麻醉前访视记录单和麻醉记录单的书写质量,保证麻醉记录单的准确性、及时性、完整性、整洁性和真实性。

(7) 科室成立质控小组,在科主任领导下,按照质控标准,完成质量监控任务,并将麻醉质量管理作为科室考核的重要指标。

10. 麻醉科医师值班、交接班制度

(1) 麻醉科实行 24 h 值班制:值班医师应按时接班,听取交班医师关于值班情况的介绍,接受交班医师交办的医疗工作。

(2) 值班需有一、二线和三线值班人员。一线值班人员为取得医师资格的住院医师,二线值班人员为主治医师或副主任医师,三线值班人员为主任医师或副主任医师。进修实习医师值班时应在本院医师指导下进行医疗工作。

(3) 对于急、危、重病患者,值班医师应将急、危、重患者的病情和所有应处理事项,向接班医师交待清楚,双方进行责任交接班签字,并注明日期和时间。

(4) 值班医师负责病区各项临时性医疗工作和患者临时情况的处理,并作好急、危、重患者病情观察及医疗措施的记录。一线值班人员在诊疗活动中遇到困难或疑问时应及时请示二线值班医师,二线值班医师应及时指导处理。二线班医师不能解决的困难,应请三线班医师指导处理。遇有需经主管医师协同处理的特殊问题时,主管医师必须积极配合。遇有需要行政领导解决的问题时,应及时报告医院总值班或医政(务)科。

(5) 一、二线值班医师夜间必须在值班室留宿,不得擅自离开工作岗位,遇到需要处理的情况时应立即前往诊治。如有急诊抢救、会诊等需要离开病区时,必须向值班护士说明去向并留下联系方法。三线值班医师可住家中,但须留联系方式,接到请求电话时应立即前往。

(6) 每日晨会,值班医师应将重点患者情况向病区医护人员报告,并向主管医师告知危重患者情况及尚待处理的问题。

11. 会诊制度

(1) 麻醉科参加院内各临床科室会诊,主要涉及麻醉处理、生命复苏、呼吸管理、休克抢救以及镇痛等项。

(2) 会诊应由要求会诊的科室送会诊单,急会诊可用电话约请,由麻醉科总住院医师或主管医疗的主治医师负责,必要时可召集有关人员讨论和请示科主任提出会诊意见。

(3) 院外会诊需经医务处同意,由主治医师以上人员或科主任出诊。

(4) 急会诊由值班医师负责,如有困难可临时请上级医师指导。

(三) **手术室外麻醉管理与技术规范**

随着社会、经济的发展,人民群众对医疗服务的内容和质量的要求日趋提高,手术室外麻醉的实施日益增多,现代麻醉的工作范围已从手术室内拓展至手术室外,特别在手术室外手术、内窥镜检查、介入治疗领域,实行麻醉或无痛诊疗的要求日益提高,但是,随之而来的严重麻醉并发症和意外也日益增多。

为规范医疗服务行为,提高医疗服务质量,减少医疗纠纷和事故的发生,保证医疗安全,根据国家有关法律法规和医疗专业技术标准,参照《江苏省医院麻醉科技术操作常规及诊疗指南》的相关规定,特补充制定本《手术室外麻醉管理与技术规范》,全省各级医院均应认真落实,在实践中不断总结,使之日益完善。

1. **手术室外麻醉的适应证** ① ASA Ⅰ～Ⅱ,无心、肺、脑等重要器官明显功能障碍,神志清楚的病人;② 手术时间≤2 h;③ 不进胸、腹、颅腔的手术,腔镜手术除外;④ 门诊腔镜手术或检查;⑤ 不能合作的门诊检查患者,如小儿或剧烈疼痛、智力低下躁动不安的患者。

2. **手术室外麻醉前评估和准备**

(1) 术前访视:术前访视应该在麻醉门诊进行。访视内容包括:一般病史、外科疾病、并存的内科疾患、体格检查和必要的辅助检查结果。

(2) 术前检查:① 单次静脉内麻醉:血、尿常规,心电图;② 椎管内或全身麻醉:包括三大常规,胸透,心电图,肝、肾功能,血气分析及电解质检查等。

(3) 术前准备:① 禁饮禁食:成人麻醉前禁食 12 h,禁饮 4 h;② 精神准备:告知麻醉方法及其注意事项,除精神紧张及焦虑状态,增进医患双方了解。

(4) 术前用药:① 抗胆碱药根据病情需要使用抗胆碱药,阿托品 0.01 mg/kg 或东莨菪碱 0.05 mg/kg,术前 30 min 肌注;② 镇静药原则上不建议使用。

3. **手术室外麻醉的监测标准**　实施手术室外麻醉必须具备下列监测要求:

(1) ECG 监测:具有监测肢体导联、胸前导联,连续屏示并能实时打印结果。

(2) 血压监测:无创性自动、连续监测。

(3) HR 监测:无创性自动、连续、定量监测。

(4) SpO_2 监测:无创性自动、连续、定量监测。

(5) 呼吸功能监测:具备呼吸频率监测;实施全身麻醉时,应具备潮气量、气道压和呼末二氧化碳监测。

4. **手术室外麻醉的设施要求**

(1) 氧气:应有足够的氧源,每一手术床至少应配备 2 套吸氧装置。复苏室每床也应配备至少一套吸氧装置。

(2) 电源:手术床、手术器械、吸引器,麻醉和监测设备应分别配备电源。

(3) 吸引器:吸引器至少是每床位数 1 个。

(4) 建筑面积:单间手术室具备容纳手术床、手术器械设备、麻醉及监测设备、吸引器及至少 2 名麻醉医师、2 名手术医师和 2 名护士的活动空间,一般实用面积应$\geqslant 20 \ m^2$,具有教学功能者应适当扩大面积。

(5) 为保障病人术后安全,必须设有恢复室,恢复室的床位数与手术床的比例为 1:(2.5~3)。

(6) 照明除标准手术灯、备用手术立灯外,房间的照明应为日光灯,光线充足,能满足手术和麻醉的操作需要。

(7) 废气排放系统:具有通风设备或室内外空气交流设备。

(8) 仪器设备:除上述基本监测设备外,至少应有能实施快速通气的简易呼吸器和心电除颤器,施行全身麻醉气管插管的麻醉必须配有全能麻醉机。

(9) 除麻醉药品外配备各种急救药品。

5. **手术室外麻醉的实施**

(1) 全身麻醉:① 选择原则:诱导和苏醒迅速、平稳,对生命体征影响小、并发症少;② 药物选择:吸入麻醉药可选用七氟烷、异氟烷等;麻醉性镇痛药可选用芬太尼、瑞芬太尼等;静脉麻醉药可选用异丙酚、依托咪酯、氯胺酮、咪唑安定等;肌松药可选用氯化琥珀胆碱、维库溴铵、阿曲库铵等中、短时效药。

(2) 局部麻醉:① 选择原则:局麻药浓度宜掌握能满足手术需要的最低有效浓度,药物可选用利多卡因 0.5%～1%,布比卡因为 0.125%～0.25%,罗哌卡因为 0.25%～0.5%。此外应根据手术的长短选择不同作用时间的局部麻醉药。② 药物选择:由于酯类局麻药有过敏之虑,所以原则上应选酰胺类局麻药,如利多卡因、布比卡因、罗哌卡因、左旋布比卡因等。

(3) 术后镇痛原则:① 最低有效浓度/剂量原则:为减轻患者术后疼痛,宜使用最低浓度的麻醉性镇痛药或局麻药进行镇痛;② 药物选择:非甾体类抗炎药如双氯芬酸、丙氧氨酚、氟比诺芬脂等,局麻药如布比卡因、罗哌卡因等,麻醉性镇痛药如曲马多,可使用注射液或片剂,也可以使用芬太尼贴片。

(4) 麻醉或术后恶心、呕吐的防治:① 若患者无明显禁忌证,如肿瘤、细菌感染、糖尿病等,必要时术中可使用地塞米松,成人常用剂量为 5～10 mg 静脉缓注或滴入;② 可使用抗吐药,如嗯丹西酮、阿扎西酮等;③ 原则上应尽量避免或少用阿片类镇痛药物。

6. **手术室外麻醉病人离开医院的标准** ① 病人清醒,无定向力障碍;② 呼吸、循环功能稳定;③ 无异常出血,无手术专科异常情况;④ 无严重恶心、呕吐等并发症。

7. 手术室外麻醉后注意事项 ① 需在成人陪同下方可离院,离院后 24 h 内需有成人陪护;② 在 24 h 内,不得驾驶各类机动车和非机动车,不得操纵机器或仪器及从事其他高危作业(如电工、高空作业等);③ 麻醉后禁食 6 h,苏醒 2 h 后可以饮用适量清饮料(如清水、茶、咖啡、果汁等,奶制品不得饮用)。6 h 后饮食从少量清淡流质开始,逐渐增量,以不出现胃胀、恶心或呕吐为原则;④ 出现病情异常变化请及时联系,应提供麻醉科的联系电话。

以上情况要详细告知患者家属,并签署"手术室外麻醉后处理知情协议书"。

8. 实施手术室外麻醉医师的职业要求 ① 必须有执业医师资格的麻醉医师主持麻醉工作;② 主持麻醉的医师必须具备心、肺、脑复苏(CPCR)的能力;③ 必须有协助麻醉医师的护士或助手配合麻醉工作的进行。

9. 手术室外手术麻醉的医疗文件要求 ① 手术室外麻醉包括介入治疗麻醉和不符合上述适应证的特殊病例的麻醉或镇痛,麻醉前必须签署术前麻醉知情同意书,符合上述适应证的无痛性创伤或非创伤性诊疗的病例,不需填写知情同意书,但需在病历上注明"患者要求进行无痛性诊疗操作"并签字。② 术中必须有完整的麻醉记录,记录应采用"麻醉记录单"。但符合上述适应证的无创或有创性诊疗的镇痛病例不必填写"麻醉记录单",应在病历中记录麻醉经过并签字。③ 必须有麻醉后注意事项的医嘱。④ 病人离开医院时,应该告知其麻醉医师的联系方式,以便出现情况时及时联系处理。

二、PACU

麻醉后监护室(PACU)是病人在麻醉后继续进行麻醉和各生理功能恢复的场所,通过对病人继续的观察和监测,及时发现问题并进行及时治疗,维持生命体征的稳定,保证病人麻醉后的安全。PACU 常常需要同时对常规手术后苏醒的患者、区域麻醉后恢复的患者、危重病术后苏醒的患者以及手术和麻醉后苏醒的患儿进行管理。PACU必须配备经验丰富的人员,其人员和设备应可灵活调配,以保证患者麻醉苏醒后能早期恢复,并促进患者转移至病房或出院后的中期恢复。

(一)结构与设施

1. PACU的位置　应设置在与手术室同一楼层的共同区域内,其优点在于:① 便于术后病人的输送,缩短从手术间到PACU的距离,减少路途中发生的问题;② 便于麻醉医师或外科医师观察和处理病人,也便于在紧急情况下将病人转回手术室作进一步治疗。PACU所处的位置还应该能得到快速的X线检查、血库的快速供血、血气分析及其他临床实验室的支持。也建议PACU尽量能与ICU相毗邻,便于危重病人的及时救治。

2. PACU床位数　床位数与手术台数之比以1∶2为宜,可根据各医院的诊疗水平即危重疑难病例及重大手术在总手术(麻醉)例数中所占的不同适当调整,其范围控制在1∶(1.5～2.5),但不得低于1∶2.5。PACU一般采用大房间敞开式,必要时可用帐幕隔开,中心护理站设在中央部位,以便于对病人的观察和管理。有条件的单位建议设一个单独的房间以处理伤口感染或传染性疾病手术患者。

3. PACU人员编制　PACU工作时段必须有1名以上(不得低于1名)麻醉医师,每2～4床配置1名经过培训的麻醉专科护士。在患者苏醒早期,尽量使床位与护士比保持在1∶2之内;当有危重病人进入PACU时,应增派护士人员,力争使床位与护士比为1∶1,或及时将病人转入ICU。

4. PACU设备配置

(1) 基本设备:以每一床为单位必须配置以下基本设备:供氧装置、吸引装置、动静脉穿刺针、口咽/鼻咽通气道、气管导管、喉罩、气管插管用具、人工呼吸辅助装置等。

(2) 基本生命体征监测设备:以每一床为单位必须配置多功

能生命体征监测仪,监测项目包括心率、心电图、血压、体温、脉搏血氧饱和度等。

(3) 呼吸支持设备:每 2～4 床必须配置 1 台呼吸机或麻醉机。

(4) 急救设备:以 PACU 为单位必须配置除颤仪。

(5) 特殊监测设备:可依据条件参照重点临床科室标准自行选配。

5. PACU 的药品配置　必须包括所有的麻醉药品(包括肌松药等)、麻醉拮抗药(如纳洛酮、新斯的明、氟吗西尼等)、镇痛药和各种抢救用药。

(二) 组织及常规工作

1. 组织管理　PACU 在麻醉科主任领导下工作,具体由麻醉科医师和受过训练的护士负责管理。

2. 患者的接收　所有接受全身麻醉、区域麻醉或监护下麻醉的患者,均应接受适当的麻醉后管理,根据需要收住 PACU 病房或同等病房,除非负责该患者的医师有特殊要求。患者在 PACU 的停留时间原则上不超过 3 h,若 3 h 后仍无法及时恢复者,应转送至 ICU。

3. 患者转运至 PACU　手术结束将病人转往 PACU 之前,应确保病人呼吸道通畅,呼吸及循环功能稳定。在转运过程中应由熟知病情的麻醉组成员护送并负责病人的安全。

4. PACU 患者的管理

(1) 病人在进入麻醉后治疗室后,应再次对患者进行评估,并由负责护送的麻醉组成员向值班医师和护士以书面(病历)及口头方式介绍病情、床头交接班。交班内容包括病人的一般情况、病史及治疗情况、术中麻醉处理、术中特殊情况及恢复期需重点注意问题。

(2) 对于进入 PACU 的患者必须进行生命体征的观察和监测,重点观察氧合、通气、循环和体温,对于病情较重的患者应增加相应的监测,并密切关注外科手术后的相关情况,必要时请手术医生会诊。

(3) 病人在 PACU 期间的生命体征、评分和治疗等均需有记录,所有的治疗必须有书面医嘱。

(4) 患者在 PACU 期间的并发症的处理:① 呼吸系统并发症:主要为气道阻塞、缺氧、高碳酸血症和误吸。这些并发症危及生命,应及时诊治。② 循环系统并发症:主要为低血压、高血压和心律失常,应明确病因,及时处理。③ 苏醒延迟:最常见原因是麻醉药物、镇静药物和术前用药的残留效应。治疗包括麻醉药及镇静药物逆转药物的应用,若伴随其他情况所致的意识障碍则应明确病因并作相应治疗。④ 术后疼痛:首先对发生术后疼痛的患者进行疼痛严重程度的评估,同时密切监测生命体征,选择针对性强的术后镇痛方法及时术后镇痛,对术中已实施镇痛的患者应进行连续的观察,对镇痛效果进行必要的评估。⑤ 恶心和呕吐:术后恶心和呕吐是最常见的并发症,可引起患者不适,延长 PACU 停留时间,少数情况可导致误吸。药物治疗包括氟哌利多、甲氧氯普胺、5-羟色胺拮抗剂(如昂丹司琼、多拉司琼、阿扎司琼、格拉司琼等)。⑥ 低体温和寒战:手术患者进入 PACU 可发生低体温(中心温度低于 36℃)。围术期低体温可增加麻醉苏醒延迟发生率,还可增加伤口感染、出血、循环系统并发症和延长 PACU 停留时间。对于体温过低的患者应吸氧、输注加温液体和血液以及外部加温。寒战患者应给予吸氧,用于治疗寒战的药物包括哌替啶、芬太尼等,可有效抑制寒战和降低氧耗。

5. 患者转出 PACU　患者在麻醉后监护室经过严密的监护和治疗,生命体征得到充分恢复,可根据病人四肢活动状况、呼吸、循环、意识和氧合等指标对患者麻醉后恢复状态进行评估,具体方法可参见下表,当患者的评估总分>9 分时,患者可从 PACU 转出,患者离开 PACU 后可送至病房或 ICU。患者从 PACU 转出必须由麻醉医师通过判断决定,并有书面记录。

PACU 转出评分表

表 现	得 分
1. 活动	
能按指令活动四个肢体	2
能按指令活动两个肢体	1
无法活动任何一个肢体	0
2. 呼吸	
能进行深呼吸,咳嗽有力	2
呼吸困难	1
呼吸暂停或无呼吸	0
3. 循环	
血压麻醉前±20%水平之内	2
血压在麻醉前±(20%～49%)水平	1
血压超出麻醉前±50%水平	0
4. 意识	
完全清醒	2
能唤醒	1
不能唤醒	0
5. 氧合(SpO_2)	
呼吸空气时 $SpO_2 > 92\%$	2
在吸氧支持下 $SpO_2 > 92\%$	1
在任何吸氧支持下 $SpO_2 < 90\%$	0

三、体外循环

体外循环,又称之为心肺转流、心肺旁路。是指利用一种特殊的装置代替肺脏进行气体交换和代替心脏进行泵血功能,可为心内直视手术提供"无血的"和"安静的"手术条件,从而将心脏和大血管与身体的血液循环系统"隔离"。该装置的核心部分为人工心和人工肺,故常称该装置为人工心肺装置(人工心肺机),或体外循环装置(体外循环机)。

(一)组织与结构

1. 组织管理　各单位可根据科室自身建设情况采取以下几种管理模式:

(1)麻醉科管理模式:体外循环灌注人员在麻醉科主任的领导之下开展工作。其优点是麻醉科医生与灌注人员沟通交流更密切,有利于科主任安排工作。

(2)外科管理模式:体外循环灌注人员在心胸外科主任的领导之下开展工作。其优点是手术医生与灌注人员配合更默契。

(3)体外循环灌注科管理模式:在体外循环心内直视手术开展较多的医院可采取这一管理模式。其优点是采取集中管理有利于人员的培养教育,有利于协调工作的开展。

2. 位置及体外循环设施的配置

(1)位置:因体外循环灌注人员的工作地点在手术室,因此无论采取何种管理模式,体外循环的设备均应在手术室内。

(2)工作区间及管理:有条件的医院在设计心脏外科手术间时应在其附近设一间辅助用房,供放置人工心肺机、辅助设备、耗材等物品之用。其管理由灌注技术人员直接负责。

3. 人员编制　原则上根据体外循环机的台数核定人员编制。即每一台体外循环机配备一名灌注人员和一名辅助人员,辅助人员可由医疗工程技术人员或护士担任。

(二)设施及常规工作

1. 设施及药品

(1)基本设施:包括人工心脏血泵,人工肺(进行气体交换的氧合器),血液热交换器(变温器),以此控制灌注血液的温度,借此进行降温和升温。

（2）辅助设施：包括过滤器，回收储血器，管道接头，心脏内吸引器所用的辅助泵等。

（3）监测设备：体外循环下心内直视手术，是一种较复杂的过程，心脏是人体内维持生命的重要脏器，心脏手术治疗必然要借助于体外循环这一基本方法，后者将对病人带来一系列干扰，因此体外循环的监测，包括对心脏手术所需要的各种监测，如：多功能监护仪（ECG、BP、SpO_2、T、$P_{ET}CO_2$、PCWP 等），再结合体外循环的特点强调温度和凝血功能的监测。术后是否出现过窦性心律，如经食管超声心动图（TEE），经气管多普勒（TTD）。TTD 的监测局限于连续监测心排出量。

（4）药品：① 常规药品：10%氯化钾、5%氯化钙、25%硫酸镁、1%普鲁卡因、呋塞米、肝素、泼尼松龙、10%葡萄糖酸钙、5%碳酸氢钠、磷酸肌酸钠、甘露醇、生理盐水、林格氏液、羟乙基淀粉、人血白蛋白等；② 急救药品：2%利多卡因、肾上腺素、乙胺碘肤酮、阿托品等。

2. 基本工作流程

（1）体外循环的准备

① 访视病人：了解病人一般状况，精神状态，实验室检查，物理检查，进行病情评估。

② 根据病情制定预充及转流计划：根据手术时间，手术难易程度，选择温度及灌注流量，根据病种选择灌注方法（如主动脉弓中断）。

③ 体外循环物品的安装排气：安装循环管路时，注意尽量减少接头的使用。避免使用有锐角及做工粗糙的接头，减轻对血液的破坏。安装完毕后，充 CO_2 3~5 L/(3~5)min，排气时动脉流量应大于 3500 ml/min，对连接管道进行压力测试有无渗漏。

④ 转流前预充液管理及血液稀释：预充是指体外循环前，所有管道、氧合器、动脉滤器等物品充盈液体排出气体的过程。所需液体量为预充量。在转流前，静止在储血室内的最低液面为静态

预充,转流中不同的动脉流量维持动态平衡的液面于最低点时的预充量为动态预充。预充液的种类有:复方乳酸钠林格液、复方氯化钠、代血浆类、全血、血浆、红细胞悬液、白蛋白等。血液稀释分为轻度稀释(HCT>30%)、中度稀释(HCT 25%~30%)、重度稀释(HCT10%~25%)。HCT过高:通过静脉或体外循环管路放血;加入无血晶体或胶体液进一步稀释。HCT偏低:应用利尿剂或超滤器滤水,及时补充库血或红细胞悬液。

⑤ 检查工作:a. 管道安装有无打折、气栓,以及进出口方向、动脉管路各接口的匝带、左右心吸引方向等是否正常。b. 电源,泵的性能及流量调节,摇把等是否正常。c. 气源的检查:报警装置,氧气管安装到位,排气孔开放。d. 变温水箱制冷加热是否正常,水泵运转是否正常。e. 预充液中加入肝素。f. ACT>480 s,使用抑肽酶ACT>750 s。g. 转流前的MAP、CVP、温度等参数。h. 核对管道后开始CPB。

(2) 体外循环的实施:体外循环的基本方法:① 常温体外循环用于手术时间短,操作简单者,需作较高流量灌注。② 浅或中度低温体外循环:将体外循环和低温对器官、组织的保护作用结合起来,用于一般心内直视手术,是目前常用的方法。③ 深低温体外循环:深低温一般指20~15℃这一范围。体温降低,灌注流量可相应降低,深低温时,用低流量或微流量视需要而定,一般在心内手术关键步骤时将灌注流量降低以方便手术操作,待心内操作主要步骤完成即提高灌注流量,要注意缩短微流量灌注时间。④ 深低温停循环:即在体温降至深低温程度后,于心内操作时停止循环,其优点是可提供无插管、无血、安静、清晰的手术野,且减少体外循环的时间,用于婴幼儿心内直视手术及成人主动脉瘤手术。停循环时间应不超过1 h,成人不宜超过45 min,降温及复温均采用高流量灌注。⑤ 并行循环:体外循环中维持正常心跳,心脏与体外循环的动脉泵共同维持血液循环,主要用于动脉导管未闭手术。平常体外循环手术心脏复跳后的辅助循环亦为并行循环。左心转流系将氧合血自左房引出,经转压泵将血泵入股动脉同时心脏仍正常搏动,虽不用氧合器亦应属于这一范畴。⑥ 其他方法:还有升主动脉及股动脉同时灌注法(灌流量上半身约 1/3,下半身约 2/3),部分转流(如股静脉血经体外循环装置泵入股动脉)等。对以上各种方法可以根据病人和手术具体情况,单独应用一种或几种方法综合应用。

(3)体外循环注意事项与麻醉处理:在体外循环开始前,麻醉处理的目的是为体外循环创造良好的条件,在体外循环中则主要应防止病人意识清醒和维持血流动力学的相对稳定,在心脏复跳、体外循环结束时应防治体外循环及心脏功能、凝血机制等方面的并发症。

① 体外循环前的处理:a. 如有指征应追加麻醉药物和(或)肌松药。因为体外循环开始后血液被稀释,麻醉药物的血浆浓度迅速下降,可出现转流期清醒,尽管在迅速降温条件下病人意识清醒问题不很突出,仍应引起重视。b. 如原用氧化亚氮,最好提早停用。c. 要检查瞳孔情况,并予记录,以便以后对照。

② 在体外循环初始阶段的处理:a. 静脉血引流插管应无空气阻塞。b. 流经动脉插管的血液如色暗,应继续通气,并告知灌注师纠正。c. 如病人头面部淤血的原因有:上腔静脉回血受阻;主动脉管误入其分支颈动脉内;由于头部的位置不良,颈部受压致静脉回流障碍。如右侧头面部单侧为苍白可能是主动脉插管插入无名动脉,应告知术者予以调整。d. 心脏胀大,可由静脉回流不畅,动脉泵入过多或原有主动脉瓣关闭不全所致,宜针对原因处理。e. 动脉路高压常见原因有:动脉管道被压、扭曲、钳夹;主动脉插管位置不当,如插入主动脉夹层或主动脉的血管分支内;主动脉插管过细。f. 肝素抗凝:使 ACT 维持在 480 s,应用抑肽酶时 ACT 应大于 750 s,追加剂量,每相差 50 s,追加 50~60 IU/kg。

③ 体外循环过程中的处理:a. 在心脏停止跳动后立即停止通气,一般仍通过麻醉机继续提供低流量氧气,使气道压维持在

2～4 mmHg,保持肺的适度膨胀。b. 低血压常见原因:血液稀释,血流黏滞度降低;搏动性血流改为非搏动性血流而引起反射性血管扩张;血容量不足;主动脉管插入主动脉夹层;末梢血管阻力降低,如过敏反应;血管舒张药过量。c. 血压升高的原因有:体内儿茶酚胺释放;肾素-血管紧张素系统被激活;前列腺素的改变;低温引起周围血管收缩;非搏动性血流使部分微循环关闭;麻醉过浅,应激反应强烈;体外循环流量过多。无论血压过低或过高,均应进行处理,在体外循环期间一般认为平均动脉压不宜超过75 mmHg。d. 中心静脉压升高;腔静脉插管梗阻;肺动脉压力升高;主动脉瓣机能不全;冠状静脉窦和支气管动脉血流过多;心脏转位。e. 尿少及尿闭原因:在体外循环时,由于血液稀释,预充液中常有甘露醇以及低温抑制肾小管的重吸收等因素,通常尿量较多,如尿量少于 1 ml/(kg·h)应注意:尿管有无梗阻或位置不当;灌注流量不足,灌注压过低;如中心静脉压正常而出现静脉引流不充分或尿量少,应检查下腔静脉插管的位置是否恰当;血红蛋白尿提示体外循环的机械性损伤因素影响。应注意在体外循环中保持适当尿量,必要时使用甘露醇或呋塞米,在低温下呋塞米的作用不强,在复温时其作用可明显表现出来。f. 血气异常的原因有:氧合器失灵;灌注不良,pH 下降,静脉氧分压<40 mmHg,静脉血氧饱和度<50%;由于体温降低和麻醉较浅引起肌肉颤动导致氧耗量增加。g. 体外循环中的心肌保护:除全身低温及心脏表面的局部降温外,目前多常规在升主动脉灌注 0～4℃的心保护液(停搏液),使心脏完全停搏,在停搏液中 K^+ 是主要成分,首次灌注量为 450 ml/m²,灌注压在 150 mmHg 以下,主动脉内压力在70 mmHg左右,每隔 20～30 min 重新灌注一次,用量为起始剂量的一半。此外,尚有将停搏液与氧合血混合灌注,体外循环时不阻断升主动脉,用温氧合血灌注等多种心肌保护方法。h. 应重视在转流中特别是复温期间,出现意识恢复,必要时追加药物。如果是在体外循环环路上装有全麻挥发器,用强力吸入麻醉药,一般认为在主动脉开放前

即停止吸入,以免影响心脏复苏。i. 一般在心内手术已完成 2/3 以上时,即可开始复温,在心脏恢复跳动后即应开始作肺内通气,但在脱离体外循环前通气宜小,以免影响手术操作。

(4) 体外循环脱机条件:具备以下条件时可考虑脱离体外循环机,停止转流:① 畸形矫正手术已完成,或不再进行;② 鼻咽温度达 37~38℃,直肠温度>32.5℃,在复温过程中使用适量扩血管药物可加快复温速度并减少停止转流后体温之下降;③ 病人经并行循环或结合使用心肌正性变力性药物等,心脏功能已能维持,平均动脉压在正常范围内;④ 心电图显示良好的心律(使用起搏器除外);⑤ pH、电解质、酸碱平衡、血红蛋白在正常范围内,当体外循环停止向体内供血,不再考虑再次体外循环时,即可静脉注射鱼精蛋白中和肝素,密切注意血压,复查 ACT。

(5) 体外循环转流后的处理:主要是根据病人情况维持血流动力学稳定,进行适当的通气支持或呼吸管理,一般均需送 ICU 进行术后监测治疗。

(6) 体外循环后并发症,常见的有:① 灌注后综合征:高热、高心排出量、低阻性低血压、少尿,组织间隙水肿;② 心率异常和心律失常,室上性心动过速,频发性室性心动过速或室颤;③ 急性呼吸窘迫综合征:肺水肿、灌注肺、肺出血、肺不张;④ 脑部并发症:脑缺氧、脑水肿、脑梗塞;⑤ 低心排综合征;⑥ 肾功能衰竭;⑦ 电解质和酸碱平衡紊乱;⑧ 出血(颅内出血,如硬膜外或硬膜下血肿);⑨ 心包填塞;⑩ 栓塞。

(三) 手术室内外的辅助性治疗

1. 非心血管手术的体外循环支持

(1) 肝脏移植手术:原位肝移植手术在切除病肝,植入新肝期间,由于阻断了门静脉,肝上、肝下下腔静脉,使机体处于无肝期。无肝期使机体产生一系列变化:血液在门静脉系统的大量淤积,双下肢及腹腔血液回流受阻,使全身有效循环血量急剧减少,心输出量锐减,血压下降。术中由于大量失血和输血对机体造成严重干扰,进而引起低温、代谢性酸中毒、高钾血症等严重的水、电解质紊乱,酸碱平衡失调,导致术后出现各种并发症,直接影响到手术的成功率。在肝移植术中使用体外循环是经门静脉、股静脉(或大隐静脉、髂静脉)分别插管,用 Y 型接头连接引流管,用血泵将静脉血引出,再经腋静脉插管,将血液灌回体内,由于肝移植无肝期需要解决的是下半身静脉血液回流受阻的问题,因此血液不需要经过氧合,不用氧合器,只需要通路和动力。故称为体外静脉-静脉转流。其优点是操作简单,管道少,管理方便。一些并发症如出血、空气栓塞,可使用离心泵、血液恒温器、小剂量肝素,将并发症降到最低限度,不但没有增加复杂性及手术时间,而且可以保障无肝期血流动力学的稳定。

(2) 布加综合征手术:可采用常规体外循环进行手术,但在特殊复杂病变且用一般方法不能完成该手术时,可选择深低温停循环或深低温有限体外循环。采用深低温停循环方法可为术者提供一个无血清晰的手术野,缩短手术时间和减少术后并发症。在体外循环和深低温停循环的帮助下行布加综合征根治术,可以避免因手术解剖、分离造成的大量失血,减少侧支循环的结扎或阻断肝门以减少出血等额外手术操作。深低温停循环无血手术野下易于切除隔膜,疏通梗阻或形成血管。深低温有限体外循环方法在手术操作至关键步骤时将流量减到需要程度[最低 5~10 ml/(kg·min)],不但手术野清晰且微量血流持续从手术切口溢出可预防空气进入循环而发生气栓,实际上也属于循环停止。

(3) 严重急性一氧化碳中毒的救治:体外循环时氧合器不仅有氧合能力,促使 HbCO 离解,同时具有排除 CO_2 和 CO 的能力。重度 CO 中毒患者不仅呼吸功能衰竭,循环功能也受到严重抑制,血压下降,心律失常,微循环障碍。体外循环灌注将静脉血部分引出,经动脉或静脉灌注体内,可减轻心脏负荷,增加重要脏器的灌注,对心血管功能起到辅助作用。体外循环灌注可根据病情需要达到适度的血液稀释,对严重 CO 中毒患者由于人工肺可提供较高溶解氧的条件,开始可使血液稀释度较大,或放出部分血液,并输注氧合的新鲜血,可减少 HbCO 血、增加含有正常血红蛋白的血,以改善缺氧。体外循环建立后,水、电解质和酸碱平衡以及温度的调节可以进行有效的调控,使机体很快恢复并维持内环境的平衡。若肾功能不良时尚可加入人工肾超滤。CO 中毒的患者往往有肺水肿、呼吸衰竭,急需气管内插管、人工呼吸机维持,这在体外循环建立前是非常必要的。但在患者自体换气功能不良的情况下,其作用有限。体外循环灌注后,水、电解质和酸碱平衡紊乱被控制,自体肺功能即可得到有效的改善。这样,在氧合器和呼吸机支持下的自体肺的双重作用下,对 HbCO 的离解和 CO 的排除将更快,可达到迅速改善机体缺氧的状态。

(4) 呼吸道严重梗阻的抢救:氧合器是具有气体交换功能的设备。对下呼吸道严重梗阻的患者气体几乎无法进入肺内,使患者面临无氧呼吸的危险境地,只有尽快设法解决血液氧合和建立有效的循环灌注才能挽救患者的生命。在局麻下切开股动脉、股静脉插入导管(内径 4~6 cm)连接体外循环机进行股静脉-股动脉的转流,以氧合器代替或部分代替患者的肺进行气体交换,也就是患者的呼吸道不能进气、肺也无法进行气体交换的情况下,将氧合量很低的静脉血引入氧合器进行氧合并排除 CO_2,氧合后的动脉血经股动脉进入人体的同时用心泵的有效灌注达到气体交换、组织灌注,维持生命安全,为麻醉和手术创造条件。

此外,体外循环还可用于严重急性药物中毒的救治、全身热疗、低温、高温患者的抢救、治疗下肢恶性肿瘤、心跳呼吸骤停的抢救、前列腺癌冷冻切除术等。

2. ECMO 技术的应用(有条件的单位建议开展此项工作)
体外膜式氧合器氧合疗法治疗期间,心脏和肺脏得到充分的休息,而全身氧供和血流动力学处在相对稳定的状态。此时膜式氧合器可进行有效的二氧化碳排除和氧的摄取,体外循环机使血液周而复始地在机体内流动。这种呼吸和心脏的支持优越性表现在:

① 有效地改善低氧血症;② 长期支持性灌注为心肺功能恢复赢得时间;③ 避免长期高氧吸入所致的氧中毒;④ 避免机械通气所致的气道损伤;⑤ 有效的循环支持;⑥ ECMO治疗中可用人工肾对机体内环境如电解质进行可控性调节,安全度高,效果好。

(1) 适应证:① 体外循环心脏手术后因严重的灌注肺或心功能不全而不能停机者;② 心功能不全患者心脏移植前的ECMO治疗,等待合适供体;③ 肺移植手术及术后严重肺高压或肺功能不全;④ 新生儿、婴幼儿复杂先天性心脏病术后抢救;⑤ 心脏移植术后肺高压危象或心肺功能不全;⑥ 急性呼吸窘迫综合征(ARDS);⑦ 用呼吸机辅助呼吸或药物治疗无效的新生儿呼吸衰竭;⑧ 儿童严重的肺动脉高压;⑨ 肺炎、肺梗死、肺泡蛋白沉积症、严重肺创伤等;⑩ $PaO_2 < 50 \sim 60$ mmHg(FiO_2 1.0),PIP(吸气峰压)> 35 cmH_2O,在使用高频同期和(或)一氧化氮治疗约6 h仍无改善者;⑪ 此外ECMO还可应用于其他方面:神经外科手术:如基底动脉瘤,在ECMO控制性低温低压下手术,可减少出血;气管手术;主动脉(升主动脉、降主动脉、腹主动脉)手术。

(2) 禁忌证:① 体重<2 kg,胎龄< 34 周;年龄>65 岁;② 机械呼吸治疗已 10~14 d;③ 不可逆的肺疾患,如广泛性肺纤维化;④ 有明显出血倾向;⑤ 多发性创伤;⑥ 中枢神经系统损伤;⑦ 颅内出血;⑧ 脓毒血症;⑨ 晚期恶性肿瘤患者。

(3) 基本设施:包括膜式氧合器、血泵、插管和管道,恒温水箱、空氧混合调节器、温度仪、时间显示仪、应急电源以及ACT、连续SvO_2/Hct等监测仪器。

(4) 循环途径:① 静脉-静脉转流:可采用左股静脉-右股静脉或右颈内静脉-右股静脉(适合成人ARDS);② 静脉-动脉转流:可采用右心房-主动脉、右股静脉-右股动脉或右颈内静脉-右颈动脉(适合小儿、新生儿ECMO);③ 混合静脉-动脉和静脉-静脉转流:ECMO多采用静脉-动脉转流和静脉-静脉转流。静脉-动脉转流是呼吸、循环衰竭时进行长时间ECMO的主要方式,静脉-静脉转流主要用于呼吸衰竭的治疗。

（5）监测：① 血流动力学监测：MAP 维持 50～70 mmHg；CVP 维持在正常范围。② 体温管理：变温水箱的水温保持在 37～38℃，使鼻咽温度维持在 35～36℃。③ ACT 监测：ACT 应维持在 150～300 s。肝素剂量首量（插管前用）为 3 mg/kg（400 U/kg），ECMO 中的追加剂量应视 ACT 监测结果而决定，低于此值可先追加 1 mg/kg，再做 ACT，直至达到要求。④ 凝血酶原激活时间：维持 50～60 s。⑤ 血气管理：氧合后的 PaO_2 维持在 200～300 mmHg，$PaCO_2$ 维持在 35～50 mmHg。V-A ECMO：PaO_2 维持在 200～250 mmHg，SvO_2 维持在 70% 左右。V-V ECMO：由于再循环的原因，SaO_2 在 85%～95% 范围内，PaO_2 在 60～80 mmHg。⑥ Hct 监测：新生儿及儿童：维持在 35%～40%，达不到则输血。成人维持在 30%～35%。⑦ 血小板：ECMO 开始时常规给予血小板，以后每天给予，使血小板计数维持在 $(5～7)×10^9$/L。⑧ 纤维蛋白原水平维持在 100 mg/dl 以上，至少每天监测一次。⑨ 电解质平衡：定期取血监测水与电解质的变化，并使之维持在正常范围。⑩ 尿量监测：ECMO 对全身的灌注是否足够，可通过肾的灌注反映出来，尿量可作为一个参考的指标，因此 ECMO 中尿量应维持＞2 ml/(kg·h)。⑪ 连续 ECG（心电图）监测。

（6）停止 ECMO 的条件：① 机械通气达到 FiO_2＜50%，PIP＜30 cmH_2O，PEEP＜8 cmH_2O，并稳定一段时间后逐渐将膜式氧合器的吸入氧浓度降至 21%，转流量逐渐降至 1.0 L/min，当循环流量降至患者正常血流量的 10%～25% 后，仍能维持血流动力学稳定或正常代谢时，可考虑停止 ECMO；② ECMO 一般需维持 3～4 d，1 周后如出现不可逆的脑或肺损伤、其他重要器官功能的衰竭或顽固性出血，应终止 ECMO；③ 停止 ECMO 后，需继续观察患者的恢复情况，如病情稳定才可拔除插管，机器撤离。

（7）并发症：主要有出血、低心排综合征、肾功能不全、感染、神经功能不全、血栓/栓子、溶血等。

附件1： ＿＿＿＿＿＿＿＿＿＿＿医院
麻醉知情同意书

姓名＿＿＿＿ 性别＿＿ 年龄＿＿ 科别＿＿＿＿ 病区＿＿ 床号＿＿＿ 住院号＿＿＿
患者因＿＿＿＿＿＿＿＿＿＿＿＿＿于＿＿年＿月＿日拟行＿＿＿＿＿＿＿＿＿手术。

患者ASA分级 Ⅰ Ⅱ Ⅲ Ⅳ Ⅴ E。

经研究拟行麻醉方案为：□全身麻醉（□喉罩；□气管插管；□支气管插管；□其他）；□椎管内阻滞麻醉（□腰麻；□硬膜外；□腰硬联合；□骶麻）；□神经阻滞；□联合麻醉；□其他：＿＿＿＿＿＿。术后病人自控镇痛（PCA）（是、否）。

麻醉医师将按规章制度、操作常规和诊疗指南进行麻醉，认真对病人的生命功能进行监测、调节与控制、尽力确保病人的安全。如果术中病情突变将全力进行抢救并及时向患者家属通报，当发生危及生命的情况，在紧急情况下，本着有利于抢救患者生命优先的原则麻醉医师有权作出医疗处置决定。

因患者个体差异和病情变化，围麻醉期有可能发生以下意外和并发症：

1. 对麻醉药或其他药物产生过敏、高敏、恶性高热等不良反应而导致休克、呼吸循环抑制、多脏器功能衰竭，甚至死亡。

2. 麻醉手术期间可能发生低血压、高血压、心梗、脑梗、肺栓塞、心律失常、呼吸循环衰竭、心跳骤停等心脑血管意外等。

3. 全身麻醉及气管插管可能导致牙齿松动或脱落、反流、误吸、吸入性肺炎、支气管哮喘、喉痉挛、喉水肿、气道阻塞、声音嘶哑、躁动、苏醒延迟等。

4. 腰麻、硬膜外麻醉及外周神经阻滞可能出现局麻药中毒、术后头痛、腰疼、尿潴留、神经损伤、上下肢感觉或运动障碍、硬膜外血肿、感染、全脊麻、局部血肿、气胸等并发症或麻醉导管折断等意外。

5. 麻醉手术期间可能因输血、输液及药物不良反应等导致休克、呼吸心跳骤停。

6. 静脉或动脉穿刺可发生局部静脉炎和血肿，深静脉穿刺可能发生血肿、心包填塞、血气胸、栓塞、神经损伤等。

7. 术后镇痛治疗药物可引起头晕、恶心、呕吐、皮肤瘙痒、排尿困难、呼吸循环抑制等不良反应。

特殊告知：

1. 术中麻醉医生有权根据病情变化和手术需要改变麻醉方案。

2. 麻醉中有可能使用省、市公费医疗及医保报销范围以外的药品、耗材或器械。

3. 患者（方）慎重考虑对上述内容表示理解与同意，确认医方已履行了告知义务，患者（方）确认享有知情、选择及同意权的权利。本《同意书》内容将受我国有关法律的保护。

患者或委托人或法定代理人签字：＿＿＿＿＿＿＿麻醉医师签字：＿＿＿＿＿
　年　月　日　　　　　　　　　　　　　　　　　　年　月　日

附件2：_____医院

麻醉后监护室(PACU)记录单

姓名_____ 性别____ 年龄____ 病区_____ 床号_____ 住院号_____

体重_____ 手术名称_____ ____年___月___日

时 间	
T　　Bp RR　HR	
80　200	
60　160	
40　120	
20　80	
10　40	
0　　0	
累计尿量(ml)	
CVP(cmH$_2$O)	
SpO$_2$(%)	
P$_{ET}$O$_2$(mmHg)	
输血(ml)	
输液(ml)	
治疗序号	
治疗用药及记录	麻醉医师_____ 执行护士_____

记录符号：血压∧∨　入室＞　　出室＜　　呼吸○　心率·　体温△　　拔管⊖　　插管Φ

附件3： **手术室外麻醉后处理知情协议书**

手术室外麻醉后注意事项：

1. 需在成人陪同下方可离院，离院后24小时内需有成人陪护。

2. 在24小时内，不得驾驶各类机动车和非机动车，不得操纵机器或仪器及从事其他高危作业（如电工、高空作业等）。

3. 麻醉后禁食6小时，苏醒2小时后可以饮用适量清饮料（如清水、茶、咖啡、果汁等，奶制品不得饮用）。6小时后饮食从少量清淡流质开始，逐渐增量，以不出现胃胀、恶心或呕吐为原则。

4. 出现病情异常变化请及时联系。麻醉科联系电话：＿＿＿＿＿＿＿＿＿＿＿＿＿＿

以上情况已详细告知患者家属，签字为证。

患者（委托代理人）签字：＿＿＿＿＿＿＿＿＿　　麻醉科医师签字：＿＿＿＿＿＿＿

＿＿＿＿年＿＿月＿＿日

附件4：　　　_____医院

麻醉前访视记录

姓名_____ 性别____ 年龄____ 病区_____ 床号_____ 住院号_____ 供史者_____

麻醉相关病史

1. 手术史：无，有（名称：_____，麻醉：全、局、椎管内_____次，不确定；接受血制品：无，有，不确定）。
2. 吸烟：无，有（_____年约____支/天、戒烟约____天）。
3. 饮酒：无，偶尔，经常。
4. 哮喘：无，有（过敏、炎性、不清楚）；1年内（频繁、偶有、从未）发作，处理办法（　　）。
5. 近来感冒：无，有（约_____天前已愈）。
6. 近来咳嗽：无，有（无痰、白痰、黄脓痰、量少、量多、咯血）。
7. 睡觉时打呼噜：无，有（轻、中、重）。
8. 体力活动：正常，受限，卧床（_____天）。
9. 胸闷、胸痛：无，有（活动后、夜间、不确定；放射：至左肩、左小指、不伴放射痛、其他部位；缓解：停止活动后缓、自动缓解、药物缓解）。
10. 高血压：无，不清楚，有（最高____/____mmHg，最低____/____mmHg；血压在____/____mmHg时有头晕，平时血压____/____mmHg，不清楚）。
11. 四肢活动：正常，偏瘫（左、右、上、下肢）。
12. 精神病史：无，有；晕厥史：无，有。
13. 青光眼：无，有。
14. 糖尿病：不清楚，无，有（服药、注射胰岛素）。
15. 饮食：正常，多饮多食，少量进食，不能进食（____天）。
16. 胃、十二指肠溃疡史：无，有，不清楚。
17. 受伤：无，有（部位_____）。
18. 出血倾向：无，有；牙、鼻易于出血，体表易于有青紫斑，伤口不易止血。
19. 药物过敏：无，有（名称_____）食物过敏：无，有（名称_____）。
20. 近期服药：无，有（安眠药、降压药、糖尿病药、糖皮质激素、抗凝药、其他____）。
21. 平时腰痛：无，有；适年妇女月经：经期，非经期，怀孕：无，有，可能。
22. 婴幼儿出生：足月，早产；活动：正常，不正常；哭闹时口唇发紫：无，有。
23. 亲属（有血缘关系者）相关疾病：无，有（_____）。

麻醉相关检查

1. 意识：清醒，嗜睡，昏睡，昏迷。
2. 瞳孔：大小（正常、异常）；形状（正常、异常）；眼球活动（正常、异常）。

3. 开口度(正常、轻度受限、严重受限)。
4. Mallampati 分级：Ⅰ，Ⅱ，Ⅲ，Ⅳ。
5. 颈部活动：正常，轻度受限，严重受限；气管居中：是，否 。
6. 牙：正常，假牙(无,有；可取下、不可取下)；活动的牙(无,有)；易受伤的牙(无,有)。

      麻醉医师：＿＿＿＿＿＿＿＿　　＿＿＿＿年＿月＿日

备注：
1. 记录用√填充式，√打在相关文字前；
2. 访视者要签字。

附件5: _____医院

麻醉记录单

病区_____ 床号_____ 住院号_____ 手术日期 年 月 日

| 姓名____ 性别___ 年龄___ 体重___ kg
血压_/_ mmHg 脉搏__次/分 体温__ 呼吸__次/分
术前诊断_____ 拟行手术_____
麻醉前用药_____ | ASA 分级 Ⅰ Ⅱ Ⅲ Ⅳ Ⅴ E
特殊病情_____ |

时间															
笑/氧															
T BP R P															
40 200															
180															
36 160															
140															
32 120															
100															
28 40 80															
30 60															
24 20 40															
10 20															
20 0 0															
CVP(cmH$_2$O)															
SpO$_2$(%)															
ETCO$_2$(mmHg)															
尿量															
输血(ml)															
输液(ml)															
治疗序号															

血压∨∧ 脉搏● 呼吸○ 体温△ 麻醉× 手术⊙ 插管Φ 拔管⊖ 入室＞ 出室＜	麻醉期治疗用药

麻醉医师 _____

基本信息			
手术体位 仰卧位、(左右)侧卧位、俯卧位、截石位、坐位	术中诊断_____	失血量___ml 尿 量___ml 其 他___ml	晶体量___ml 代血浆___ml 输 血___ml 其 他___ml
神经阻滞 硬膜外、腰麻、联合、颈丛、臂丛、骶麻、局麻	实施手术_____	总 计___ml	总 计___ml
穿刺点____ 置管(↑)____cm 穿刺点____ 置管(↓)____cm	巡回护士_____		
全身麻醉 吸入、静脉、静吸、基础			
气管插管 气管内 支气管内(左、右)经口 经鼻 喉罩 其他	器械护士_____		
动脉穿刺 左、右 桡动脉 足背动脉	麻醉医师_____		
深静脉穿刺 左、右、颈内、颈外、股、锁骨下			
体温监测 鼻咽、食管、直肠、CPB			
其他监测			

麻 醉 总 结

椎管内麻醉:
1. 椎管内麻醉:穿刺顺利 □是□否;硬膜外隙出血 □有□无;硬膜外导管拔除 □是□否
2. 麻醉效果评价:麻醉平面　　　单侧阻滞 □是□否;阻滞不全 □是□否

全身麻醉
1. Mallampati气管分级 Ⅰ Ⅱ Ⅲ Ⅳ;气管插管困难 □有□无;插管成功 □是□否
2. 麻醉效果评价:

返回(病区　PAU　AICU)时病情及注意事项

一、病情
时间____时____分 神志(√)清醒____嗜睡____深睡____躁动____昏迷____麻醉状态____
血压____/____mmHg 脉搏____次/分 呼吸____次/分 SpO₂____% ECG____其他____
二、注意事项(√)
1. 吸氧;2. Bp、ECG、HR、SpO₂监测;3. 观察肌张力恢复情况;4. 观察呼吸和循环系统的稳定情况;
5. 观察桡或足背动脉搏动;6. 其他_____
三、术后镇痛
1. 术后镇痛途径　静脉、硬膜外、其他_____
2. 配方
　　用法 bolus_____ml,锁定时间_____min,输注速率_____ml/h,自控_____ml/次
3. 注意镇痛泵的开关
四、若有麻醉相关情况及时请麻醉科会诊
　　　　　　　　　　　　　　　　　　　　　　　麻醉医师_____病区接班人_____

麻 醉 后 随 访

血压____/____mmHg(kPa)　心率____次/分　呼吸____次/分
意识(清醒 嗜睡 昏迷)　咽喉疼痛(有 无)　声音嘶哑(有 无)　恶心(有 无)　呕吐(有 无)
头痛(有 无)　尿潴留(有 无)　四肢肌力(正常　无力)　感觉(正常　麻木)
穿刺点:疼痛(是 否)　红肿(是 否)　感染(有 无)
麻醉效果:(满意　较满意　感觉疼痛　不满意)
其他:
　　　　　　　　　　　　　　　　　　　　　　　麻醉医师_____访视时间_____

附件 6　　　_____ 医院

麻醉后随访及病人自控镇痛(PCA)记录单

病区　　床号　　住院号　　　　　　　　　　　　　年　月　日

姓名	性别	年龄　岁	体重　kg	ASA ⅠⅡⅢⅣⅤ	特殊情况
手术名称			麻醉方案		

镇痛方式	PCEA( )　PCSA　PCIA	配方		
		加 0.9％氯化钠注射液　至　　　ml		

参数设定	预充量 (loading dose)		持续量　ml/h (background infusion)	
	单次量 ml (bolus)		锁定时间　min (lockout time)	
	麻醉医师签名		配制人员签名	

随访情况	疼痛评分 NRS	镇静评分 OAA/S	副反应				尿管留置	报警情况	处理	随访者
			四肢肌力	恶心呕吐	尿潴留	瘙痒	其他			
手术当日										
术后一天										
术后二天										
术后三天										

泵号	配件	撤泵时间	总按压次数	有效次数	撤泵者

备注	
	剩余药液：　　ml　处置：　　　销毁人：　　　见证人：

麻醉医师：_____

1. 数字评分法(numerical rating scale, NRS):NRS 是一个从 0~10 的点状标尺,0 代表不疼,10 代表疼痛难忍(见下图)。

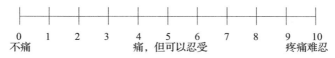

数字疼痛评分尺

2. 恶心呕吐(PONV)评分标准

无 PONV=0

仅恶心=1

有呕吐=2

3. 肌力程度判定

0级:完全瘫痪,肌力完全丧失;

1级:可见肌肉轻微收缩,但无肢体运动;

2级:可移动位置但不能抬起;

3级:肢体能抬离床面但不能对抗阻力;

4级:能做对抗阻力的运动但肌力减弱;

5级:肌力正常。

4. OAA/S 评分标准

反应性	语音	面部表情	眼睛	评分
对正常语气呼名反应快	正常	正常	无眼睑下垂	5(清醒)
对正常语气呼名反应冷淡	稍减慢或含糊	稍微放松	凝视或眼睑轻度下垂	4
对大声呼名有反应	不清或明显变慢	明显放松	凝视或眼睑明显下垂	3(浅睡)
仅对轻推动有反应	吐字不清			2
对推动无反应				1(深睡)

第六章　重症监测治疗

按卫生部卫医政发〔2009〕9号文件要求,目前设置在专科医院和综合医院相关科室内的与本科重症患者治疗有关的病房,如内或外科重症加强治疗病房(内科或外科ICU)、心血管重症监护病房(CCU)、儿科重症监护病房(PICU)等可以保留,中文名称统一为××科重症监护病房(室),继续在相关专业范围内开展诊疗活动,其医师执业范围不变。因此,麻醉科ICU的名称应规范为麻醉科重症监护病房(AICU),AICU是麻醉科下设的二级临床诊疗科目,也是麻醉科工作的重要组成部分。AICU的工作主要包括麻醉与手术患者的抢救和麻醉手术后延续性生命支持、围术期多器官功能障碍的治疗和器官功能支持,以及重大手术、疑难病例的术后监测治疗等。AICU应为患者提供系统的、高质量的医学监测和诊治技术。AICU是提高围术期危重病患者医疗质量并降低其死亡率的重要举措,是医院现代化及麻醉科作为一级诊疗科目(二级学科)的重要标志。

一、基本要求

1. 有条件的三级医院和已列为省临床重点专科的麻醉科均应设立AICU;年手术总数超过10 000例次的二级医院、专科医院的麻醉科可根据各自医院的具体情况决定是否设立AICU。

2. AICU必须配备具有麻醉科专业知识、接受过重症医学临床诊疗工作专门训练的执业医师。并配备具有执业资格的麻醉专科护士、或受过麻醉与重症医学技术培训的执业护士。

3. AICU必须配置必要的监测和治疗设备,其诊疗服务应以卫生部《临床技术操作规范(重症医学分册)》和《临床诊疗指南(重症医学分册)》等为指导。

二、组织管理

1. AICU 归属麻醉科管理　在麻醉科主任领导下开展工作，麻醉科主任对 AICU 的临床医疗、教学、科研、护理和行政管理负有领导责任。AICU 的医师组成应包括高级、中级和初级医师，但必须至少配备一名具有高级职称的医师具体负责 AICU 的工作。AICU 可设主任、和(或)副主任，AICU 设主任时应由麻醉科主任或副主任兼任。

2. AICU 的医疗工作　实行三级医师负责制，由 AICU 各级医师按职责执行。AICU 设护士长，护士长在科主任领导、护理部指导下负责 AICU 护理工作。

3. AICU 的患者　由 AICU 的医师负责管理，各专科原床位主管医师应继续对转入 AICU 的患者负责专科处理。AICU 医师与各原专科主管医师应密切合作，当意见发生分歧时，应各自请示上级医师协商解决，必要时应请示各科主任以会诊、病例讨论方式解决。

三、医护人员基本技能要求

1. AICU 医师应经过严格的专业理论和技术培训并具有独立对病人进行诊治的能力，以胜任对重症患者进行各项监测与诊治的要求。

2. AICU 医师必须具备麻醉学、重症医学相关理论知识，掌握重症患者重要器官、系统功能监测和支持的理论与技能，要对脏器功能及生命的异常信息具有足够的快速反应能力：包括休克、呼吸功能衰竭、心功能不全、严重心律失常、急性肾功能不全、中枢神经系统功能障碍、严重肝功能障碍、胃肠功能障碍与消化道大出血、急性凝血功能障碍、严重内分泌与代谢紊乱、水、电解质、酸碱与渗透浓度平衡紊乱、肠内与肠外营养支持、ICU 镇静与镇痛、严重感染防治、多器官功能障碍综合征、免疫功能紊乱等。

3. AICU 医师除掌握临床科室常用诊疗技术外，应具备独立完成以下监测与支持技术的能力：心肺复苏、颅内压监测、人工气道建立与管理、机械通气、深静脉及动脉置管、血流动力学监测、持续血液净化、纤维支气管镜等技术。

4. AICU护士应经过严格的专业理论和技术培训并考核合格。除熟练掌握重症监护的专业技术,输液泵的临床应用和护理,外科各类导管的护理,给氧治疗、气道管理和人工呼吸机监护技术,循环系统血液动力学监测,心电监测及除颤技术,血液净化技术,水、电解质及酸碱平衡监测技术,胸部物理治疗技术,重症患者营养支持技术,危重症患者抢救配合技术等。还应具备以下能力:各系统疾病重症患者的护理、重症医学科的医院感染预防与控制、重症患者的疼痛管理、重症监护的心理护理等。

四、医疗管理

(一) AICU 相关管理制度

应当建立健全各项规章制度、岗位职责和相关技术操作规范及临床诊疗指南,并严格遵守执行,以保证医疗服务质量。相关的制度请参照2008年7月卫生部医政司发布的《全国医院工作制度与人员岗位职责》执行。

(二) AICU 的主要收治范围

1. 麻醉手术后需继续实施呼吸管理和支持的患者。

2. 麻醉手术期间发生严重并发症的患者,如心跳骤停、休克、心力衰竭、呼吸衰竭及大出血等。

3. 手术前即有严重的病理状况,在麻醉手术后需继续加强监测治疗的患者,如高龄、各种心脏病、严重高血压、糖尿病、重要脏器功能障碍及其他系统的严重疾病等。

4. 败血症,中毒,水、电解质、酸碱及渗透浓度平衡失常的患者。

5. 在PACU病情不稳定甚至出现恶化,需继续加强监测治疗者。

6. 医院中其他科室认为需送至AICU进行诊治的患者。

7. 重大或新开展的严重大型手术除符合上述收治范围的患

者外,根据江苏省目前情况,原则规定如下,各单位可酌情调整:

神经外科:(1) 颅内肿瘤摘除术后,有明显脑水肿、颅内高压者;
(2) 颅脑外伤手术后重要生命体征不稳定者。

胸 外 科:(1) 体外循环下心内直视手术后;
(2) 全肺切除术后;
(3) 缩窄性心包炎心包剥脱术后;
(4) 严重胸部创伤;
(5) 心脏和(或)肺移植术后。

普 外 科:(1) 胰腺肿瘤根除术后;
(2) 急性出血性坏死性胰腺炎术后;
(3) 甲亢、甲状腺大部切除术后;
(4) 肝移植术后。

泌尿外科:(1) 嗜铬细胞瘤切除术后;
(2) 肾移植术后。

骨   科:(1) 严重复合性外伤;
(2) 挤压综合征。

妇 产 科:(1) 羊水栓塞;
(2) 妊娠高血压综合征、先兆子痫或子痫。

(三) 下列患者不应列入 AICU 收治对象

1. 烧伤。
2. 晚期癌症。
3. 病因不能纠正的濒死前状态。
4. 各种需隔离治疗的传染性疾病,如急性肝炎。
5. 精神病患者。
6. 各种慢性疾病。

(四) 收入和转出 AICU

1. 收入 AICU

(1)由手术室转入:① 择期手术应由手术医师或麻醉医师建

议。手术医师于手术前一日向AICU提出申请,AICU医师接到申请后应在当日前去检查患者,与手术医师讨论病情和有关事项,共同决定患者的收治;② 急诊手术患者和麻醉手术中发生意外情况需要转入AICU者,由麻醉医师与手术者协商后,通知AICU,必要时AICU医师应去手术室检诊,决定患者的收治。麻醉医师与手术者要共同护送患者到AICU,并向AICU医师当面交接班。

(2) 由普通病房和急诊室转入:由负责医师向AICU提交会诊单(急诊可电话约请),由AICU医师检查患者后决定能否收治。当转入AICU时,原负责医师应护送患者进入AICU,并向AICU值班医师当面交接。

(3) 由院外转入:① 应通过医务科向AICU提出会诊,AICU应派主治医师以上医师前去会诊,在检查患者后,决定能否转院;② 非AICU主管医师无权直接将患者转入AICU。

2. 转出AICU AICU是实施重症监测治疗的场所,具有抢救性质。因此,当患者重要器官功能状况稳定后即应转入普通病房。AICU转出的参考标准是患者应同时具备以下条件:

(1) 能自动或在指令下活动四肢和抬头。

(2) 自主呼吸:能作深呼吸和有效咳嗽,呼吸频率和深度正常,血气分析PaO_2和$PaCO_2$在正常范围。

(3) 循环稳定:表现为血压和脉率稳定(指在停用血管活性药后),无严重心律失常。

(4) 非脑损害患者神志清醒,能辨认时间、地点、人物。

(5) 末梢循环良好。

(6) 肝肾功能无急性衰竭之征象。

(7) 急、危、重患者应达到《江苏省急、危、重患者抢救成功标准》后稳定24小时。

根据上述标准,当AICU决定转出时,应提前12 h通知病房,以能使病房做好接诊的准备工作。

五、病房建设标准

1. AICU 应具有特殊的地理位置,应设置于方便患者转运和诊疗的区域,首先考虑要接近手术室,其次尽可能考虑到接近手术病区、影像医学科、检验科和血库等,在横向无法实现"接近"时,应该考虑楼上楼下的纵向"接近"。AICU 床位数与手术科病床总数之比应≥1%。

2. AICU 开放式病床每床的占地面积为 15~18 m²。AICU 中最少配备一个单间病房,面积为 18~25 m²。有关正压和负压隔离病房的设立,可以根据患者专科来源和卫生行政部门的要求决定,通常应配备负压隔离病房 1~2 间。

3. AICU 的基本辅助用房包括医师办公室、主任办公室、工作人员休息室、中央工作站、治疗室、配药室、实验室、仪器室、更衣室、清洁室、污废物处理室、值班室、盥洗室等。有条件的 AICU 可配置其他辅助用房,包括示教室、家属接待室、营养准备室等。辅助用房面积与病房面积之比应达到 1.5∶1 以上。

4. AICU 的整体布局应该使放置病床的医疗区域、医疗辅助用房区域、污物处理区域和医务人员生活辅助用房区域等有相对的独立性,以减少彼此之间的互相干扰并有利于交叉感染的控制。

5. AICU 应具备良好的通风、采光条件,有条件者最好装配气流方向从上到下的空气净化系统,能独立控制室内的温度和湿度。医疗区域内的温度宜维持在 24℃±1.5℃。每个单间的空气调节系统应该独立控制。安装足够的感应式洗手设施和手部消毒装置,单间每床 1 套,开放式病床至少每 3 床 1 套。

6. AICU 要有合理的包括人员流动和物流在内的医疗流向,最好通过不同的进出通道实现,以最大限度减少各种干扰和交叉感染。

7. AICU 病房建筑装饰必须遵循不产尘、不积尘、耐腐蚀、防潮防霉、防静电、容易清洁和符合防火要求的总原则。

8. AICU 的设计要求应该满足提供医护人员便利的观察条

件和在必要时尽快接触患者的通道。

9. 除患者的呼叫信号、监护仪器的报警声外,电话铃声、打印机等仪器工作声音等均属于 ICU 的噪音。在不影响正常工作的情况下,这些声音应尽可能减少到最低水平。根据国际噪音协会的建议,ICU 白天的噪音最好不要超过 45 dB(A),傍晚 40 dB(A),夜晚 20 dB(A)。地面覆盖物、墙壁和天花板应该尽量采用高吸音的建筑材料。

10. ICU 应建立完善的通信、图像、视频系统、网络与临床信息管理系统、广播系统。

六、设备与仪器

1. 每床配备完善的功能设备带或功能架,提供电、氧气、压缩空气和负压吸引等功能支持。每张监护病床装配电源插座 12 个以上,氧气接口 2 个以上,压缩空气接口 2 个和负压吸引接口 2 个以上。医疗用电和生活照明用电线路分开。每个 ICU 床位的电源应该是独立的反馈电路供应。AICU 最好有备用的不间断电力系统(UPS)和漏电保护装置;最好每个电路插座都在主面板上有独立的电路短路器。

2. 应配备适合 AICU 使用的病床,配备防压疮床垫。

3. 每床配备床旁监护系统,能进行连续、实时、定量心电、血压、脉搏血氧饱和度、体温、呼气末二氧化碳、有创压力监测等基本生命体征监护。为便于安全转运患者,每个 AICU 单元至少配备便携式监护仪 1 台。

4. AICU 每床应配备 1 台呼吸机。简易呼吸器(复苏呼吸气囊)与 AICU 床位之比则应达到≥0.4。

5. 输液泵和微量注射泵每床均应配备,其中微量注射泵配备每床应≥2 套。另配备一定数量的肠内营养输注泵。

6. 其他设备 心电图机、血气分析仪、除颤仪、血液净化仪、连续性血流动力学与氧代谢监测设备、心肺复苏抢救装备车(车上备有喉镜、气管导管、各种接头、急救药品以及其他抢救用具等)、体外起搏器、纤维支气管镜、电子升降温设备等。

7. 医院或 AICU 必须有足够的设备,随时为 AICU 提供床旁 B 超、X 光、生化和细菌学等检查。

8. 选配设备　除上述必配设备外,有条件者视需要可选配以下设备:闭路电视探视系统,每床一个成像探头;输液加温设备;代谢监测设备;体外膜肺(ECMO);床边脑电图和颅内压监测设备;主动脉内球囊反搏(IABP)和左心辅助循环装置;防止下肢 DVT 发生的反搏处理仪器;胸部振荡排痰装置等。

第七章 疼 痛 诊 疗

疼痛诊疗作为麻醉科的重要组成部分,经临床实践已充分证实了其在疼痛治疗中发挥着积极作用。麻醉科疼痛门诊和病房是运用临床、影像、检验、神经电生理和神经生物化学等方法诊断,并运用药物、微创介入、医疗器械以及其他具有创伤性或者侵入性的医学技术方法对疼痛性疾病进行治疗的场所,对治疗疼痛性疾病,减轻病人的痛苦,减少手术并发症有着重要意义。凡有条件的医院都可设置麻醉科疼痛门诊和疼痛诊疗病房。

一、宗旨和要求

麻醉科疼痛诊疗的主要宗旨是消除各种手术或操作产生的疼痛不适,有条件的医院可为慢性疼痛病人长期治疗,也可设立疼痛病房,为规范化疼痛治疗提供平台,也为"无痛医院"的建立创造条件。

二、基本建制

建立一个建制合理、制度健全、管理规范的疼痛诊疗机构,是安全有效开展工作的基础。

(一)门诊

麻醉科疼痛门诊诊疗区域应相对集中,设独立的诊室和治疗室及疼痛治疗准备区域。疼痛科门诊建筑面积不少于 $50\sim80~m^2$(含诊室、治疗室、治疗准备室);有创疼痛治疗操作应在符合相应标准的治疗室内进行;医师不少于 2 人,其中至少有 1 名具备中级以上职称;门诊护士不少于 2 人;可根据工作需要配备相关技术人员。

(二)病房

病房必须独立管理,每床净使用面积不少于 $4\sim6~m^2$,病区内应设有治疗室、办公室、值班室等。

疼痛诊疗病房应视医院和科室的实际情况设置,三级医院可设 5~10 张床位。有条件的医院设置 20 张以上床位者,可设置独立护理单元。人员配备比例,床位:医师:护士为 1:0.4:0.4。至少有 2 名本专业具有主治及以上职称的医师,2 名具有护师及以上职称的护士。住院医师、主治医师和高级职称医师的比例应合理,能够满足三级医师查房和值班的需求。

三、组织结构

1. 麻醉科疼痛诊疗(疼痛门诊和疼痛诊疗病房)是麻醉科工作的重要内容,麻醉科主任对疼痛诊疗的临床医疗、护理和管理运营负有领导责任。

2. 疼痛诊疗医师组成应包括高级、中级和初级医师。

3. 疼痛医疗工作由疼痛门诊和病房各级医师负责,麻醉科应配备资深主治医师或副主任医师以上人员定向于这一分支学科,规模较大时,应有一名麻醉科副主任分管疼痛诊疗工作。

4. 麻醉科护理工作则在科主任和护理部领导下,由护士长负责组织实施。

5. 建立健全各项规章制度、岗位职责和技术规范、操作规程,并严格遵照执行,保证医疗服务质量。

四、设备配置

(一)疼痛治疗室必备的基本设备、器材和急救药品

1. 监护仪 能够进行心电图、心率、无创血压、脉搏氧饱和度监测。

2. 麻醉机或呼吸机或简易呼吸器。

3. 吸氧装置。

4. 机械或电动吸引器。

5. 气管插管器具。

6. 急救药品。

7. 应急照明设施。

(二) 具有与开展疼痛诊疗项目相应的设备

射频治疗系统、激光治疗系统、臭氧治疗系统、经皮电刺激系统、便携B超以及其他疼痛治疗设备。

五、麻醉科疼痛诊疗各级人员职责

主任职责、主任医师职责、主治医师职责、住院医师职责和总住院医师职责(见前)。

(一) 门诊医师

1. 严格执行首诊医师负责制。
2. 询问病史详细、物理检查认真,要有初步诊断。
3. 门诊病历书写完整、规范、准确。
4. 合理检查,申请单书写规范。
5. 具体用药在病历中记载。
6. 镇痛药物用法、用量、疗程和配伍合理。
7. 处方书写合格。
8. 积极完成门诊治疗,反馈治疗信息,使医疗工作流程合理。
9. 第二次就诊诊断未明确者,接诊医师应建议请上级医师确诊或收住院。
10. 第三次就诊诊断仍未明确者,接诊医师应收其住院,患者拒绝住院需履行签字手续。

(二) 病区住院医师

1. 病人入院 30 min 内进行检查并作出初步处理。
2. 急、危、重病人应即刻处理并向上级医师报告。
3. 按规定时间完成病历书写(普通病人 24 h、危重病人 6 h 内完成。首次病程记录 8 h 完成,急诊病人术前完成)。
4. 病历书写完整、规范,不得缺项。
5. 24 h 内完成血、尿、便化验,并根据病情尽快完成肝、肾功能、胸透和其他所需的专科检查。
6. 按专科诊疗常规制定初步诊疗方案。
7. 对所管病人,每天至少上、下午各巡诊一次。

8. 按规定时间及要求完成病程记录(会诊、术前讨论、术前小结、转出和转入、特殊治疗、病人家属谈话和签字、出院小结和死亡讨论等一切医疗活动均应有详细的记录)。

9. 对所管病人的病情变化应及时向上级医师汇报。

10. 诊疗过程应遵守消毒隔离规定,严格无菌操作,防止医院感染病例发生。若有医院感染病例,及时填表报告。

11. 病人出院须经上级医师批准,应注明出院医嘱并交代注意事项。

(三) 病区主治医师

1. 及时对下级医师开出的医嘱进行审核,对下级医师的操作进行必要的指导。

2. 新入院的普通病人要在 48 h 内进行首次查房。除对病史和查体的补充外,查房内容要求有:① 诊断及诊断依据;② 必要的鉴别诊断;③ 治疗原则;④ 诊治中的注意事项。

3. 新入院的急重症病人随时检查处理,并向上级医师汇报病情。

4. 及时检查、修改下级医师书写的病历,把好出院病历质量关,并在病历首页签名。

5. 入院 3 天未能确诊或有跨专业病种的病例时应及时举行科内或科间会诊。

6. 待诊病人在入院 1 周内仍诊断不明时,应向科主任请示病例讨论或院内会诊。

7. 按科室规定正确分级使用抗生素和专科用药。

8. 微创介入治疗、功能神经外科手术或脊柱手术前亲自检查病人,做好术前准备,按手术分级管理标准拟订严密的手术方案并实施。术后即刻完成手术记录,24 h 完成手术记录。

9. 术后严密观察患者病情变化,并作出相应处理。

10. 对于在微创介入治疗、神经毁损手术治疗过程中出现严重并发症的病例,应及时报告上级医师与科主任,并争取时间积极正确地实施抢救预案,将损害减轻到最低程度,尽力挽回不良后果。

(四)病区主任(副主任)医师

1. 组织或参与制定本科质量管理方案、各项规章制度、诊疗指南和技术操作常规。

2. 指导下级医师做好疼痛医疗工作,督促检查下级医师执行各项制度和诊疗常规。

3. 对新入院的普通病人要求 72 h 内进行首次查房;危重病人至少每日查房 1 次;病人病情变化应随时查房;每周组织全科查房 2 次。

4. 查房内容除对病史和查体的补充外,普通病人应有:① 诊断及其诊断依据;② 鉴别诊断;③ 治疗原则;④ 有关方面的新进展。未确诊病人应有:① 鉴别诊断;② 明确的诊断思路和方法;③ 拟定相应的治疗措施。危重病人应有:① 当前主要问题;② 解决的方法。

5. 疑难病例或入院 1 周未确诊病例,组织科内讨论或院内会诊,必要时向医务处申请院外会诊或远程会诊。

6. 指导和监督下级医师正确使用各类抗生素和镇痛用药。

7. 组织术前和重要治疗前病例讨论,指导下级医师做好术中、术后医疗工作。重要治疗要亲自参加。

8. 审批未愈患者出院,并指导病人出院后的继续治疗。

9. 审签主治医师审查的转科与出院病历。

六、规章制度

制定各项规章制度、人员岗位职责(工作制度、医师职责、诊疗常规、查房制度、技术或治疗分级制度、介入治疗制度、感染管理规范、消毒技术规范等);开展"疼痛"诊疗科目诊疗服务,应以卫生部委托中华医学会编写的《临床技术操作规范(疼痛学分册)》、《临床诊疗指南(疼痛学分册)》等为指导,确保医疗质量和安全。并遵循以下核心制度。

(一)首诊负责制

严格执行首诊负责制及岗位责任制,首诊接诊医生必须认真检查和处理,并在病历中详细记录,诊断明确。由于许多疾病以疼痛为首诊症状,对其他专科疾病的患者,可转他科诊治。诊断有疑问者,可请有关科室会诊,不得借故不给检查或处置。

(二)三级医师查房制度

1. 住院医师查房 主要任务是密切观察病情变化,在诊疗计划原则下对病情作对症处理,遇疑难复杂问题及时报告上级医师决定。每日至少查房两次;病情变化情况随时查房。特殊情况应在病程记录中记载,并向上级医师报告。检查医嘱执行情况和报告单;分析检验结果,提出进一步检查或治疗意见。加强与病人的沟通:做好病人的思想工作,督促病人配合执行医嘱,如按时服药、卧床休息、适量活动、饮食要求等。做好上级医师查房前的准备:备好病历、影像检查片子、检验报告和所需检查器材,上级医师查房时要报告病情,提出要解决的问题,及时做好查房记录。

2. 主治医师查房 每日上午带领住院医师对所管病人进行系统查房一次,接到下级医师或护士报告应随时到场重点查房。对新入院、重危、诊断未明及疗效不好的患者进行重点检查和讨论,必要时报告主任(副主任)医师或提交病例讨论。检查病历并纠正错误记录,检查医嘱执行情况及治疗效果,提出治疗及手术方案,决定出、转院问题。了解患者病情变化并征求对饮食、生活的意见,耐心解释病人提出的问题,做好病人的思想工作。

3. 主任(副主任)医师查房 每周查房至少2次。查房前下级医师应作好有关准备,查房时经管医师简要报告病情后作必要的补充。主任医师应认真听取下级医师的报告和需要解决的问题,严格要求下级医师。审查入院、重危病人的诊断、治疗计划,解决疑难病例诊疗问题,决定重大手术、新及特殊检查治疗,进行必要的教学工作。审查和决定会诊、讨论病例。

4. 科主任查房

(1)目的意义:实施业务技术管理的重要形式,是住院诊疗质量管理的重要环节,解决业务技术疑难问题,及时发现、纠正质量偏差,检查各项制度落实情况,考核科内医护人员的诊疗技术水平,进行临床教学。

（2）要求:科主任查房由科主任组织进行,参加人员应有主任（副主任）医师、主治医师、住院医师、护士长和有关人员。科主任每周至少查房一次。查房前应准备好需提交科主任查房解决的疑难病例和问题,并提前一天向科主任报告。科室应建立专用科主任查房记录本,详细记录科主任查房情况。科主任查房应对查房结果进行小结和讲评。

（3）查房内容:重点审查疑难复杂病例的诊断、治疗计划;解决疑难复杂病例的诊疗问题及特殊治疗;解决各诊疗小组提出的其他诊疗问题;检查医嘱、病历、护理质量和各项诊疗管理制度落实情况,并予考核讲评;发现和纠正质量偏差,分析质量偏差因素,采取相应的质量控制措施;认真听取医护人员意见,协调相关人员工作;注意抓住典型病例分析,进行临床教学,提高科内医护人员技术水平。

（三）会诊制度

1. 科内会诊　一般由诊疗组长（主任医师或副主任医师）提出,科主任决定并召集有关人员参加。会诊前应完善有关检查和特殊检查,并形成初步分析意见,明确会诊目的,以便利有计划的组织会诊。会诊时,由经管医师报告病历,分析诊断、治疗情况,提出需要解决的问题、会诊意见,可将最后取得的意见归纳,及时在病程记录中记载。

2. 科际会诊　住院病人病情伴有他科情况,需要他科协助诊治时,应及时申请科间会诊。科际会诊由经治医师提出,上级医师同意,填写会诊单。会诊单由经治医师填写,包括病人姓名、性别、年龄、床号、初步诊断、会诊科室、应邀医师、会诊时间和病情摘要及会诊目的。普通会诊应在 48 h 内完成会诊任务,急会诊 10 min 内到达被邀科室并作会诊记录。邀请科室原则上应执行应邀会诊医师的诊疗意见,如有不同意见,由科主任决定是否再会诊或讨论等事宜。

3. 院内会诊　对于复杂疑难需要多科协同诊治的病例,应及时组织院内会诊。院内会诊由科主任提出,经医务处同意。会诊前科主任应向医务处报告会诊情况,提出院内会诊的理由和目的,计划邀请人员名单和会诊时间。申请科室应整理会诊病例的病情摘要,在会诊前送应邀有关人员,以便会诊人员作好准备。院内会诊由科室科主任主持,院领导职能处室领导酌情参加,医务处参加。院内会诊应由主治医师报告病历,会诊意见不统一时,由主持人做出诊疗决策。经管住院医师负责院内会诊记录,记录归入病历存档,包括参加人员名单、时间、地点、主持人及会诊人员发表的意见和会诊结论。

4. 院外会诊　对于本院不能解决的疑难病例或特殊病人应及时进行院外会诊。应在科内会诊和院内会诊的基础上考虑申请院外会诊。由科主任申请,经医务处同意,并与有关单位联系,确定会诊时间,应邀医院应指派主任(副主任)医师称职医师前往会诊,会诊申请前应完善检查、明确会诊目的。会诊一般由科主任主持,主治医师简要报告病历,提出需要解决的问题,应邀医师应详细对会诊病例进行检诊,提出会诊意见,并在病历中记录。会诊医师意见如无特殊理由应予执行,科主任应综合分析作出诊疗决策。

5. 紧急会诊　急诊会诊是指病情发生紧急变化时的会诊。由经管医师直接申请,特别紧急时可电话邀请。院内急会诊须在 10 min 内到达。急诊会诊记录应及时在病程记录中记载。抢救情况下,可待抢救结束后 6 h 内及时整理记录并予以注明,会诊医师应签名以示负责。

(四)疑难病例讨论制度

1. 目的　疑难病例明确诊断;讨论不同意见的诊疗计划;提出合理治疗方案。

2. 讨论内容　凡遇疑难病例,应及时提交科内病例讨论,由主任(副主任)医师提出,科主任决定,确定讨论时间;必要时邀请相关科室专家参加;可能作重大诊疗决策的疑难病例讨论,应报告医务处派员参加;疑难病例讨论由科主任主持,经管医师报告病情,主治医师或主任(副主任)医师分析病例遇到的难点及需要解决的问题;讨论的意见由科主任小结并决策;讨论的意见应全部归入病历存档。

(五)术前讨论制度

1. 目的　完善术前检查,把握手术适应证,做好术前准备,保证手术质量,防范手术风险,增强责任意识。

2. 内容　术前讨论由科主任或主任(副主任)医师主持。手术医师应报告病例的术前诊断,手术指征、术式及准备情况。术前讨论应认真研究手术医师提出的手术方案,严格掌握手术指征,充分估计手术中可能遇到的问题以及解决的方法。讨论记录存入病历。所有手术必须进行术前讨论。重大、疑难及新开展的手术尤不可缺。

(六)危重病例、死亡病例讨论制度

1. 目的　总结经验教训,提高诊疗效果,提升业务水平。

2. 内容　科室应在病例归档期限内按照病案管理要求对出院病历进行最后审查。出院病例讨论一般以诊疗小组为单位进行。危重病例和死亡病例讨论以科室为单位进行。对存在问题提出改进办法。

(七)交接班制度

值班医师在下班前应将危重病人、新入院及当天手术病人的病情和处理事项及需要连续观察病人的注意事项记入交班本,做好交班工作。接班医师应认真阅读交班记录,认真查阅病历,了解病人的基本病情、诊疗过程及检查报告等,并到床头巡视,必要时应做相应的检诊。危重病人应床头交接班。交接班必须完成阶段诊疗工作后进行,检查值班装备情况及通信联络是否畅通,发现情况应作记录,及时解决。交接班医师均应在交接班本上签名。

(八) 查对制度

开医嘱、处方或进行治疗时,应查对病人姓名、性别、床号、住院号。执行医嘱时要进行"三查七对"("三查":操作前、操作中、操作后查;"七对":对床号、姓名、药名、浓度、剂量、方法、时间)。

(九) 新技术准入制度

鼓励不断引进新技术,开展新项目,提高自身业务水平。必须具备相应条件要求,必须遵照技术准入制度,由项目负责人认真填写"开展新技术、新疗法申请表",经科室论证、同意,由科主任签字后上报医务处及相关职能科室。先申报审核(第一类技术:医院批准;第二类技术:省级卫生主管部门批准;第三类技术:卫生部批准),有关部门批准后方可执行。

(十) 危重患者抢救制度

抢救病人时,在班医务人员要及时到场,措施得当。在班最高职称医务人员要承担抢救指挥责任并立即向上级医师和科主任报告。抢救下达的口头医嘱,护士应复诵一遍,抢救结束后医师应据实补记。抢救记录应在抢救后即时补记,特殊情况 6 h 内一定要补记。抢救时需要他科会诊的,应按急会诊要求办理。

(十一) 其他制度

患者知情同意制度(见本章附件)、手术分级管理制度、分级护理制度、病历书写基本规范与管理制度等。

七、业务范围

1. 麻醉科疼痛门诊　疼痛诊疗是麻醉科门诊的重要内容,疼痛门诊必须由专门或定向从事这项工作的医师担任,疼痛门诊主要收治各种急慢性疼痛病人。疼痛诊治医师除了进行门诊收治的各种急慢性疼痛病人外,还要进行手术后疼痛的诊治和肿瘤病人的疼痛治疗等。

2. 疼痛诊疗病房　各种难治性头面部痛、软组织慢性损伤性疼痛、颈肩腰腿等退行性疾病、骨关节疼痛、神经病理性疼痛、内脏痛、癌性痛、与神经相关的非疼痛性疾病等。

附件：_____医院

疼痛治疗知情同意书

患者姓名_____ 性别____ 年龄____ 病区_____ 床号_____ 住院号_____
患者因_____ 在我院就诊,诊断为
_____,需进行治疗。治疗方案_____。

鉴于当今医学科技水平的限制和患者个体特异性、病情差异及年龄等因素,即使在医务人员已认真尽到工作职责的情况下,仍有可能发生如下情况:

1. 局部出血、血肿、感染,甚至致残可能;
2. 颅内血肿、感染、心脑血管意外、心跳呼吸停止的可能;
3. 可能致咀嚼无力,角膜炎,失明,复视;
4. 误损其他神经、血管等引起相应并发症;
5. 疗效不能完全保证;
6. 其他。

医务人员将采取必要的预防措施和救治措施以尽最大努力控制风险,仍有可能出现不能预见、不能避免的情况,特此告知。

医患双方达成以下共识:

1. 医疗机构及其医务人员在医疗活动中,必须严格遵守医疗卫生管理法律,行政法规,部门规章和诊疗护理规范、常规、恪守医疗服务职业道德。

2. 患方已充分了解了该治疗方案的性质、合理的预期目的、危险性、必要性和出现医疗风险情况的后果及供选择的其他治疗方法及其利弊;对其中的疑问,已得到经治医师的解答。经自主选择同意已拟定的治疗方案。

3. 本同意书内容为医患双方真实意思的表达患方确认医方履行了告知义务,患方已享有知情、选择及同意的权利。将受我国有关法律的保护。本同意书一式二份,医患双方各执一份。

患者签字:
或授权法定代理人签字:　　　　　　　　　　　医师签字:
　年　　月　　日　　　　　　　　　　　　　　年　　月　　日

第八章　住院医师培训

麻醉学科的建设与发展系于人才,人才系于教育。根据国家相应的规划与规定,麻醉学教育的目标是在21世纪初期构建包括学校基础教育、毕业后教育和继续医学教育在内的终生教育体系。毕业后教育即麻醉科住院医师培训是培养麻醉学专科医师的重要途径,国际通用的做法是医学生在医学院校(八年制)毕业取得医学博士学位(职业学位)后,再接受4年左右的麻醉科住院医师培训,经考试考核合格授予麻醉科专科医师证书,方能合法行医。因此,国际住院医师培训的经验要在中国推行,面临着法律、人事及财政层面的制约,因为当前我国实行的是《执业医师法》而不是专科医师法;在人事方面,我国住院医师是单位人而不是社会人,在财政方面至今尚无保障。因此,麻醉科住院医师培训必须将国际经验与国情、省情相结合,逐步实施,最终达到国际先进目标。从我省各级医院的实际情况出发:① 必须充分认识住院医师培训的重要性,因为住院医师培训决定主治医师队伍的综合素质与能力,而麻醉科主治医师队伍的综合实力是我省麻醉学科未来发展的基础和后勤所在;② 应在省卫生厅统一领导下制定具体计划与组织实施,应以各地区医学院校附属医院为核心,组织相关培训医院予以实施,在一定时期内,被培训的住院医师将是单位人而不是社会人;③ 要组织作为社会人的住院医师培训试点,为进入国际先进行列取得经验。

现将我省住院医师培训的实施计划简介如下:

一、培训对象

1. 住院医师规范化培训对象(以下简称"培训对象")为2010年以后(含2010年)进入我省医疗卫生机构从事麻醉科临床工作

的本科及以上学历临床医学或麻醉学专业毕业生。

2. 对未与我省医疗卫生机构确立聘用关系,又准备在我省从事麻醉科临床工作的医学专业毕业生,其参加住院医师规范化培训的实施办法将按省卫生厅有关规定执行。

二、培训目标

通过全面、正规、严格的培训,使住院医师具备良好的医德、医风和责任心,具有团队精神,能独立、正确地掌握各种常规麻醉技术,能独立进行常见手术和检查的病人麻醉和监控实施,能为围术期医疗工作提供生命复苏专科会诊。具体要求如下:

1. 系统掌握麻醉学相关的基本理论,了解本专业国内外新进展,并能与临床工作实际相结合。

2. 能熟练地掌握麻醉学常用的临床基本技能,同时具有一定的临床经验和科学的临床思维能力,能基本正确和独立地实施常规临床麻醉与生命监控。

3. 能对见习和实习医师进行业务指导。

4. 了解临床科研方法,能紧密结合临床实践,写出具有一定水平的病案报道和综述。

5. 能比较熟练地阅读麻醉学的外文书刊,并具有一定的外语读、写能力。

6. 具备良好的从医所需的人文综合素质。

住院医师经过规范化培训,要求达到或接近卫生部《卫生技术人员职务试行条例》规定的主治医师水平。

三、培训医院

1. 住院医师规范化培训在经认定的培训医院内进行。培训对象在医院符合条件的临床科室间进行轮转培训。住院医师规范化培训医院认定管理办法和临床科室标准细则由省卫生厅另行制定。

2. 因机构设置或条件限制无法完成个别科室轮转的,培训医院应与其他符合条件的医院签订联合培训协议,并上报省卫生厅备案。

3. 省卫生厅对培训医院实行动态管理,对培训医院培训工作情况定期进行抽查督导,每3~5年进行一次重新认定。未经认定的医院不得开展住院医师规范化培训工作。

4. 培训医院应落实相应管理部门和工作人员,具体负责住院医师规范化培训工作。

5. 各培训医院要制定培训相关管理制度,强化培训全过程监管,严格按照培养标准实施培训工作;加强临床学科建设和指导医师培养,结合实际需求,注意控制规模,确保培训质量。同时,要为培训学员提供必要的工作和生活条件。

6. 各培训医院应于每年8月底前将当年的培训学员招录、培训情况以及下一年度招录计划报送所属卫生行政部门,并报省卫生厅备案。

四、培训计划及细则

(一)培训安排

麻醉科住院医师培训时间为3年,采取麻醉科内部和相关临床科室轮转的方式进行,其中麻醉科30个月,相关临床科室6个月。

麻醉科轮转应包括麻醉学重要组成部分临床麻醉、重症监测治疗和疼痛诊疗以及临床麻醉所有亚专科的基本训练。

相关临床科室轮转由各培训医院根据实际情况安排在普通外科、神经内科、神经外科、心胸外科、呼吸内科、心血管内科、小儿内科、急诊科、影像科等科室中任选4个科室,各轮转时间为2~3个月,合计不能少于6个月。

所有的轮转不能缺项,轮转顺序由各培训医院制定。

第一年结束后必须参加国家执业医师资格考试。对没有通过国家执业医师资格考试者,应于下一年重新考试,获得执业医师资格后方能参加后续的培训,如第二年仍未通过资格考试者,应退出本培训。

(二)培训计划

培训时间安排如下:

第一年 1~6 月,相关临床科室轮转培训;

7~12 月,临床麻醉基本技能培训;

第二年 1~12 月,临床麻醉各亚专业麻醉与监控培训;

第三年 1~12 月,强化临床麻醉各亚专业麻醉与监控培训 AICU 及疼痛诊疗培训。

麻醉科住院医师相关临床科室及麻醉培训时间安排:

相关临床科室和麻醉科轮转安排	时间(个月)
相关临床科室: (普通外科、神经内科、神经外科、心胸外科、呼吸内科、心血管内科、小儿内科、急诊科、影像科等科室中任选 3~4 个科室)	6
临床麻醉亚专业:	
普外科、骨科、泌尿外科和妇科麻醉	6
眼科和耳鼻喉科麻醉	2
口腔外科麻醉	2
神经外科麻醉	2
心胸血管外科麻醉	4
产科麻醉	2
小儿外科麻醉	2
门诊和手术室外麻醉	1
麻醉恢复室(RR)	1
麻醉科二级诊疗科目:	
疼痛治疗(疼痛门诊和/或疼痛病房)	2
AICU	6
总计	36

注:上述轮转时间和顺序各培养医院可根据具体情况适当调整,但不能缺项。

(三）培训内容和要求

麻醉科住院医师培训阶段基础要求如下：

1. 临床麻醉基本操作

名　　称	例数(≥)
全身麻醉	300
椎管内麻醉	
硬膜外麻醉	200
腰麻 　（其中，鞍麻、骶管、腰硬联合不得少于）	50 （20）
神经阻滞（臂丛、颈丛）	30
监测下的麻醉管理（MAC）	30

2. 临床麻醉亚专业

名　　称	例数(≥)	名　　称	例数(≥)
普通外科麻醉（含泌尿、骨科、烧伤）	200	眼耳鼻喉科麻醉	80
神经外科麻醉	60	普胸麻醉	20
心血管麻醉	30	妇产科麻醉	80
口腔外科麻醉	30	小儿麻醉	120
门诊和(或)手术室外麻醉	100		

3. 麻醉学分支学科

名　　称	例数(≥)	名　　称	例数(≥)
麻醉科重症监护病房（AICU）	50	院内急救	10
麻醉恢复室（PACU）	60	疼痛门诊和(或)病房	30

4. 麻醉科监测与治疗技术

名　　称	例数(≥)	名　　称	例数(≥)
呼吸机管理	50	快速气管切开造口术	2
动脉穿刺术	40	中心静脉穿刺置管术	20
纤维支气管镜	5	喉罩	10
双腔支气管插管术	10	经口或经鼻盲插气管插管术	3
经鼻明视气管插管术	3	控制性降压	5
		控制性降温	2

5. 临床工作日

名　　称	时间(≥天)	名称	时间(≥天)
24小时麻醉科急诊值班	60	住院医师值班组长	20
临床总工作日	717		

工作日计算方法：每年非临床日：104天周末＋5天教学＋7天休假＋1天法定假日＝126天，每年应完成临床工作日＝365－126＝239天；三年应完成临床工作日＝239×3＝717天。

6. 教学能力

名称	数量	名称	数量
指导实习/见习医师	≥3人(每人10学时)	急诊第二线值班	≥20天

7. 写作和投稿

名称	数量	名称	数量
病例报道	1篇	综述	1篇

（四）理论学习及要求

根据住院医师培训要求设置课程及理论学习，通过培训应掌握临床麻醉学、危重医学、疼痛学、急救复苏和药物成瘾与戒断相关的基础理论，并能与实际工作相结合；掌握临床麻醉学、危重医学和疼痛相关性疾病的基本知识；掌握麻醉前病史搜集和病情评估；掌握麻醉方案制定的原则和麻醉合并症的预防原则；掌握麻醉与监测相关技术的操作及流程；掌握术中生命功能的调控；掌握常见麻醉合并症和术中危急症的处理；掌握术后疼痛治疗及其方案；掌握慢性疼痛的诊断治疗原则；掌握危重病人的生命功能的监护、重要器官功能的判断和维护；掌握急救复苏的技术、流程。

应熟悉麻醉机及监护仪的基本工作原理；熟悉危重和疑难病人围术期的麻醉风险及麻醉管理；熟悉ICU病人的营养支持；熟悉脑死亡的判断。

应了解麻醉学、危重医学和疼痛学领域国内外理论新进展、前沿监测与治疗技术；了解药物成瘾与戒断的基本概念。

为此，三年培训期间，住院医师必须听至少6门理论课，总学时数达到150学时，包括在其他临床科室轮转时所参加的学习听课。

课程内容建议如下，可组合实施：

1. 麻醉前评估与准备	2. 麻醉通气系统
3. 血流动力学监测及对循环的支持与调控	4. 呼吸功能监测及对呼吸的支持与调控
5. 麻醉期间严重并发症	6. 心肺脑复苏指南
7. AICU患者镇静镇痛原则	8. 麻醉与脑血流、脑代谢（及相关患者的麻醉与监控实施）
9. 麻醉与呼吸（及相关患者的麻醉与监控实施）	10. 麻醉与循环（及相关患者的麻醉与监控实施）
11. 麻醉与血液（及相关患者的麻醉与监控实施）	12. 麻醉与肾脏（及相关患者的麻醉与监控实施）
13. 麻醉与肝脏（及相关患者的麻醉与监控实施）	14. 麻醉与内分泌（及相关患者的麻醉与监控实施）
15. 麻醉与应激	16. 体液平衡及其失常
17. 围术期的液体治疗	18. 围术期输血及节约用血

续表

19. 全身麻醉的药物组合	20. 静脉全身麻醉药
21. 吸入全身麻醉药	22. 局部麻醉药和局部麻醉
23. 肌松药及肌松监测和拮抗	24. 作用于肾上腺素受体的药物
25. 拟胆碱和抗胆碱药物	26. 血管扩张药、强心药
27. 吸入全身麻醉	28. 全凭静脉麻醉(包含 TCI)
29. 气管插管和肺隔离术	30. 困难气道处理
31. 椎管内麻醉和治疗	32. 控制性低温和降压
33. 麻醉恢复室和苏醒期并发症	34. 日间手术的麻醉
35. 术后恶心、呕吐防治指南	36. 术后镇痛的处理原则
37. 心脏病人非心脏手术的麻醉	38. 慢性疼痛及其治疗原则

除必须完成上述课堂学习外,住院医师应积极参加各级医学会的其他毕业后教育活动,每年应获继续教育学分≥6分,三年累积应不少于18分。

主要参考书籍推荐如下:

1. 庄心良,曾因明,陈伯銮. 现代麻醉学. 第3版. 北京:人民卫生出版社,2004.

2. Hurford WE 主编;王俊科,等译. 美国麻省总医院临床麻醉手册. 沈阳:辽宁科学技术出版社,1999

3. RonaldD. Miller 主编;曾因明,邓小明主译. 米勒麻醉学(Miller's Anesthesia). 第6版. 北京:北京大学医学出版社,2006

4. Hurford WE 主编;王俊科,郑斯聚,盛卓人主译.美国麻省总医院危重症监测治疗手册. 第3版. 沈阳:辽宁科学技术出版社,2001

5.《中华麻醉学杂志》

6.《国际麻醉学与复苏杂志》等

第九章 继续医学教育

继续医学教育（CME）是继毕业后教育之后，以学习新理论、新知识、新技术、新方法为主的一种终生教育。CME 的目的是使卫生技术人员在整个职业生涯中，保持高尚的职业道德，不断提高专业工作能力和业务水平，提高服务质量，以适应医学科学技术和卫生事业的发展，其重要性已得到卫生行政部门的高度重视。CME 的对象是完成毕业后医学教育培训或具有中级以上（含中级）专业技术职务从事卫生技术工作的人员。参加 CME 是卫生技术人员应享有的权利和应履行的义务。

一、组织体系

继续医学教育工作实行全行业管理。各级卫生行政部门要打破医疗机构的行政隶属关系和所有制界限，充分利用各地区的卫生和医学教育资源，按照专业技术人员继续教育的总体要求，加强对 CME 工作的规划、组织和领导。全国和各省、自治区、直辖市继续医学教育委员会是指导、协调和质量监控的组织。各单位要为卫生技术人员参加 CME 提供必要的条件。卫生技术人员要积极主动参加 CME 活动，并按照 CME 的有关规定，服从所在单位的安排，接受考核。参加 CME 的医技人员在学习期间享受国家和本单位规定的工资、保险、福利待遇。在接受 CME 后，有义务更好地为本单位服务。

二、主要内容及形式

CME 的内容，应以现代医学科学技术发展中的新理论、新知识、新技术和新方法为重点，注意先进性、针对性和实用性，重视卫生技术人员创造力的开发和创造性思维的培养。根据学科发展和社会需求，开展多种形式的 CME 活动。CME 坚持理论联系实际，按需施教，讲求实效的原则，根据学习对象、学习条件、学习内容等具体情况的不同,采用培训班、进修班、研修班、学术讲座、学术会议、业务考察和有计划、有组织、有考核的自学等多种方式组织实施。各地区、各单位应根据不同内容和条件,采取灵活多样的形式和办法,开展以短期业余学习为主的CME活动。自学是CME的重要形式之一,应有明确的目标,制定自学计划,经考核认可授予学分。相应的自学管理办法由省级行政主管部门制定。

三、学分授予及要求

经审批认可的CME项目分为国家级和省级。全国继续医学教育委员会评审国家级CME项目,此类项目按《国家级继续医学教育项目申报、认可试行办法》办理。省级继续医学教育委员会负责评审省级CME项目,此类项目按各省(自治区、直辖市)制定的省级CME项目申报、认可办法办理。CME实行学分登记制度,CME活动主办单位应对参加活动的卫生技术人员发放本单位签章的包括活动名称、编号、形式、日期、考核结果、学分类别、学分数等内容的登记证或学习证明。各单位应建立CME档案,对本单位卫生技术人员每年参加各种CME活动和获得的学分进行登记。本《规范》根据《江苏省继续医学教育项目及学分管理办法》制定麻醉学科基本要求。

(一)学分授予类别

1. Ⅰ类学分

(1)经全国继续医学教育委员会评审,由卫生部批准和公布的项目。

(2)国家级继续医学教育基地举办,由卫生部公布的项目。

(3)经江苏省继续医学教育委员会评审,由省卫生厅批准和公布的项目。

(4)省级继续医学教育基地(含省级临床进修基地)举办,由省卫生厅公布的项目。

(5)经省继续医学教育委员会认定,由中华医学会、中华口腔学会、中华预防医学会、中华护理学会等一级学会及相关学术机构在我省举办的 CME 项目。

上述 1、2 项属国家级 CME 项目,3、4、5 项属省级 CME 项目。

2. Ⅱ类学分　由各市卫生局或二级以上医疗卫生单位举办的专业培训班、学术活动、专业进修、个人发表论文、承担科研任务以及有计划、有组织的自学等均属Ⅱ类 CME 项目。

(二)学分授予标准

1. Ⅰ类学分　参加国家级和省级 CME 项目学习,经考核合格,按该项目规定的学分数授予学分;主讲人每小时授予 2 学分。但每次所授学分数,最高不超过 10 学分。

2. Ⅱ类学分　由各市卫生行政部门和厅直属单位主管 CME 的部门参照以下标准确定。

(1)由单位组织或经本科室领导同意后自学与本学科专业有关知识,有明确目标和自学计划,学习后写出综述并经认可,按每 2000 字授予 1 学分,每年最高不超过 5 学分。

(2)学习由全国或江苏省继续医学教育委员会制订和指定的自学资料和音像教材,经考核认可,按规定授予学分。

(3)在刊物上发表论文或综述,按刊物类别授予学分,并按作者排序第 1 至第 3 作者依次递减 1 学分。

科学引文索引(SCI)、工程索引(EI)、科学技术会议录索引(ISTP)收录的期刊(10～8 学分);

核心期刊(8～6 学分);

非核心期刊(5～3 学分);

内部期刊(3～1 学分)。

(4)已批准的科研项目,在立项当年按以下类别授予学分,并按课题组成员排序第 1 至第 5 名依次递减 1 学分。

国家级课题(10～6 学分);

省、部级课题(8～4 学分);

市、厅级课题(6～2 学分)。

(5) 有书刊号的医学著作,每编写 1000 字授予 1 学分;出国考察报告和国内专题调研报告,每 3000 字授予 1 学分;发表医学译文每 1500 汉字授予 1 学分。

(6) 由二级以上医疗卫生单位组织的学术报告、专题讲座、技术操作示教、手术示范、新技术推广等,每次主讲人可授予 2 学分,参加者授予 0.5 学分。参加者全年所获得的该类学分,最高不超过 10 学分。

(7) 由二级以上医疗卫生单位组织的临床病理讨论会、多科室组织的案例讨论会、大查房,每次主讲人可授予 1 学分,参加者授予 0.2 学分。参加者全年所获该类学分,最高不超过 10 学分。

(8) 经单位批准,到省级以上进修基地进修(含省级和出国培训)6 个月以上者(不含 6 个月),经考核合格,视为完成每年规定的 25 学分。进修 6 个月以下者,按进修基地规定,分别授予 Ⅰ 类学分和 Ⅱ 类学分。

参加现代远程 CME 项目学习,按该项目所属类别和规定学分数授予学分,最高不超过 5 学分;编制远程教育课件的脚本,按该 CME 项目所属类别授予学分。

(三) 学分要求

1. 完成毕业后医学教育培训或具有中级以上(含中级)专业技术职务的麻醉科医师,参加 CME 所获学分,每年不得低于 25 学分,其中 Ⅰ 类学分不低于 10 学分,Ⅱ 类学分不低于 15 学分。两类学分不可互相替代。Ⅰ 类学分可以在任期内或注册期内累计完成。

2. 省级医疗卫生单位、三级医院的麻醉科医师,5 年内继续医学教育学分中必须有国家级 CME 项目 10 学分。

3. 初级专业技术职务的麻醉科医师(不含参加住院医师规范化培训人员),每年必须取得 CME 项目 15 学分。

四、CME 基本要求

1. 医院主管 CME 部门对各级医护人员可设立学分卡,统一由院主管部门定期对各种学分证明予以核对及登记,并对每人CME的情况予以反馈。

2. 卫生技术人员接受CME的情况和所获学分应作为年度考核的重要内容,CME情况经同级人事行政部门检查验证合格后作为卫生专业技术资格申报、卫生技术人员聘任、技术职务晋升和执业再注册的必备条件之一。凡在任期内CME学分未达到要求者,不得申报专业技术资格、晋升、聘任专业技术职务和执业再注册。

3. 省、市重点临床专科,其在编的CME对象,CME考核合格率必须达到100%,凡达不到考核标准,予以限期整改,整改不力的科室,建议卫生主管部门撤销重点专科称号。

4. 各级各类医疗卫生机构的麻醉科要不断提高对CME工作重要性的认识,要把开展CME作为提高学科核心竞争力和可持续发展的重要举措,把促进全员学习、建设学习型科室作为文化建设的重要内容;要结合实际制订CME工作规划和年度实施计划,完善相关制度措施,改进管理方法和手段,不断增强学科人员参加CME活动的自觉性,提高CME对象的学分达标率。

5. CME的内容还应突出重点,密切联系本职工作。要大力推广临床诊疗规范、适宜医疗技术、合理用药指导原则,突发公共卫生事件应对以及医德医风、医学伦理、卫生法律法规、医药购销领域防控商业贿赂相关政策等方面知识的全员培训,促进卫生技术人员及时更新知识,增强能力,适应实际工作的需要。

进入新世纪以来,我国的CME工作围绕卫生工作重点和队伍建设的需要,坚持以人为本,深入贯彻落实科学发展观,求真务实,开拓进取,取得了显著成效,已经成为增强医疗卫生机构核心竞争力和提高卫生技术人员能力素质的重要途径和手段,在卫生人才队伍建设中发挥了重要作用。但仍然存在一些问题,重学分轻效果的现象不容忽视,只有严格管理才能保证CME的质量和效果。因此要加强CME的规范化管理,包括执行和完善CME的各项政策法规和规章制度,增强卫生技术人员参加 CME 的内在动力,强化 CME 的激励约束机制,加强 CME 工作的评估,修订完善评估指标体系等。CME 的目的是不断提升各级各类卫生专业技术人员的素质和能力,而不仅仅是为了完成学分,更重要的是提高自学的积极性和学习能力。各单位麻醉科应根据自身的特点,积极开展科室学术讲座和自学,创新 CME 培训模式。坚持传统教育方式与现代化手段相结合、"走出去和请进来"相结合,传授理论知识与实践技能培养相结合,充分利用国际国内各类教育资源,加强协作、优势互补、资源共享,构建开放型、自主式、多元化的 CME 培训体系。

第十章 科学研究

　　科学研究是麻醉科的重要工作内容之一,要树立良好的科研意识,要有"临床工作再向前进一步就是科研"的思想。注意在日常工作中完善记录、积累资料,并根据发现的问题,立项研究,撰写论文。这是提高临床医疗水平和麻醉科学术地位的重要途径。要根据各自医院的具体情况,制订计划,组织实施,并定期总结改进。各级医院应制定相应的科研标准,以促使科室科学研究的顺利进行。医学院附属医院应针对围术期病人的病理生理变化和生命机能状态进行监测和调控,并开展临床医学科学研究。同时对临床上的一些难点和热点问题,展开临床和应用基础研究,以促进麻醉学科研的发展。

　　省内三甲医院麻醉科要积极创造条件进行麻醉学、围术期医学和疼痛医学的临床和应用基础研究,鼓励提高麻醉质量,增进麻醉安全,减少麻醉并发症,落实麻醉各项规章制度和执行各项麻醉临床路径等方面开展各类临床循证医学研究、相关因素分析等科研活动。一个建设周期内(5年)科研考核标准如下:发表论文医师编制人均≥2篇;市、厅级课题1项;省级新技术引进及以上奖励1项。

　　三乙以下医院应该根据临床出现的具体问题进行立项研究,并将研究成果应用于临床实践。一个建设周期内(5年)科研考核标准如下:发表论文医师编制人均≥1篇,局级课题1项;市级新技术引进及以上奖励1项。

　　省内其余各级医院麻醉科可进行适当的人员和资源的组合,进行与自己医院规模、技术水平相适应的临床麻醉实践经验总结、新药、新技术的引进推广应用等临床型科学研究,以培养和提高科研素质和水平。同时也鼓励与三甲医院联合,实施多中心临床科研验证的科研学术活动。

有条件的各级医院应该按照重点学科的建设和管理规范建设自己的学科(实验室),将麻醉学科建设成为集医疗、教学和科研于一体的重点临床学科。结合其他省份各级重点学科的建设经验,结合江苏省"十二五"期间"科教兴卫"工程的要求,制定江苏省麻醉学重点学科的标准如下:

一、国家级重点学科(实验室)

1. 必须是博士授予点,设有博士后流动站。具有 3～4 个以上明确的研究方向,研究处于本学科发展的国际先进水平,对本学科及相关学科发展具有积极的促进作用;所开展的整体工作与研究方向一致,并有相应的国家级重点科研项目及成果支撑。五年内获排名第一的国家级科技成果(科技部)、省部级科技成果一等奖或者国家重大科技项目。

2. 核定床位不低于 100 张。麻醉学实验室面积不低于 $2\ 000\ m^2$,仪器设备总价值不低于 1 000 万元。拥有与项目运行和发展相匹配的实验仪器设备和人员。

3. 有独立的图书阅览室,订阅本专业有影响力的国内、外期刊,开通专业数据库查询系统。

4. 严格的实验室管理规章制度,并配备至少 4 名以上专职实验技术人员进行监督管理、仪器设备检查和对研究生进行实验技术指导。

5. 学科带头人需具有正高职称、博士生导师,在国内、外具有较高的知名度,省级以上学术专业委员会担任主任委员职务,国家级学术专业委员会担任常委职务,具有很强的组织管理和培养指导能力,年龄原则上不得大于 55 岁,长江学者可以适当放宽年限。各方向必须具有学术带头人,年龄在 50 岁以下,正高职称,硕士以上导师,在省级学会担任委员。

二、省级重点学科(实验室)

1. 必须是博士授予点。具有 2～3 个以上明确的研究方向,研究方向需处于本学科发展的国际先进水平,对本学科及相关学科发展具有积极的促进作用;所开展的整体工作与研究方向一致,并有相应的国家级科研项目及成果支撑。五年内有排名第一的省部级科技成果二等奖或以上奖励,获国家自然基金 5 项以上。

2. 核定床位不低于 60 张。独立麻醉实验室的建筑面积不低于 1000 m^2,仪器设备总价值不低于 800 万元。拥有与项目运行和发展相适应的、先进的实验仪器设备和人员。

3. 有独立的图书阅览室,订阅本专业有影响力的国内、外期刊,可通过第三方阅览专业数据库。

4. 严格的实验室管理规章制度,并配备至少 2 名专职实验技术人员进行监督管理、仪器设备检查和对研究生进行实验技术指导。

5. 学科带头人需具有正高职称、博士生导师、在国内、外具有较高的知名度、省级以上学术专业委员会担任副主任委员以上职务,国家级学术专业委员会担任委员职务,具有很强的组织管理和培养指导能力,年龄原则上不得大于 50 岁。各方向必须具有学术带头人,年龄在 45 岁以下,副高职称,硕士以上导师,在省级学会担任委员或市级以上委员。

三、市级重点学科(实验室)

1. 必须是三甲医院麻醉科,具有独立的硕士研究生招生点。具有 1~2 个以上明确的研究方向,研究方向需处于本学科发展的国内先进水平,对本学科及相关学科发展具有积极的促进作用;所开展的整体工作与研究方向一致,并有相应的省级科研项目及成果支撑。五年内有排名第一的省部级科技成果三等奖或以上奖励,获国家自然基金 3 项以上。

2. 必须建立独立的麻醉学实验室,实验室面积至少需达到 200 m^2 以上,配有相应研究方向的所有实验仪器设备。

3. 实验室需配备至少 1 名专职实验技术人员进行实验室管理、仪器设备检查和对研究生进行实验技术指导。

4.麻醉科成立麻醉实验室时,麻醉科主任(或副主任)应兼任研究室主任。对麻醉学实验室的建设、管理和发展负有领导责任,并需制定相应的实验室管理规章制度并监督实施。

5.学科带头人需具有正高职称、硕士生导师,在国内、外具有较高的知名度,担任省级学会委员或市级学术专业委员会副主任委员以上职务,具有较强的组织管理和培养指导能力,年龄原则上不得大于50岁。学术带头人年龄在45岁以下,副高职称,硕士生导师,在市级学会担任委员。

四、省级临床重点专科

1.必须是三甲医院麻醉科,具有3个以上明确的研究方向,能开展与重点专科技术发展相适应的医学科学研究;所开展的整体工作与研究方向一致,并有相应的厅级以上课题(无经费的指导性课题不统计,地市政府科技部门列项的课题同厅级)科研项目支撑。五年内有排名第一的省部级科技成果三等奖或以上奖励,省卫生厅新技术引进一等奖多项。

2.专科共用设备、专科专用设备和专科基本实验设备齐全,设备完好率达100%,各项设备在业务开展中能充分发挥作用。

3.专业人才形成梯队。医师队伍中本科以上学历达100%,其中硕士学位以上人数≥50%;高中低级技术职称人员比例达到3∶4∶3;人才后备队伍平均年龄≤45岁。住院医师参加规范化培训率达100%,近三年结业考试合格率100%。继续医学教育覆盖率达100%;近三年中级职称以上卫生技术人员每年获得规定学分率≥95%。

4.行政管理组织落实,实行科主任负责制;管理有序,岗位责任明确,各项管理制度以及风险防范预案健全,落实到位;对业务发展,人才培养及设备配套等有明确的、切实可行的五年规划和年度实施计划,认真组织实施,按期实现规划目标和年度目标;实行目标管理责任制;群众对重点专科服务的满意度≥85%。

5.3名学科带头人需具有正高职称,年龄原则上不得大于60

岁,学科工作人员对其综合满意度≥90%。并符合以下条件之一:① 担任省级及以上医学会相应专业委员会委员;② 近三年以第一作者在中华系列期刊上发表论文≥5篇;③ 近三年获得省卫生厅医学新技术引进奖≥1项;④ 近三年有省级以上科研课题或成果奖;⑤ 近三年每年应邀参加二级以上医院间疑难危重病例重大会诊次数不少于10次,其中三级医院间重大会诊次数不少于4次。

第十一章 信息管理系统

随着计算机及信息技术,特别是医院信息系统(hospital information system,HIS)及网络技术的发展,麻醉科信息管理系统(anesthesia information management system,AIMS)在临床工作中的应用也随之得到极大的发展。随着 AIMS 在临床中应用的增多,传统的观念不断受到挑战,不论是在信息共享、临床实践、质量控制还是在科室管理等诸多方面都在发生变化。麻醉科医师不仅越来越重视信息资源的开发与利用,同时也越来越体会到并依赖信息化给学科建设与发展带来的推进作用。因而,通过统一、规范、有效的手段,对信息管理的规章制度、软件设计、管理流程和数据监控等诸多方面加强建设,注重麻醉信息资源的维护、开发和利用,重视信息质量的管理是很有必要的。

一、总体要求

麻醉科信息管理系统必须严格执行 2002 年国家卫生部对医院信息化建设制定的《医院信息系统基本功能规范》(以下简称为《规范》),根据《规范》内容,AIMS 的总体要求如下:

(一) 质量管理规范化

《规范》第一章第六条规定:"医院信息系统不是简单地模拟现行手工管理方法,而是根据医院管理模式采用科学化、信息化、规范化、标准化理论设计建立的。在建设医院信息系统前,医院必须首先规范自身的管理制度及运行模式。医院信息系统建立的过程,应是医院自身规范管理模式和管理流程,提高工作效率,不断完善机制的过程"。因此,按照"以人为本"、"以病人为中心"的原则从软件技术和管理角度论证、分析,提出建立基于 HIS 和 AIMS 的麻醉质量管理体系,建立和制定 AIMS 的相关管理规定和实施细则。这些规定要紧密结合临床,在保证麻醉数据完整、安全、真实的前提下,既不能影响系统的功能开发和应用,也不能增加麻醉科医师的工作量。

(二)数据录入标准化

《规范》第二章第一条规定:"医院信息系统是为采集、加工、存储、检索、传递病人医疗信息及相关的管理信息而建立的人机系统。数据的良好管理是医院信息系统成功的关键。数据必须准确、可信、可用、完整、规范及安全可靠"。第九章第四条《手术、麻醉管理分系统》运行要求:"手术、麻醉的实施事关病人健康,必须保证相关信息在录入及传输过程中的真实性,并在手术即将实施前仔细核实"。对与麻醉相关的医疗术语要按照有关规定标准化并编入数据公共库。要将麻醉医嘱引入AIMS中,建立并完善麻醉医嘱的标准化,这主要包括:将HIS中的临床医嘱模式嵌入AIMS中,按照麻醉医嘱制度的规定将麻醉科医生在实施麻醉过程中的行为按照医嘱的形式体现出来。

(三)信息监督智能化

麻醉信息以围手术期麻醉信息为主要信息流,按照工程控制论的概念,建立麻醉工作流程模式,在临床实践中不断模拟、优化,使之最终成为AIMS中的核心内容。在麻醉工作流程的基础上,利用HIS及网络优势,加强对麻醉数据的智能监控,包括从软件设计上完善手术申请、麻醉前评估和准备、知情同意书、术中各种数据的录入监管以及与麻醉相关的各种电子表格的填写、术后电子表格的归档等一系列环节的智能监控功能。

(四)软件设计合理化

在麻醉工作流程优化、稳定的基础上,AIMS的功能与程序能按照国际和国内的通用标准进行模块化扩展,如麻醉处方的电子化管理、麻醉器械及消耗品的软件开发、药品管理软件的开发、麻醉医嘱与麻醉收费的链接等,从临床实际出发,通过软件设计的合理化真正实现麻醉过程的电子化管理。

二、信息管理

信息(information)一般有4种形态:数据、文本、声音、图像。信息管理(information management，IM)是人类综合采用技术的、经济的、政策的、法律的和人文的方法和手段对信息流进行控制,以提高信息利用效率、最大限度地实现信息效用价值为目的的一种活动。简而言之,信息管理就是信息的采集、传输、加工和储存的过程。信息管理的目的就是提高信息的利用度和价值。

(一)信息管理制度

完善的信息管理制度主要包括以下几个方面:

1. 建立原始信息收集制度　一切与麻醉科活动有关的信息,都应完整准确地收集。为此,要建立相应的制度,安排专人或设立专门的机构从事原始信息收集的工作。

2. 规定信息渠道　在信息管理中,要明确规定信息渠道,如上下级之间包括科室与院部、科室与省专业质控中心、重点学科与省相关部门等建立纵向的信息通道,同时也要规定必要的同级之间横向的信息通道。为此,要建立必要的制度,明确通道双方的职责和义务,并进行合理的分工。

3. 提高信息的利用率　信息的利用率,一般指有效的信息占全部原始信息的百分率。这个百分率越高,说明信息工作的成效越大。因此,在信息的识别、采集、分析、储存、检索、管理等各个环节均需要提高信息利用率。经过信息学、统计学、检索等方面的专门培训,可显著提高人员素质。

4. 建立信息反馈制度　信息反馈是指及时发现计划和决策执行中的偏差,并能对相关组织进行有效的控制和调节,如果对执行中出现的偏差反应迟钝,在造成较大失误之后才发现,这样就会给工作带来损失。因此,必须把管理中的追踪检查、监督和反馈摆在重要地位,严格规定信息监督反馈制度,定期对各种数据、信息进行深入地分析,通过多种渠道,建立快速而又灵敏的信息反馈系统。

（二）医疗信息的管理方法

1. 信息数据的采集和填写　采集是信息管理的开始，也是最关键的步骤。目前临床应用的一些床边监护仪、呼吸机等具有数据接受、临时存储和输出功能，即具有客观、实时信息记录的功能。可根据服务对象，设备资源、技术条件和诊疗措施选择监测项目。根据监测项目和病情变化选择间隔时间，以能随时掌握病情变化。

主观信息记录包括病人一般资料、用药医嘱、标记事件等，按表格栏目规范填写，不遗漏，用词确切，表达清楚。填写者要对每个数据负责，保证其真实和客观，填写字迹要清楚、笔画工整，对错字可用色笔修改或补充，避免涂改。

2. 栏目表单和登记簿　表单和登记簿是传统的信息载体，也是计算机信息管理的数据源和制表依据，规范的表单或登记簿使计算机管理更加容易实施。表单或登记簿的栏目设计根据临床医疗、科研和教学的需要和本单位的具体情况设计。

科室应该有临床麻醉、PACU、疼痛诊疗和麻醉科重症监护病房（AICU）收容的登记本。登记的依据为原始表单，登记项目以能满足不同目的的查询和统计为原则，实际上登记项目是最常用的检索词条，登记本是表单的缩影。登记编号不能重复，如麻醉编号、PACU 编号、AICU 编号等。

3. 存档封册　麻醉科内必须设有专人负责麻醉记录单和各种表单的长年累月的统一分类、登记、编号和归档等管理工作。存档分类方法，需因地制宜。例如：① 按日期顺序存档法；② 按麻醉方法存档法；③ 按手术部位存档法；④ 按年龄存档法等。分类后表单送至装订部门装订，最好采用硬封皮。在正面和书脊上分别标印日期范围。入库前，若有条件可采用福尔马林或环氧乙烷消毒。按年份入架，便于调用。

三、麻醉科信息管理系统

麻醉科信息系统一般应包括以下几类，即：① 医疗信息；② 科室管理信息；③ 科研信息；④ 教育信息；⑤ 质量控制系统

等。现简述如下:

(一)临床麻醉

1. 麻醉前准备

(1)提供患者基本信息:姓名、性别、年龄、住院号、病区、床号、入院诊断、病情状态、护理等级、费用情况等。

(2)麻醉前访视系统:自动收集医院 HIS 系统上所有患者信息,对患者术前状况进行综合评价,生成个性化的麻醉计划单及知情同意书。

(3)麻醉准备系统:根据麻醉计划单,常规生成设备、药品和各种耗材计划清单,生成电子处方以及进入收费和统计系统。

(4)术前准备完毕信息:各项检查完成、诊断明确、符合手术指征、手术知情同意书和麻醉知情同意书已签署。

2. 麻醉科业务排班　按制度(三级医师负责制度、亚专业分组轮转制度、住院医师培训制度等)对人员(含进修、实习与护士等)进行分工编排(含急诊班等)。

3. 手术接受和麻醉编排

(1)提供患者基本信息:姓名、性别、年龄、住院号、病区、床号、入院诊断、病情状态、护理等级等。

(2)提供手术相关信息:手术编号、日期、时间、手术室及手术台;手术分类、规模、部位、切口类型等。

4. 麻醉和监控实施

(1)根据有关规定完成手术、麻醉的申请和审批信息。

(2)按科室规定完成手术室及其台次(接台顺序)和人员(医师、护士等)编排,急诊另行安排。

(3)提供医生信息:手术医生和助手姓名、科室、职称;麻醉科医师姓名、职称。

(4)提供护士信息:洗手护士、巡回护士、器械师姓名。

(5)提供麻醉信息:麻醉方法、用药名称、剂量、给药途径。

(6)核查手术名称及配血报告、术前用药、药敏试验结果。

(7) 核查无菌包内灭菌指示剂,以及手术器械是否齐全,并予记录。

(8) 以上信息麻醉前录入,术后进行修改;急诊手术术后及时录入,并记入医师及操作员姓名、代号。

(9) 核对纱垫、纱布、缝针器械数目。

(10) 对联机监测仪器进行信息采集,服务器同步数据储存,记录麻醉手术期间所有监测数据和相关资料。

(11) 填写麻醉记录单:记录单可自动进入电子病历和打印完整的书面材料。

(12) 记录麻醉器械和耗材使用数量。

(13) 对可能发生的药物和麻醉收费差错提供报警提示,所有失真监护数据及趋势图可以通过身份验证进行手工修改并记录修改轨迹。

5. 麻醉后

(1) 提供手术情况:手术记录、麻醉记录。

(2) 提供患者情况:血压、脉搏、呼吸等。

(3) 随访信息:一般手术后随访三天,随访结果记录,有关并发症记录。

(4) 提供全部打印功能。

(5) 提供汇总功能。

(6) 提供费用信息。

6. 术后镇痛管理　病人自控镇痛(PCA)数据收集,生成相应监护记录、信息反馈和费用管理。

7. 费用管理　所用麻醉科室涉及的收费项目自动生成收费报表,按分配协议进入医院和科室收入支出核算系统,并提供随时查询功能,使收费清单一目了然。

(二) 麻醉科室信息管理

1. 资料统计、检索与分析　对所有数据有强大的、统一的、便捷的统计检索功能。可以任意的内容,例如患者部分,麻醉医生部分、监护数据部分等各种信息作为检索条件进行分类检索,并导出数据和统计结果。

2. 麻醉药品、耗材、设备管理　相关药品、耗材等采购、配给到消耗、回收,全程电子化物流追踪。

3. 科室管理信息　管理员定期收集整理麻醉科建制和编制、设备信息、麻醉科临床麻醉管理制度信息、麻醉科各级人员职责信息、麻醉科资料管理信息、卫生技术职称/学历/年龄、教学职称结构、科研信息、最低监测标准、工作内容及工作量、临床技术项目、不良事件等信息。及时更新维护系统技术项目、专业名词、临床决策指南。

4. 综合人事管理　人员绩效管理系统可以帮助科室管理人员完成排班、统计工作量、考勤、加班补助、奖金福利分配、人事考核、培训等管理内容。

(三)麻醉教学科研管理

根据麻醉科教学任务和规模可以划分为:学生管理、师资管理、教学计划、模拟实践、考试管理、成绩管理、教材管理、临床实践管理、教学质量评价、毕业生管理、实验室管理以及学生综合信息查询等不同模块。

(四)质量控制系统

包括质量控制中心和麻醉科质量控制两个层面:

1. 针对省级质量控制中心的工作

(1)按要求准确、及时完成信息上报。

(2)对信息进行综合、分析、评价与反馈后持续改进科室质控工作。

(3)纠偏及情况交流。

2. 麻醉科作为质量控制基本单位的工作

(1)按时、如实上报。

(2)编辑、查看本医院上报数据报表。

(3)提出要求、意见与建议。

(4)配合、支持专题调研与评估。

(5) 交流经验与教训等。

3. 麻醉科质量控制

(1) 建设管理规范和技术操作常规的落实与改进。

(2) 医疗文件质量管理。

(3) 临床用药管理。

(4) 收费监控管理。

(5) 诊疗质量的量化监控。

(6) 质量的结果管理。

(五) 麻醉科临床咨询

能随时查阅系统包括：

(1) 各种标准评分。

(2) 补液及给药计算公式。

(3) 药物的药理学特性。

(4) 实验室指标正常值及临床意义。

(5) 辅助检查(包括 X 线、CT、B 超、核磁共振检查等)的正常参考值(图)及临床意义。

(6) 麻醉、手术意外的应急处置。

(7) 各种最新临床指南。

(8) 经典教科书及专著等。

麻醉科信息管理系统在科室管理和提高医、教、研质量方面的作用将日益显著,终将成为麻醉科建设与管理中不可缺的重要内涵。但目前的情况是在我国刚刚起步,因此有条件的单位要与时俱进、加快建设、取得经验,使之不断推广、普及与提高。

第十二章 信息资料数据库建设

一、数据库系统功能总览

数据上报(各级医院麻醉科)		
(一)基础信息	(六)麻醉成功率	
(二)组织结构	(七)麻醉相关死亡率	
(三)人员组成	(八)并发症发生率	
(四)技术服务	一般科室	(九)档案管理
	重点科室	(十)信息管理系统
(五)管理制度	(十一)专科麻醉等	
其他功能:审核结果查看、历史数据补报、查看系统公告、密码修改、内部短消息交流、个性设置		

查询管理(质控中心)	
用户信息查询及管理	通过多关键字检索,生成相应人员信息列表,并进行相关操作(用户信息修改、权限设置、用户密码重置等)
医院信息查询及管理	通过多关键字检索,生成相应医院信息列表,可进行相关操作(上报数据查询、内容审核、E-mail、手机短信发送等)

数据统计(质控中心)	
统计细目	根据质控项目对各医院上报数据进行列表显示,并可进行总数、最大值、最小值、平均值、方差等统计计算
统计报表	根据质控项目对医院类别(三甲、三乙、二甲)进行数据汇总统计,并生成分类报表

系统管理(质控中心)		
数据字典维护(增加、删除)	医院管理	专科麻醉
	麻醉方法	建制、编制
	技术项目	仪器设备
	学历/职称/资格	用户字段
	…	
系统公告通知		
邮件/短信模板	E-mail、手机短信	
上传/下载文件管理		
数据备份		
…		

二、用户信息库建设

1. 用户信息收集流程　质控中心书面通知各医院负责人(麻醉科主任)→指定信息员→登录质控网站→注册用户账号(填写医院、信息员等相关信息)→质控中心审核(核对相关信息)→开通相应账号→登录数据库系统→填报数据。

2. 用户信息数据库设计

(1) 用户字段:姓名、单位名称、单位地址、类别(科主任/副主任/信息员)、技术职称、年龄、固定电话、移动电话、E-mail、邮编等。

(2) 作用

① 通过收集各上报医院人员详细信息,可明确责任,落实到人。

② 通过系统收集的人员手机/E-mail信息,可为后期开发和应用手机短信和E-mail平台奠定良好基础,通过这个平台可以即时发布质控中心重要信息,改善手工邮寄/电话等方式带来的不

便、降低成本、缩短时差。

3. 用户操作权限划分

用　　户	权　　限
信息员	数据上报、数据修改
审核专家	数据审核(可按市级单位划分审核专家)
省卫生厅	统计报表查看
质控中心	用户信息查询、医院信息查询、统计细目、统计报表
系统管理员	系统后台管理和维护

三、数据上报（月报、年报）

数据上报(各级医院)		
（一）基础信息		（六）麻醉成功率
（二）组织结构		（七）麻醉相关死亡率
（三）人员组成		（八）并发症发生率
（四）技术服务	一般科室	（九）档案管理
	重点科室	（十）信息管理系统
（五）管理制度		（十一）专科麻醉
其他功能：审核结果查看、历史数据补报、查看系统公告、密码修改、内部短消息交流、个性设置		

相关内容请参阅第十三章。

四、数据查询

查询管理模块(质控中心)	
用户信息查询及管理	通过多关键字检索,生成相应人员信息列表,并进行相关操作(用户信息修改、权限设置、用户密码重置等)
医院信息查询及管理	通过多关键字检索,生成相应医院信息列表,可进行相关操作(上报数据查询、内容审核、E-mail、手机短信发送等)

1. 用户信息查询

(1)多关键字检索:检索字段:姓名、单位、地区(全部、市、县、区)、E-mail、状态(正常、非正常、激活、未激活、锁定、未锁定)、用户类型(科主任、科副主任、信息员、审核专家、管理员)、登录名等。

(2)综合查询列表:列表字段:姓名、单位(医院名称)、E-mail、最后访问时间、状态(正常、未激活)、锁定(是、否)账号、操作(用户信息修改、权限设置、用户密码重置)。

其他功能:其中姓名字段可设鼠标激活标签(鼠标放上,可显示注册信息小窗)。

姓名		单位			地区		
E-mail		状态		用户类型		登录名	

姓名	单位	E-mail	最后访问时间	状态	锁定	操作
张三	徐医附院	××@××.com	2011.5.11	正常		
……						

2. 医院信息查询

(1)多关键字检索:检索字段:医院名称(关键字、不填为全部)、医院等级(全部、三甲、三乙、二甲)、年份(默认当年年份,2011…)、上报情况(默认全部、已上报、未上报)、审核情况(默认全部、已审核、未审核)、地区(全部、市、县、区)。

(2)综合查询列表:列表字段:医院名称、医院等级(几级几等)、地区、年份、操作(查看、E-mail、短信);其中"查看"可进入上报数据查看界面:按项目查看对应医院的数据上报页面。

其他功能:其中医院名称可设鼠标激活标签(鼠标放上,可显示用户信息小窗)。

医院名称				医院等级	
年份		上报情况		审核情况	
地区					

医院名称	医院等级	年份	地区	审核情况	
徐医附院	三级甲等	2011	徐州	已审核	查看 E-mail 短信

五、数据统计

统计模块(质控中心)	
统计细目	根据质控项目对各医院上报数据进行列表显示,并可进行总数、最大值、最小值、平均值、方差等统计计算
统计报表	根据质控项目对医院类别(三甲、三乙、二甲)进行数据汇总统计,并生成分类报表

1. 统计细目　统计字段:年份(2011、…)、质控项目(组织结构、人员组成…)、地区(全部、南京市…)。

统计列表:

组织结构 统计项目 医院名称/类别	麻醉科	手术室			麻醉恢复室床位数	重症监护病房床位数	疼痛门诊数量	疼痛病房数量
		手术台数	手术室内床位	手术室外床位				
医院名称								
…								
医院名称(n)								
总计: 最大值: 最小值: 综合计算值: 方差:								

2. 统计报表　统计字段:年份(默认当前年份、2011…)、地区(全部、××市…)。

统计列表:

组织结构																
统计项目	学历结构				技术职称/资格认证									工程技术人员	其他辅助人员	人员编制		
					麻醉医师					专科护士								
医院名称/类别	博士	硕士	大学	中专	主任医师	副主任医师	主治医师	住院医师	助理住院医师	执业医师资格证书	主任护师	副主任护师	主管护师	护师	护士	执业护士资格证书			临床麻醉编制	RR编制	AICU及疼痛诊疗
医院名称																					
...																					
医院名称(n)																					
总计:																					
最大值:																					
最小值:																					
综合计算值:																					
方差:																					

组织结构														
统计项目	多功能监护仪	$P_{ET}CO_2$监测仪	多功能麻醉机	血气监测仪	体温监测仪	肌松监测仪	血流动力学监测仪	心电除颤仪等设备	机械通气呼吸机	血液回收机	RR床位	多功能监护仪	RR诊疗呼吸机	有创BP监测仪
医院名称/类别														
医院名称														
...														
医院名称(n)														
总计:														
最大值:														
最小值:														
综合计算值:														
方差:														

组织结构

统计项目	神经阻滞			硬膜外阻滞			麻醉相关死亡		
医院名称/类别	成功例数	同期神经阻滞总例数	成功率	成功例数	同期硬膜外阻滞总例数	成功率	死亡病例数	同期麻醉总例数	麻醉相关死亡率
医院名称									
...									
医院名称(n)									
总计:									
最大值:									
最小值:									
综合计算值:									
方差:									

并发症发生率

统计项目	腰麻后头痛			有创性(麻醉)操作感染			有创性(监测)操作感染			腰膜外(硬脊膜穿破)			腰膜外(血管损伤)			椎管内麻醉神经并发症		
医院名称/类别	发生例数	同期总例数	发生率	感染例数	同期总例数	发生率	感染例数	同期总例数	发生率	突破例数	同期硬膜外总例数	发生率	突破例数	同期硬膜外总例数	发生率	并发症例数	同期总例数	发生率
医院名称																		
...																		
医院名称(n)																		
总计:																		
最大值:																		
最小值:																		
综合计算值:																		
方差:																		

组织结构	统计项目	麻醉科						
		手术台数	手术室		麻醉恢复室床位数	重症监护病房床位数	疼痛门诊数量	疼痛病房数量
			手术室内床位	手术室外床位				
医院名称/类别	三甲							
	三乙							
	二甲							
总计:								

组织结构	统计项目	技术职称/资质认证													人员编制		
		学历结构					麻醉医师				专科护士				工程技术人员	其他辅助人员	临床麻醉编制	RR编制	AICU及疼痛诊疗
		博士	硕士	大学士	中专	主任医师	副主任医师	主治医师	住院医师	助理住院医师	执业医师资格证书	主任护师	副主任护师	主管护师	护师	护士	执业护士资格证书				
医院名称/类别	三甲																				
	三乙																				
	二甲																				
总计:																					

六、系统管理

系统管理模块（质控中心）		
数据字典维护（增加、删除）	医院管理	麻醉专科
	麻醉方法	建制、编制
	技术项目	仪器设备
	学历/职称/资格	用户字段
	…	
系统公告通知		
邮件/短信模板	E-mail、手机短信	
上传/下载文件管理		
数据备份		
…		

第十三章 麻醉科工作评价标准

为加强江苏省三级医院麻醉科医疗质量管理,科学、客观、准确地评价医院麻醉科的医疗质量与管理水平,把持续改进医疗质量和保障患者安全作为麻醉科管理的核心内容,不断满足人民群众日益增长的医疗卫生需求。根据卫生管理法律、法规、规章的有关规定,制定麻醉科医疗质量评价标准。质量标准是质控的核心问题,是质量控制具体实施的依据,共有两部分组成,一是《江苏省三级综合医院麻醉科医疗质量评价标准》(简称《标准》);二是《江苏省三级综合医院麻醉科评价标准与细则》(简称《评价细则》),现分别叙述如下:

一、麻醉科医疗质量评价标准

《标准》主要针对全省三级医院麻醉科,二级医院麻醉科可参照执行,据此可对医院麻醉科医疗质量进行指导、评价、检查和监督。《标准》涵盖科室设置与功能、人员配备、诊疗技术、科室管理及教育、科研等五个方面。现叙述如下:

(一)组织结构与功能

结构管理是过程管理的重要基础,规范我省医院麻醉科的组织结构是从整体上保障与提高医疗质量的重要前提。卫生部在1989年发布[1989]第12号文件,明确麻醉科的工作内涵应包括临床麻醉、急救、心肺脑复苏、重症监测治疗和疼痛的研究与诊疗。卫生部[1994]27号文件,又将麻醉科确认为医院的一级诊疗科目,代码"26"。这不仅是麻醉科开展业务工作的依据,更是医院麻醉科与临床各科特别是手术科室之间形成相互支撑、良性循环发展势态的重要保证。麻醉科组织结构及其要求如下:

1. 建科

指　　标	标　　准
1. 成立麻醉科	(1) 凡开展手术治疗的二级以上医院均应成立麻醉科； (2) 麻醉科是医院的一级临床科室,有医院相应的建科文件； (3) 三级及有条件的二级甲等医院麻醉科均应在临床麻醉的基础上开展急救与重症监测治疗以及疼痛诊疗工作

2. 临床麻醉

指　　标	标　　准
1. 手术室内和手术室外麻醉	能规范进行手术室内和手术室外麻醉,有规范及各种规章制度
2. 麻醉前检查、评估与准备	(1) 麻醉前检查、评估与准备； (2) 必须具备以下三种模式之一：① 安排专人按规章进行此项工作；② 设立"麻醉前评估中心"执行此项任务；③ 三甲及部分有条件的医院可先行开设麻醉科门诊,取得经验后推广
3. 麻醉后恢复室(RR)的建立与管理	(1) 凡三级医院必须建立麻醉恢复室(RR),尚未建立的医院应有三年建设计划,即三年内必须达标； (2) RR床位与手术台比例：一般科室≥1∶4,重点科室≥1∶2； (3) 有RR建设管理规范,并能认真执行
4. 麻醉医师分级管理制	对取得执业医师资格者进行分级管理,按不同分级承担不同的麻醉与监控任务

3. 重症监测治疗及麻醉科重症监护病房(室)(AICU)

指　　标	标　　准
1. 围术期重症监测治疗	(1) 参与院内外急救及各种突发事件的救治,有抢救记录; (2) 能规范进行心肺脑复苏,有抢救会诊记录; (3) 常规开展围术期生命机能监测与调控,有开展监测项目及相应记录; (4) 常规开展围术期重要器官功能保护与复苏,有课题或论文或项目
2. 麻醉科重症监护病房(AICU)的建设	(1) 三级甲等及具有省级临床重点专科(麻醉科)的三级乙等医院及部分有条件医院的麻醉科均应建有专科重症监护病房(AICU); (2) AICU床位数与医院手术科室床位总数之比应≥2%,每床的建筑面积应≥15m²; (3) AICU中最少要配备一个单间病房,面积约为 18~25m²; (4) AICU中应力争设立正压和负压隔离病房; (5) 有 AICU 建设管理规范并认真执行

4. 疼痛诊疗

指　　标	标　　准
1. 急性疼痛诊疗	(1) 配备具有麻醉科医师资质的医师从事此项工作,并具备相应的条件、设施与设备; (2) 二级甲等以上医院均需常规开展,有规范及各种规章制度; (3) 能规范开展术后镇痛、分娩镇痛(含人流)及创伤或非创伤性诊疗的无痛检查或无痛介入治疗,有常规和诊疗指南

续表

指　　标	标　　准
2. 慢性疼痛诊疗工作	（1）三级医院及有条件的二甲医院均应建有麻醉科疼痛诊疗门诊； （2）疼痛门诊建筑面积≥50平方米，建有诊室、治疗室、治疗准备室等； （3）根据需要与条件建立病房，若建病房床位一般≥6张床，每床净使用面积≥4平方米，应设治疗室、办公室、值班室等

（二）人员配备

提高医疗质量，保障患者安全关键是以人为本，人员配备除数量外，应注重质量。为适应不断发展的医疗形势，满足手术数量与质量的日益增长的需求以及床位利用率、手术台周转率的不断提高，确保麻醉科有足够的人员编制是重要前提，努力提高麻醉科专业人员的学历结构与整体素质是根本，培育优秀学科带头人是关键，这也是我省麻醉科建设与发展、持续提高医疗质量的重要保证。

指　　标	标　　准
1. 人员配备 1-1. 临床麻醉编制	麻醉科临床麻醉人员总编制可参照下列标准执行： （1）按手术台数定编制，手术台数由手术室内与手术室外两部分组成： ① 手术室内台数：手术台与人员编制比例应≥1∶2.5，当手术科室床位多而手术台相对偏少时，应按手术台数与手术科室床位数比例为1∶25进行校正； ② 手术室外台数：手术台与人员编制比例应≥1∶1.5，其中医师编制≥1∶0.5，麻醉专科护士比例≥1∶1。 （2）按手术科室床位数决定总编制，即每100张床位配备临床麻醉编制≥8名； （3）按手术例次数决定总编制，即每400例次手术/年临床麻醉定编1名；

续表

指 标	标 准
	(4) 医学院附属医院为满足教学需要应在总编制基础上增加10%； (5) 在总编制中除麻醉科医师外,还应配备麻醉专科护士、工程技术人员及其他辅助人员； (6) 科主任对人员编制应有话语权,院方应充分尊重科主任的意见与建议
1-2. RR编制	RR床位数与医师比例≥1∶0.2,与护士比例≥1∶0.5
1-3. AICU编制	(1) 麻醉科重症监护病房(AICU)护士与床位数比例为3∶1； (2) AICU医师与床位数比例为： ≤4张床,配备2名； ≥5张床,配备5名； ≥8张床,在5名的基础上,每增加2张床增加1名； ≥14张床,在5名的基础上,每增加4张床增加1名
1-4. 疼痛诊疗编制	(1) 疼痛门诊:医师≥1,护士≥2名； (2) 疼痛病房:床位与医师比例为1∶0.2； 床位与护士比例为1∶0.5
2. 学历结构	(1) 麻醉科医师应具有医学院(校)本科或以上学历、获得执业医师资格证书； (2) 麻醉专科护士具有护理专业中专或以上学历、获得执业护士资格证书,并经麻醉专科护士培训合格者
3. 科主任资质	(1) 麻醉科主任应具有副主任医师以上职称、具有临床麻醉、或重症医学、或疼痛诊疗专长的麻醉科执业医师担任； (2) 三甲医院及省重点临床专科(麻醉科)医院的主任应由正主任医师并具有上述专长的执业医师担任

（三）诊疗技术

为患者提供优良的诊疗技术服务,是医疗质量的重要组成部分,按照江苏省卫生厅《三级综合医院临床科室技术标准》要求,一般科室与重点科室的技术标准是有区分的,但重点科室应同时达到一般科室的标准。实现技术标准必须解决两个基本问题:一是设备条件,二是技术能力。因此,基本设备条件应列入要求之中。

1. 一般科室指标与标准

指　　标	标　　准
1. 正确、规范进行各种麻醉技术的实施与处理,包括各种阻滞麻醉、吸入全麻、静脉全麻和复合麻醉等	能全面实施,有常规和(或)指南、有相应的医疗文件(麻醉记录单等)
2. 对所有手术病人必须进行有创或无创血压、心电和血氧饱和度连续定量监测	配有多功能监护仪(含有 ECG、无创 BP、HR、SpO_2、T 等功能);多功能监护仪与手术台比例$\geqslant 1.0$
3. 全麻气管插管病人必须进行呼末二氧化碳监测	(1) 多功能麻醉机与手术台比例$\geqslant 1$; (2) 具有 $PETCO_2$ 功能的监测仪; 三甲医院及列为省临床重点专科的医院与手术台比例要达到1∶1,其余医院与手术台比例应$\geqslant 0.5$
4. 具备血气、体温及肌松监测的条件与技能	(1) 有血气、体温监测仪及肌松监测仪; (2) 具有相应技能
5. 规范进行各专科手术的麻醉处理	(1) 各专科手术麻醉处理主要包括心脏、血管、脑外科、小儿、产科麻醉等; (2) 有常规和(或)指南,有麻醉记录单; (3) 有相应的设备条件(按专科特点决定,如小儿麻醉机及各种回路等)

续表

指　　标	标　　准
6. 规范进行危重、疑难病人的麻醉处理	(1) 主要包括休克、创伤、脏器功能不全及重大或新开展的手术等； (2) 有常规和(或)指南，有麻醉记录单； (3) 有相应的设备条件，如血流动力学监测等（详见监测指标）
7. 规范进行气管内插管术及支气管内插管术	(1) 有常规和(或)指南； (2) 有麻醉记录单； (3) 有相应的设备条件(如单腔及双腔导管)和技能
8. 规范进行控制性降温、控制性降压及体外循环	(1) 有常规和(或)指南和麻醉记录单； (2) 有相应的设备条件和技能； (3) 体外循环请参照Ⅱ类临床技术规范执行
9. 深静脉穿刺及动脉穿刺置管技术	有常规和(或)指南、麻醉记录单及相应的设备条件和技能
10. 术后镇痛、无痛分娩、无痛有创或无创性诊断检查	(1) 能常规开展，有记录单； (2) 有管理规范及相应的条件和技能
11. 能从事慢性疼痛诊疗工作	(1) 设置有麻醉科疼痛门诊，有诊室、治疗室及治疗准备室； (2) 能开展神经及神经节阻滞等治疗技术，有常规和(或)指南； (3) 有相应的设备条件与技术
12. 具有困难气道处理的条件和技能	(1) 能规范进行困难气道的判断与处理，有常规和(或)指南； (2) 备有喉罩、高喉头喉镜、光棒、视频喉镜等两种以上设备及技术能力
13. 心肺脑复苏术	(1) 符合2010年指南要求； (2) 有检验或会诊记录
14. 除颤技术及氧治疗技术	(1) 具有心电除颤仪等相应设备条件，与手术台比例≥1∶10； (2) 有常规和(或)指南及正确使用的技能

续表

指　　标	标　　准
15. 正确掌握机械通气支持的技能	(1) 配备有呼吸机,能进行有创和无创通气; (2) 具有相应的技能; (3) 有使用记录
16. 具有节约用血及血液回收的条件与技能	(1) 血液回收机≥1台; (2) 具有相应规章制度与技能; (3) 有使用记录
17. RR基本诊疗设备	(1) 设备条件能达到以下最低标准:每床均须配备多功能监护仪(含ECF、无创BP、P、SpO_2、T等功能); (2) 床位与呼吸支持设备(呼吸机)≥1∶0.2; (3) 具有血流动力学监测的条件
18. "三基"考核	合格率100%
19. 抢救设备完好率	完好率100%
20. 万元以上麻醉设备、仪器完好率	完好率≥95%

2. 重点科室指标与要求

指　　标	标　　准
1. 血流动力学监测(包括CO、BP、CVP、RAP、PAWP等)	(1) 有创BP监测仪与手术台比例≥0.5,血流动力学监测仪(含CO及PAWP等)与手术台比例≥0.1; (2) 高年资主治医师以上,具有相应技能; (3) 有常规及监测记录
2. 呼吸功能监测(含呼吸力学)	(1) 设备与手术台比例≥0.1; (2) 高年资主治医师以上,具有相应技能; (3) 有常规及监测记录
3. 血气和水、血电解质、酸碱分析监测的条件与技能	具有相应设备与条件,能进行血液酸碱气体分析(含电解质分析)

续表

指　　标	标　　准
4. ACT 等出凝血监测的条件与技能	具有相应设备与条件,能进行 ACT 及其他出凝血监测
5. 全麻和阻滞麻醉总数	全年不低于 10 000 例
6. 持续血液净化治疗的条件与技术	(1) 设备配置与 AICU 床位比例≥0.1; (2) 能常规开展; (3) 具有相应技能及记录单
7. 疼痛病房	(1) 设有病房; (2) 能开展慢性疼痛诊疗(含癌痛及神经病理性疼痛的诊疗)、神经阻滞治疗、经皮神经毁损术等; (3) 具有相应设备与技能,有诊治记录
8. 具有用纤支镜进行困难气道处理的条件与技能	(1) 纤支镜用于困难气管插管及诊疗,具有专用人员及相应技能; (2) 配备有纤支镜等相应设备; (3) 有使用记录
9. 经食道超声监测心动图(TEE),超声技术在麻醉中应用	(1) 有 TEE 设备; (2) 有专用人员及相应技能; (3) 有使用记录
10. 混合静脉血氧饱和度监测的条件与技能	(1) 混合静脉血氧饱和度监测仪≥1 台; (2) 具有相应技能及监测记录

(四)科室管理

1. 基础管理

基础管理是质量管理的重要核心内容,麻醉前、中、后的基础管理主要体现在规章制度的建立及其执行情况。规章制度的内容请参照《医院麻醉科建设管理规范》执行,管理制度指标共有 14 项。其指标与要求如下述:

指　　标	标　　准
1. 岗位责任制	有无该项制度,执行情况(台账)
2. 三级医师负责制	有无该项制度,执行情况(台账)
3. 麻醉前访视、讨论制度	术前访视单达100% 有无该项制度,术前访视记录单
4. 医疗事故防范制度	有无该项制度,执行情况(台账)
5. 毒麻药品管理制度	有无该项制度,执行情况(台账)
6. 麻醉后随访、总结制度	麻醉记录单书写合格率达98%,麻醉记录单 术后随访率达100%,术后访视记录
7. 危重、疑难、死亡病例讨论制度	有无该项制度,执行情况(讨论记录)
8. 仪器设备保管、保养制度	有无该项制度,执行情况(仪器设备使用记录单)
9. 麻醉用具消毒制度	消毒灭菌合格率达100% 有无该项制度,执行情况(查核记录)
10. 会诊制度	有无该项制度,执行情况(台账)
11. 进修、实习医生、研究生授课制度	有无该项制度,执行情况(课程表)
12. 医生交接班制度	有无该项制度,执行情况(交接班记录本)
13. 麻醉分级管理制度	有无该项制度,执行情况(实际检查)
14. 麻醉医师分级管理制度	参照执行

2. 过程管理与终末管理

过程管理与终末管理反映过程与结果的关系,结果的掌控对评估医疗质量,特别是对持续改进麻醉管理具有重要价值,为做到科学、实用,《标准》初步提出成功率、死亡率及并发症发生率等三方面的指标与标准,并随着质控工作的开展与深入将不断完善与充实。

(1)神经阻滞麻醉成功率

概念:包括臂丛、尺神经等各种神经丛或神经干阻滞麻醉,成功标准是阻滞相应区域基本无痛,无须补加局麻及或改为全麻即可完成手术。

标准:≥93%

计算公式:$\dfrac{神经阻滞成功例数}{同期神经阻滞总例数} \times 100\%$

(2)硬膜外阻滞成功率

概念:成功标准是阻滞相应区域基本无痛,无须补加局麻及或改为全麻即可完成手术。

标准:≥93%

计算公式:$\dfrac{硬膜外阻滞成功例数}{同期硬膜外阻滞总例数} \times 100\%$

(3)麻醉相关死亡率

概念:麻醉相关总死亡率指在围麻醉期(或围术期)与麻醉及相关药物使用、麻醉与监测方法实施以及诊疗处理等相关导致死亡的发生率,有病人、技术及责任等方面的原因。

标准:≤0.01%

计算公式:$\dfrac{麻醉相关死亡病例数}{同期麻醉总例数} \times 100\%$

(4)并发症发生率

① 腰麻后头痛发生率

概念:腰麻后头痛多发生在腰麻后1~3天,常在病人术后第一次抬头或起床活动时发生。其特点是双侧性头痛,抬头或坐起时加重,平卧后减轻或消失。

标准:≤10%

计算公式:$\dfrac{腰麻后头痛发生例数}{同期腰麻后头痛总例数} \times 100\%$

② 有创性操作感染发生率

- 有创性麻醉操作感染发生率

概念:感染的标准是局部红、肿、痛,有或无脓疱,伴或不伴发热。

标准：≤0.1%

计算公式：$\frac{有创性麻醉操作感染例数}{同期有创性麻醉操作总例数} \times 100\%$

- 有创性监测操作感染发生率

概念：感染的标准是局部红、肿、痛，有或无脓疱，伴或不伴发热。

标准：≤0.1%

计算公式：$\frac{有创性监测操作感染例数}{同期有创性监测操作总例数} \times 100\%$

③ 有创性操作损伤发生率

- 硬膜外麻醉硬脊膜穿破发生率

标准：≤0.5%

计算公式：$\frac{硬膜外麻醉硬脊膜穿破例数}{同期硬膜外麻醉总例数} \times 100\%$

- 硬膜外麻醉血管损伤操作发生率

标准：≤1%

计算公式：$\frac{硬膜外麻醉血管损伤发生例数}{同期硬膜外麻醉总例数} \times 100\%$

④ 椎管内麻醉神经并发症发生率

概念：神经并发症标准：是在排除其他病因、在椎管内麻醉恢复期后延续发生的局部麻木、异感、肌无力，甚至瘫痪。

标准：≤0.02%（其中截瘫发生率应≤0.001%）

计算公式：$\frac{椎管内神经麻醉并发症发生例数}{同期椎管内神经麻醉并发症总例数} \times 100\%$

3. 档案管理

指　　标	标　　准
1. 有专人负责	核查负责人
2. 设备仪器档案	建有5万元以上医疗设备仪器的使用、保养、维修档案,检查记录
3. 麻醉科医疗文件汇总	及时将麻醉前访视记录单、麻醉记录单、麻醉后随访记录单汇总用电子版保存,或装订后归档,检查电子版或归档现场
4. 麻醉科台账	建立有:会诊登记本、交接班登记本、危重疑难麻醉术前讨论登记本、死亡病例讨论登记本等,并及时归档,检查台帐
5. 毒麻药品管理	有专人负责,建立毒麻药品管理登记本,并及时整理归档

4. 信息管理系统

(1) 概念

① 电子病历:指医务人员在医疗活动过程中,使用医疗机构信息系统生成的文字、符号、图表、图形、数据、影像等数字化的医疗信息资料,是病历的一种记录形式。应用文字处理软件如Word文档、WPS文档等编辑、打印的病历,不属于本规范所称的电子病历,按照卫生部《病历书写基本规范(试行)》管理。

② 手术、麻醉管理分系统:是指专用于住院病人手术与麻醉的申请、审批、安排,以及术后有关信息的记录和跟踪等功能的计算机应用程序。医院手术、麻醉的安排是一个复杂的过程,合理、有效、安全的手术、麻醉管理能有效保证医院手术的正常进行。

③ 医院信息系统:医院信息系统是指利用计算机软硬件技术、网络通讯技术等现代化手段,对医院及其所属各部门对人流、物流、财流进行综合管理,对在医疗活动各阶段中产生的数据进行采集、存贮、处理、提取、传输、汇总、加工生成各种信息,从而为医院的整体运行提供全面的、自动化的管理及各种服务的信息系统。医院信息系统是现代化医院建设中不可缺少的基础设施与支撑

环境。

(2) 指标与标准

指　　标	标　　准
1. 麻醉科全面使用电子病历	(1) 按卫生部及省卫生厅相关文件要求执行； (2) 符合《江苏省电子病历系统评价标准与细则》(试行) (3) 符合《麻醉药品管理办法》以及其他相关法律、法规、规章制度的要求
2. 建立手术、麻醉管理分系统	

(五) 教育与科研

1. 教育

指　　标	标　　准
1. 住院医师培训	(1) 第一阶段 3 年能按省卫生厅要求全面进行规范化住院医师培训； (2) 有培训计划及轮转安排表； (3) 有培训记录,第一阶段临床实践能达标(详见《规范》相关章节)； (4) 有考试、考核记录
2. 继续医学教育	(1) 三甲医院及列为省临床重点专科医院的麻醉科须有省级及其以上 CME 项目,每 2 年 1 次,其他医院有市级及其以上项目,每 2 年 1 次； (2) 麻醉科中级及其以上职称的医护人员每年累计 CME 学分≥25 分； (3) CME 学分列为医院继续聘任的条件之一,有相应文件或记录； (4) 有 CME 记录及学分证书

2. 科研

指　　标	标　　准
1. 机制	(1) 三甲医院及列为省临床重点专科的麻醉科对获得省级及其以上课题的负责人能保证有一定的从事科研的时间,期间能享有科室奖金,奖金应≥科室相应职称人员的平均奖; (2) 三乙医院一般科室对获得市级及其以上课题的负责人能保证有一定的从事科研的时间,期间能享有科室奖金,奖金应≥科室相应职称人员的平均奖; (3) 科室对发表论文、著作(教材),获得成果与课题均有奖励政策
2. 课题	(1) 三甲医院及列为省临床重点专科的麻醉科必须有市级(含省厅、局级,下同)及其以上课题,每年≥2项,或获得省级及其以上课题每年≥1项; (2) 三级医院一般科室必须有市级及其以上课题每年≥1项
3. 论文	(1) 三甲医院及列为省临床重点专科的麻醉科必须在中华系列杂志发表论文每年≥3篇,或SCI收录期刊发表论文每年≥1篇; (2) 三级医院一般科室每年发表论文应≥3篇,其中中华系列杂志≥1篇
4. 成果	(1) 三甲医院及列为省临床重点专科的麻醉科必须获得市级及其以上成果(含省厅级及省卫生厅新技术引进奖)每年≥2项,或每2年获得省科技成果奖1项; (2) 三级医院一般科室必须获得市级及其以上成果(含省厅级及新技术引进奖)每年≥1项
5. 著作、教材	(1) 三甲医院及列为省临床重点专科的麻醉科必须有担任主编(或副主编)的教材与著作,平均每2年≥1部,或参编(译)每年≥1部; (2) 三级医院一般科室参编(译)教材或著作每2年≥1部

二、麻醉科建设管理评价标准与细则(试行)

内容详见附录。

第二篇 常用技术操作常规

第十四章 麻醉前准备

麻醉前准备是指根据病情对手术病人做好各方面的准备工作,目的是保障手术病人在麻醉期间的安全,增强病人对手术和麻醉的耐受能力,避免或减少围手术期的并发症。

一、麻醉前病情评估

对病情的判断以美国麻醉医师协会(ASA)分级作为参考:

Ⅰ级 病人的心、肺、肝、肾和中枢神经系统正常,发育、营养良好,能耐受麻醉和手术。

Ⅱ级 病人的心、肺、肝、肾等实质性器官虽然有轻度的病变,但代偿健全,对一般麻醉和手术的耐受性仍无大碍。

Ⅲ级 病人的心、肺、肝、肾等实质性器官病变严重,功能减退,虽然在代偿范围内,但对施行麻醉和手术仍有顾虑。

Ⅳ级 病人的心、肺、肝、肾等实质性器官病变严重,功能代偿不全,威胁着生命安全,施行麻醉和手术均有危险。

Ⅴ级 病人病情危重,随时有死亡的危险,麻醉和手术异常危险。

(一)病史

麻醉前需全面了解病人的现病史、过去史、个人史、过敏史、治疗用药史、外科疾病史、以往麻醉手术史、本次手术情况,以及内科疾病史(包括循环系统、呼吸系统、胃肠系统、内分泌系统、生殖泌尿系统、神经系统、血液系统、体壁系统)。

(二)体格检查

体检应当全面而有重点,特别注意气道、循环、呼吸、神经系统的检查,实施区域麻醉时,应仔细检查四肢和背部情况。

(三)辅助检查

1. 化验检查　常规化验筛选很少应用,应根据病人所患疾病和拟行手术选择特殊化验检查。以下项目可供参考:血常规、出凝血功能、肝肾功能、血气分析、血电解质、血糖等。

2. 其他辅助检查　ECG、心脏彩超、胸片、肺功能。

(四)对病情的判断以美国麻醉医师协会(ASA)分级作为参考

ASA Ⅰ级病人做好一般准备工作即可;对 ASA Ⅱ级的病人还应调整和维护全身情况及重要生命器官功能,在最大程度上增强病人对麻醉的耐受力;对 ASA Ⅲ~Ⅳ级的病人除做好一般性准备工作外,还必须根据个别情况做好特殊准备(详见特殊病种麻醉准备)。

二、精神状态的准备

1. 术前必须想方设法解除病人的思想顾虑和焦急情绪,从关怀安慰、耐心解释和鼓励着手,酌情、恰当阐明手术目的、麻醉方式、手术体位以及麻醉和手术中可能出现的不适等情况向病人做具体介绍,针对存在的顾虑和疑问进行交谈和说明,取得病人的信任,争取充分的合作。

2. 对过度紧张而不能自控的病人,手术前夜或当日麻醉前再给适量镇静安眠药。

三、改善营养状况

全面评估病人营养状况的基础上,根据手术和麻醉的需要,有重点的调整病人的营养状况。

1. 低蛋白血症

2. 贫血　对营养不良的病人,手术前如果有较充裕的时间应尽可能给予经口补充营养;如果时间不充裕,或病人不能或不愿意经口饮食,可通过小量多次输血,使血红蛋白达 80g/L 以上,注射水解蛋白使血清蛋白达 30g/L 以上,或维生素补充等进行纠正;白蛋白低下者,最好给予浓缩白蛋白注射液。

四、术后适应性训练

有关术后饮食、体位、大小便、切口疼痛或其他不适,以及可能需要较长时间输液、吸氧、胃肠减压、胸腔引流、导尿及其他引流情况,术前应酌情将其临床意义向病人讲明,争取其配合。多数病人不习惯在床上大小便,术前需进行锻炼。术后深呼吸、咳嗽、吸痰的重要性必须向病人讲解清楚,并训练正确的执行方法。

五、胃肠道准备

择期手术中,除浅表小手术采用局部浸润麻醉者外,其他不论采用何种麻醉方式,均需常规排空胃,目的是防止术中或术后反流、呕吐、误吸、肺部感染或窒息等急症。胃排空时间正常人为4~6 小时,当病人情绪激动、恐惧、焦虑或疼痛不适等可致胃排空时间显著延长(减慢)。因此,成人一般应在麻醉前至少 8~12 小时禁饮、禁食,确保胃彻底排空;小儿麻醉前也应该至少禁饮、禁食 8 小时,但乳婴儿麻醉前 4 小时可喂 1 次葡萄糖水。

六、膀胱准备

病人送入手术室前应嘱其排空膀胱,以防止术中尿床和术后尿潴留。对盆腔或疝手术,排空膀胱有利于手术视野显露和预防膀胱损伤。危重病人或复杂大手术,均需麻醉诱导后留置导尿管,以利于观察尿量。

七、口腔准备

当病人住院后应立即叮嘱病人早晚要刷牙,饭后要漱口。对患有松动的龋齿或牙周炎症者,需经口腔科诊治。进手术室前应将活动假牙取下,以防止麻醉时脱落,甚至误吸入气管内或嵌顿于食管内。

八、输液输血准备

对中等以上手术,术前应检查病人的血型,准备一定数量的全血,做好交叉配合试验。凡有水电解质或酸碱失衡者,术前均应常规输液,补充电解质和纠正酸中毒。

九、治疗药物的调整

病情复杂的病人,术前常规已经接受一系列药物治疗,麻醉前除要求全面检查药物治疗的效果外,还应重点考虑某些药物与麻醉之间存在的相互作用,有些容易导致麻醉的不良反应。因此,对某些药物要确定是否继续使用、调整剂量再用或停止使用。例如,洋地黄、胰岛素、皮质激素和抗癫痫药物,一般都需要继续使用至手术前,但应该核对剂量重新调整。对一个月以前曾较长时间应用皮质激素而术前已经停服者,手术中有可能发生急性肾上腺皮质激素功能不全危象,因此手术前必须恢复使用外源性皮质激素,直至手术后数天。在使用抗凝治疗的病人,手术前应停止使用,并需设法拮抗其残余抗凝作用。病人长期服用某些中枢神经抑制药,如巴比妥、阿片类、单胺氧化酶抑制药、三环抗抑郁药等,均可影响对麻醉药的耐受性,或于麻醉中易发呼吸和循环意外,故均应于手术前停止使用。安定类药(如吩噻嗪类药氯丙嗪)、抗高血压药(如萝芙木类药物利血平)、抗心绞痛药(如 β-受体阻断药)均可导致麻醉中出现低血压、心动过缓,甚至心缩乏力,故术前均应考虑是否继续使用、调整剂量使用或暂停使用。

十、手术前晚复查

手术前晚应对全部准备工作进行复查,如临时发现病人感冒发热、妇女月经来潮等情况时,除非急诊手术,择期手术应推迟进行。

十一、麻醉前会诊制度

对危重、疑难复杂病人或特大手术病人,术前需要麻醉会诊。它包括:

1. 详细、清晰记录会诊的日期和时间、麻醉方案以及有关麻醉特殊情况。

2. 从病史、体检和化验检查中得出的阳性结果。

3. 有关疾病的过程、治疗措施、目前功能障碍、所用的药物和变态反应问题。

4. 对病人病情的总体印象,根据美国麻醉医师协会(ASA)标准分级评估。

5. 在麻醉手术中可能出现的并发症等。

十二、麻醉设备、用具及药品的准备

麻醉前必须对麻醉机、气源、气源连接的正确性、监测设备、麻醉用具、药物进行准备和检查,无论实施何种麻醉,都必须准备麻醉机、急救设备和药物。麻醉期间除必须监测病人的生命体征,如血压(BP)、呼吸(R)、心电图(ECG)、脉搏(HR)、体温(T)、血氧饱和度(SpO_2)外,还应根据病情和条件,选择适当的监测项目,如呼气末 CO_2 分压($ET\ CO_2$)、直接动脉测压或中心静脉压(CVP)等。

麻醉实施前再一次对准备好的设备、用具、药物等检查、核对,主要检查麻醉机密封程度、气源及其压力、吸引器、麻醉喉镜、气管导管及连接管等,术中所用药品必须经过核对后方可使用。

十三、麻醉前用药

(一) 药物种类

镇静催眠药

(1) 乙醇或乙醛衍生物:如水合氯醛;

(2) 巴比妥类药:常用苯巴比妥钠肌肉注射;

(3) 神经安定类药:① 氯丙嗪:适用于低温麻醉和小儿麻醉前用药,禁用于老年、虚弱、动脉硬化、肝功能严重减退、中枢神经系统明显抑制、尿毒症及重症心血管病人,急性失血、脱水至低血容量病人;② 异丙嗪:单独应用时偶可出现烦躁不安等副作用,追加适量的哌替啶即可转入安静入睡;③ 氟哌啶或氟哌啶醇:作用与氯丙嗪相似,但较弱。在低血容量、老年体弱或椎管内麻醉病人中可发生低血压。用量过大可发生锥体外系综合征。氟哌啶的作

用较氟哌啶醇强且锥体外系副作用较小,目前多用氟哌啶。

(二)麻醉性镇痛药

药物有吗啡、可待因、哌替啶、芬太尼等,具有较强的镇痛作用,但同时也具有所用吗啡类药物的副作用,如呼吸抑制、恶心、呕吐、心率减慢、肌肉强直等。因此,对年老、体弱,颅脑外伤、颅内高压等病人要禁用或慎用。

(三)苯二氮䓬类药

常用药物有地西泮、咪达唑仑等。均有较强的抗焦虑功能和遗忘功能。两药相比地西泮的作用时间明显较咪达唑仑长。两药均可采用口服、肌注和静脉注射用药,小儿可采用咪达唑仑口服或滴鼻。

(四)抗胆碱能药

1. 阿托品　可引起心率增快、呼吸中枢兴奋、减轻内脏牵拉反射、减少唾液分泌、扩张外周血管、扩瞳、抑制汗腺等作用。临床使用中应避免在心动过速、心肌缺血、高热、青光眼病人中使用。

2. 东莨菪碱　与阿托品相比不引起基础代谢、体温和心率的变化,同时还具有中枢镇静作用,对腺体分泌的抑制作用较阿托品弱。老年人、小儿或剧痛病人应用后,可能出现躁动和谵妄等副作用。

用药途径:成人可通过口服、肌注或静脉注射用药,小儿除以上途径外也可经直肠或滴鼻等。

第十五章　局部浸润麻醉

一、适应证和禁忌证

（一）适应证

体表短小手术、有创性检查和治疗术。

（二）禁忌证

1. 注药区域感染。
2. 不合作的患者或精神异常者。
3. 局麻药过敏者。

二、麻醉前准备

见第十四章"麻醉前准备"。

三、操作方法

1. 常规皮肤消毒，铺无菌手术巾。
2. 逐层浸润。

四、常用药物及给药方法

常用局麻药的浓度和极量[*]

药　物	表面麻醉	区域阻滞	神经丛、干阻滞	硬膜外阻滞
丁卡因	0.25%～1% 40 mg	0.1% 75 mg	0.15%～0.2% 75 mg	0.2%～0.3% 75 mg
利多卡因	2%～4% 200 mg	0.5% 500 mg	1%～2% 500 mg	1%～2% 500 mg
布比卡因		0.125%～0.5% 200 mg	0.25%～0.5% 200 mg	0.5% 200 mg
罗哌卡因		0.25%～0.5% 200 mg	0.25%～0.5% 200 mg	0.5%～0.75% 100～150 mg

[*] 此系成人剂量，使用时还需根据具体患者决定。

五、并发症及其防治

（一）局麻药中毒反应

局麻过程中，如果发现患者烦躁不安、面色苍白、恶心呕吐时，应立即停止注药，给氧，保持呼吸道通畅，必要时给予镇静药。若出现惊厥，立即止痉：可静注咪唑安定 $0.05\sim0.1$ mg/kg 或 2% 硫喷妥钠 $1\sim2$ mg/kg 或地西泮 $5\sim10$ mg；惊厥仍未能控制，可静脉注射琥珀胆碱 $1\sim2$ mg/kg，并同时施行人工控制呼吸。积极维持循环功能，例如用血管收缩药维持血压于正常范围。一旦发生呼吸心搏骤停，立即施行有效的心肺复苏术。

（二）局麻药变态反应

局麻药变态反应的发生率虽很低，但亦应有所警惕。一旦发生应立即对症治疗。

六、注意事项

1. 严格执行药品查对制度。
2. 严格掌握单位时间内局麻药的安全用量，杜绝逾量。
3. 对缩血管药物无禁忌证者，局麻药液中宜加入适量肾上腺素（1∶20万～1∶50万），以收缩局部血管，延长麻醉作用时间，减少局麻药毒性反应。但于指、趾、耳郭或阴茎根部注射时禁忌加入肾上腺素或其他血管收缩药。
4. 为避免局麻药误入血流，注药前或改变针尖位置后均须先作回吸试验，无血液回流时才能注药。
5. 麻醉手术期间应严密观察病情，并备有人工呼吸等急救物品。

第十六章 基础麻醉

一、适应证与禁忌证

（一）适应证

1. 不合作的小儿或精神极度紧张的患者。
2. 全麻诱导前用以缩短或缓解麻醉兴奋期，减少麻药用量。

（二）禁忌证

参照"静脉复合麻醉"。

二、麻醉前准备

见"麻醉前准备"。

三、常用药物及给药途径

1. 依托咪酯 0.15～0.3 mg/kg 静脉注射；维持用 0.12～0.2 μg/(kg·min)静脉输注。

2. 1% 丙泊酚 1～2 mg/kg 静脉注射；维持可用 67～100 μg/(kg·min)静脉输注。

3. 氯胺酮 4～6 mg/kg，肌内注射。

四、并发症及其防治

1. 呼吸抑制　主要由于药物抑制呼吸中枢所致，尤其易发生于小儿、老年或体弱患者。应适当控制剂量，严密观察病情；疑有呼吸抑制时即应给氧，必要时需行呼吸支持。

2. 反流、呕吐及误吸　预防和处理见"吸入麻醉"。

3. 喉痉挛　多发生于呼吸道或颈部软组织感染、口腔或咽喉部手术患者，应针对原因和症状采取相应有效的防治措施。

4. 注射部位无菌性炎症反应　严格限于肌内或静脉注射。一旦发生，应作对症治疗和预防感染。

五、注意事项

1. 基础麻醉用药量需因人而异，以达到睡眠状态，但不影响呼吸、循环为限；静脉注射时应适当稀释缓注。

2. 除氯胺酮外，用于基础麻醉的药物均无明显镇痛作用，手术和气管插管等操作不能在单纯基础麻醉下施行。氯胺酮基础麻醉下也只能施行体表短小手术，且宜与其他静脉麻醉药复合应用。

3. 给药时注意血流动力学及呼吸状态的变化。

第十七章 颈丛神经阻滞

一、适应证与禁忌证

（一）适应证

1. 颈浅丛阻滞只适用于颈肩部浅表手术。
2. 颈深浅丛阻滞适用于颈部短小手术。
（1）甲状腺手术。
（2）颈动脉内膜切除术。
（3）喉切除术。
（4）颈椎手术。
（5）颈淋巴结活检或切除术。
（6）气管造口术。

（二）禁忌证

1. 颈部巨大肿块且有气管压迫、气管移位、呼吸道难以保持通畅者。
2. 穿刺部位有感染者。
3. 禁忌同时行双侧颈深丛阻滞。
4. 颈椎损伤、脱位等颈部需制动患者。
5. 精神极度紧张不合作者及小儿不宜选用。

二、操作方法

1. 麻醉前准备见"麻醉前准备"。
2. 备齐麻醉机、氧气、气管插管用具及急救药品。
3. 确定穿刺点　患者去枕平卧，头偏向对侧，双上肢自然平放于身体两侧。麻醉医师站在患侧，嘱患者作抬头运动，显露胸锁乳突肌，定其后缘中点为 C_4 穿刺点；乳突尖下方 1.5 cm，胸锁乳突肌后缘定为 C_2 穿刺点；C_2 与 C_4 连线中点即为 C_3 穿刺点。
4. 颈浅丛阻滞　体位同上。用 7G 针头在 C_4 穿刺点处垂直进针,遇有轻度筋膜脱空感即达胸锁乳突肌的筋膜下,回抽无血、液体、气体,即可注药 8～10 ml。

5. 颈深丛阻滞　体位同上。用 7G 针头分别在 C_2、C_3、C_4 穿刺点处垂直进针,直至抵达相应颈椎横突,回抽无血或液体后各穿刺点注药 3～5 ml。根据手术部位需要,深丛阻滞一般只需阻滞 1～2 点。

6. 改良一点法颈深丛阻滞　在 C_4 处穿刺,有骨质感停止进针,即为 C_4 横突,回抽无血或液体后注药 6～8 ml,可达到同样效果。

三、常用药物

1. 1%利多卡因＋0.1%丁卡因。
2. 1%利多卡因＋0.25%布比卡因。
3. 0.25%布比卡因。
4. 0.25%～0.375%罗哌卡因。

四、并发症及其防治

1. 局麻药中毒反应　见"局部浸润麻醉"。
2. 全脊麻或高位硬膜外间隙阻滞　可因局麻药液误入蛛网膜下隙或硬膜外间隙所致。颈深丛阻滞时,若针深超过 3～3.5 cm 仍未触及颈椎横突,则不应盲目继续进针,应重新判定穿刺点的位置和进针方向是否有误;注药前需回抽注射器,无血或液体后缓慢注入,同时观察有无呼吸困难。一旦出现全脊麻或高位硬膜外阻滞症状,应立即支持呼吸与循环。
3. 霍纳综合征　因颈交感神经阻滞所致,无需特殊处理。
4. 喉返神经阻滞或膈神经麻痹　前者可出现声音嘶哑或失音,重者有呼吸困难,短时间可自行恢复;后者系膈神经同时被阻滞所致,可出现胸闷和呼吸困难,吸氧可缓解,必要时进行人工辅助呼吸。
5. 椎动脉刺伤后引起出血　穿刺及注药时,注意回抽,发现即立即停止注药,并压迫止血。

五、注意事项

同"局部浸润麻醉"。

第十八章　臂丛神经阻滞

一、适应证与禁忌证

（一）适应证

1. 肌间沟法臂丛阻滞　适用于上臂中、上 1/3 以下及桡侧手术，易出现尺侧阻滞不全。

2. 锁骨上法臂丛阻滞　适用于上臂上 1/3 以下的手术，上臂上 1/3 部位常出现阻滞不全。

3. 腋路阻滞法　适用于肘关节以下的手术，易出现桡侧阻滞不全。

4. 上肢疼痛的镇痛与治疗。

（二）禁忌证

1. 穿刺部位有感染。

2. 精神高度紧张或不合作者不宜选用，小儿可在基础麻醉下进行。

二、操作方法

1. 麻醉前准备见"麻醉前准备"。

2. 备齐麻醉机、氧气、气管插管用具及急救药品。

3. 肌间沟法　患者去枕仰卧位，头偏向对侧，患侧肩下垫薄枕，上肢紧贴身旁。胸锁乳突肌后缘触及前、中斜角肌与肩胛舌骨肌共同形成的一个三角形间隙。选择间隙靠近底边为穿刺点。常规消毒皮肤后，手持 7G 注射针头，垂直于皮肤刺入此沟，针尖略向下向后方推进。当患者诉有异感时停止进针，固定针头，回抽无血液、脑脊液和气体，即可注入局麻药 15～25 ml。若无异感，只要穿刺部位、方向和深度正确，也可注药；如肩胛舌骨肌触摸不清，在锁骨上 2 cm 处为穿刺点。

4. 锁骨上法　患者体位同"肌间沟法"。锁骨中点上缘触及锁骨下动脉搏动点,此点外侧 0.5 cm、锁骨中点上缘上 1~1.5 cm 为进针穿刺点。进针方向指向第 3 胸椎椎体(针尖方向向内、向后、向下),深度一般为 1~2.5 cm。进针中发现异感,提示触及臂丛神经,回抽即可注入局麻药 15~25 ml。

5. 腋路法　适用于上臂下 1/3 以远部位手术,患者平卧去枕,患肢外展 90°,屈肘 90°,显露腋窝,在腋窝处触及腋动脉搏动,取搏动强烈段为穿刺点。常规消毒皮肤,以手指固定腋动脉,持 7G 注射针头,紧贴动脉旁刺入,可见针头随动脉搏动而明显摆动,亦可出现异感。然后固定针头,回抽无血,即可注入局麻药 20~40 ml。注射完毕腋部可出现一梭状肿胀,提示局麻药注入腋鞘内。按摩局部,帮助药物扩散。

三、常用药物

1. 1%利多卡因。
2. 1%利多卡因＋0.1%丁卡因混合液。
3. 1%利多卡因＋0.25%布比卡因混合液。
4. 0.25%~0.375%罗哌卡因。

四、并发症及其防治

1. 局麻药中毒反应　见"局部浸润麻醉"。
2. 肌间沟法可出现霍纳综合征、喉返神经或膈神经阻滞等并发症,预防及处理同"颈丛阻滞"。
3. 气胸　肌间沟法阻滞后患者出现胸闷,提示有发生气胸可能。阻滞前、后应进行两肺听诊比较。若出现患侧呼吸音明显减弱,伴呼吸困难即疑有气胸,应及时行 X 线检查。肺压缩＜20% 可进一步观察,同时吸氧,待其自然恢复;若肺压缩＞20%,并有明显症状应使用闭式引流术。
4. 肌间沟法有误入蛛网膜下隙或硬膜外间隙的可能性,应加强对意识、呼吸及循环功能的监测。

五、注意事项

同"局部浸润麻醉"。

第十九章 蛛网膜下腔阻滞

一、适应证与禁忌证

（一）适应证

下腹部、盆腔、肛门、会阴部及下肢手术。

（二）禁忌证

休克、血容量不足、严重水电解质酸碱平衡失调、恶液质、严重高血压、颅内高压、中枢神经系感染及其后遗症、脊柱畸形、穿刺部位感染视为绝对禁忌证。凝血机制障碍者、老年人、孕妇、儿童、高血压患者、心脏病患者或不合作者慎用。

二、操作方法

1. 麻醉前准备　详见"麻醉前准备"。

2. 备好麻醉机、氧气、气管插管及急救药品。

3. 体位　取侧卧位，头前屈垫枕、背部贴近手术台边缘并与手术台平面垂直，双手抱膝，膝部贴腹和胸壁。若患肢不能屈曲，可取被动体位，健肢屈曲。肛门会阴部手术亦可取坐位。

4. 穿刺点　一般选择 $L_3\sim L_4$ 或 $L_4\sim L_5$。两侧髂嵴连线与脊柱相交处相当于 $L_3\sim L_4$ 棘突间隙或 L_4 棘突，不同的个体间稍有差异。

5. 穿刺方法　腰椎穿刺术必须严格执行无菌技术。常规皮肤消毒（范围上至肩胛下角，下至尾椎，两侧至腋后线），然后检查腰穿针与针芯是否匹配。

（1）直入法穿刺：在所选择的穿刺点棘突间隙中点先行局麻。腰椎穿刺依次经皮肤、皮下组织、棘上和棘间韧带、黄韧带和蛛网膜，进入蛛网膜下隙，抽去针芯，见脑脊液流出。

（2）侧入法穿刺：在棘突间隙中点旁开 1~1.5 cm 处穿刺，穿刺针斜向中线进针。穿刺成功后，拔出穿刺针芯，然后将配制好的局麻药液缓慢注入,一般10～30 s注完后退针,局部以无菌敷料覆盖。

6. 调节平面　影响麻醉平面的因素很多,如穿刺间隙、体位、用药剂量、浓度、容积、比重、注药速度、局麻药性能、穿刺针粗细、斜面方向、脊柱弯曲以及患者的病理生理状况如腹内压增高等。根据手术需要,利用上述因素及时调节平面。

三、常用药物

1. 丁卡因重比重液　1%丁卡因1 ml,加10%葡萄糖液和3%麻黄碱各1 ml,配制成"1:1:1"溶液。

2. 布比卡因重比重液　0.5%或0.75%布比卡因2 ml(分别为10 mg或15 mg)加入10%葡萄糖液1 ml共计3 ml。

3. 布比卡因等比重液　直接使用0.5%的布比卡因,或用0.75%的布比卡因2 ml加脑脊液1～3 ml。

上述配方,根据需要在蛛网膜下腔内注入1～3 ml。

四、并发症及其防治

1. 低血压　主要由于相应阻滞区域交感神经被阻滞,阻滞区血管扩张及血容量相对不足所致。麻醉平面过高阻滞心脏交感神经、也会引起低血压。处理方法:加快输液速度,吸氧,麻黄碱静注,合并心率减慢时加注阿托品。

2. 呼吸抑制　麻醉平面过高,导致肋间肌麻痹,胸式呼吸抑制。若平面超过C_4则可致膈肌麻痹,腹式呼吸抑制。处理:面罩供氧,辅助呼吸。若出现全脊麻,则应立即行人工呼吸支持,同时维持循环功能稳定。

3. 恶心、呕吐　因循环、呼吸抑制引起脑缺血缺氧或手术牵拉内脏迷走神经功能亢进所致。处理:吸氧、纠正低血压。内脏牵拉反应可辅用镇静镇痛药及镇吐药。

4. 头痛　分低颅内压性、高颅内压性头痛。前者因脑脊液外漏所致;后者系化学药物刺激或感染所致。处理:低颅内压性头痛者,绝对卧床,静脉补液,早期进食和饮水。必要时给予镇静、镇痛药或辅以针灸、中药治疗等。高颅内压性头痛给予相应的处理。

5. 尿潴留　由于支配膀胱的神经恢复较晚或术后疼痛所致。处理：可给予针灸、药物治疗，必要时导尿。

6. 脑神经麻痹　很少发生，主要是第 6 和第 7 对脑神经。如展神经在颞骨岩部伸展或受压，引起神经麻痹，多发生在术后 2~21 天，可引起斜眼症和复视，一般 3~4 周以内恢复，但有永久性麻痹者，可用 B 族维生素及对症治疗。

7. 马尾神经综合征　症状表现为直肠功能失调、会阴感觉消失，下肢异感或足下垂、尿潴留等，一般数周或数月内恢复，主要为穿刺时损伤或局麻药的毒性作用等。

8. 化脓性脑脊膜炎　主要为无菌操作不严，穿刺点感染或患者有败血症，重者可致死亡。

9. 假性脑膜炎　即无菌性或化学性脑膜炎。发生在脊麻后数小时至数天，发病急，主要临床表现为头痛、颈项强直、克尼格征阳性，有时复视、眩晕、呕吐。由于不能完全排除蛛网膜下腔感染，一般会用抗生素处理，多数病人一周左右症状会消失。

10. 下肢瘫痪　是一少见严重并发症，多是药物化学刺激引起的粘连性蛛网膜炎所造成。因此在局麻药配制时应注意药物的纯度、浓度及渗透压等，同时穿刺时应防止出血。粘连性蛛网膜炎潜伏期为 1~2 天，从运动障碍，甚至发展为完全肢体瘫痪。无特效疗法，主要是对症治疗促进神经功能的恢复。手术治疗效果不佳。

11. 脊髓炎　此类脊髓的炎性反应并非由细菌感染所引起，而是局麻药对含髓磷脂组织的影响。患者表现为感觉丧失及松弛性麻痹。症状可能完全恢复，也可能有一定进步，也可能终生残疾。

第二十章　硬膜外腔阻滞

一、适应证与禁忌证

（一）适应证

硬膜外麻醉主要适用于腹部手术。颈部、上肢及胸部也可应用，但管理较复杂。此外，凡适用于蛛网膜下腔阻滞麻醉的手术均可采用硬膜外麻醉。

（二）禁忌证

同"蛛网膜下腔阻滞"。忌用于凝血机制障碍性疾病或抗凝治疗期的患者。

二、操作方法

1. 麻醉前准备　详见"麻醉前准备"。
2. 备好麻醉机、氧气、气管插管及急救用药等。
3. 体位　同"蛛网膜下腔阻滞"。
4. 选择穿刺点　一般可选与手术切口中点相应的脊神经节段上下一个间隙，胸壁手术选择 $T_4 \sim T_5$ 椎间隙；上腹部手术 $T_8 \sim T_{10}$；下腹部、盆腔及下肢手术 $L_2 \sim L_5$。
5. 穿刺方法　常规消毒，铺无菌巾。穿刺前应仔细检查穿刺针及硬膜外导管是否完整通畅和匹配。

（1）直入法穿刺：在穿刺点作皮丘及皮下浸润麻醉；换粗针破皮；取 16 号或 18 号硬膜外穿刺针，刺入皮肤、皮下组织、棘上韧带和棘间韧带后，缓慢推进，突破黄韧带进入硬膜外腔，一般采用"突破感"和负压吸入法作为判断穿刺针进入硬膜外腔的指征，不赞成用空气作为阻力消失法的媒介。

（2）侧入法穿刺：穿刺点离中线 1 cm，经皮肤、皮下组织，斜向黄韧带推进，突破韧带进入硬膜外腔。单次硬膜外阻滞时，即可注入局麻液。若采用连续硬膜外阻滞，则经穿刺针插入硬膜外导管

3～4 cm，不宜超过 5 cm，一般向头端置管，由导管分次注入局麻药。

三、常用药物

（一）常用麻醉药

1. 利多卡因 1.5%～2%。
2. 罗哌卡因 0.375%～0.75%。
3. 布比卡因 0.5%，或左旋布比卡因 0.5%～0.75%溶液。
4. 丁卡因 0.2%～0.3%；或 1%利多卡因与 0.1%～0.25%的丁卡因混合液。在排除高血压、动脉粥样硬化等前提下，可以添加 1∶20 万浓度的肾上腺素。除治疗外，目前已经较少使用高位硬膜外阻滞（穿刺点在 T_6 以上），而是直接选用全身麻醉。

（二）辅助用药

1. 神经安定镇痛　利于病人镇痛、消除牵引痛，一般用哌替啶和氟哌利多混合液，宜在手术进入腹腔前静注，根据生命体重监测结果及患者的体质情况决定注入量。
2. 咪唑安定、丙泊酚、芬太尼等均可作为辅助用药。

四、并发症及其防治

1. 全脊麻　系大量麻醉药误入蛛网膜下腔所致，即刻呼吸抑制、血压骤降，意识亦可消失，不及时处理可导致心搏骤停。处理：立即人工呼吸支持，先行面罩加压人工通气，必要时气管内插管，人工呼吸。同时支持循环。心搏骤停时即应行心肺复苏。
2. 局麻药中毒反应　见"局部浸润麻醉"。
3. 低血压、心率减慢　处理同蛛网膜下腔阻滞，以扩容加快输液为主，应用麻黄素及阿托品可纠正。
4. 脊髓、脊神经根损伤　多因穿刺损伤所致。脊髓横贯性损伤可致截瘫，神经根损伤可致相应分布区域麻木、痛觉异常、运动障碍。一般给予对症处理。
5. 硬膜外血肿　多发生于凝血功能障碍者。重者可因血肿压迫脊髓而出现截瘫。对反复穿刺或有出血者术后应加强随访。

若术后脊神经功能未能正常恢复,即应警惕。必要时应尽早做CT或MRI检查。一旦确诊,尽快手术减压。

6. 硬膜外脓肿　可因局部污染或脓毒血症血行播散致硬膜外腔感染。患者多伴有高热、白细胞升高、背部剧痛和进行性加重的脊髓压迫症状。CT检查可帮助诊断。处理原则:应用足量敏感的抗生素和手术引流减压。

7. 断针、断管　重在预防,必须使用合格的穿刺针和硬膜外导管,切忌从针内抽拔导管。遗留在硬膜外腔的断管可先不作处理,使用抗生素预防感染,出现感染或出现神经根压迫症状可手术取出。出现拔管困难可暂缓拔管,局部使用局麻药让其松弛或患者情绪稳定后再试行拔管。硬膜外导管一次性使用。

8. 脊髓前动脉综合征　为脊髓前动脉血流障碍引起脊髓前角缺血或坏死。临床表现主要为运动功能障碍。诱发的原因可能有:① 脊髓前动脉原有病变;② 局麻药中肾上腺素含量过高致血管持续性收缩;③ 麻醉期间长时间低血压。预防措施主要为术中维持血压稳定,控制肾上腺素浓度不要过高。

五、注意事项

1. 严格掌握硬膜外麻醉的适应证。病情危重(休克、血容量不足、腹内脏器破裂出血等)、手术复杂而创伤大、出凝血功能障碍或老年患者宜慎用或不用。特别是高位硬膜外麻醉管理复杂更应慎用。

2. 注入麻醉量局麻醉药前均需行试验量注射,一般注入试验量3～5 ml,观察5分钟,如无蛛网膜下腔阻滞征象再分次追加局麻药,谨防全脊麻。

3. 按椎间隙解剖学径路仔细穿刺至硬膜外腔,切忌粗暴,以免损伤脊髓。

4. 严禁从穿刺针内向外拔硬膜外导管,避免断管。

5. 穿刺前应先开放静脉。

6. 注药后观察病情,有无脊麻征象,监测血压、脉搏、呼吸、神志、SpO_2等,及时测定麻醉平面。

7. 严格掌握局麻药安全用量,谨防愈量中毒。

8. 严格无菌操作。

9. 适当应用辅助药,切忌以辅助药作为硬膜外阻滞不全的弥补。

第二十一章　椎管内联合阻滞

一、适应证与禁忌证

(一)适应证

下腹部手术，髋关节、下肢手术，盆腔、肛门会阴部手术，以及分娩镇痛。

(二)禁忌证

不适合选择腰麻、硬膜外麻醉的患者手术均不能使用此麻醉方法。

二、操作方法

1. 麻醉前准备　详见"麻醉前准备"。
2. 备好麻醉机、氧气、气管插管及急救药品。
3. 体位　同"蛛网膜下腔阻滞"。
4. 选择穿刺点　同"蛛网膜下腔阻滞"。
5. 穿刺方法　常规消毒，铺无菌巾，穿刺前应仔细检查穿刺针及硬膜外导管是否完整通畅和匹配。一般在 $L_3\sim L_4$ 间隙置入硬膜外导针(方法与步骤见硬膜外腔阻滞)，经验证硬膜外导针达硬膜外腔后，经该硬膜外导针置入笔尖样腰穿针，腰穿针通过硬膜外针的开口处刺破硬膜进入蛛网膜下腔，腰穿针刺破硬膜时通常有突破感觉，拔除针芯后有脑脊液流出，经腰穿针向蛛网膜下腔注药完成后拔除腰穿针，再将硬膜外导管通过硬膜外导针置入硬膜外腔 4～5 cm，拔除硬膜外导针，固定硬膜外导管，保证硬膜外导管在硬膜外腔 3～4 cm。由于笔尖样腰穿针尖为盲端，注药侧孔距针尖有一定的距离，该针进入蛛网膜下腔较深后才能获得脑脊液。或先在 $L_2\sim L_3$ 间隙置入穿刺置入硬膜外导管，在 $L_3\sim L_4$ 或间隙 $L_4\sim L_5$ 间隙进行蛛网膜下腔阻滞。

三、常用药物

常用药物见"蛛网膜下腔阻滞和硬膜外腔阻滞"。

四、并发症及其防治

1. 低血压　处理同"蛛网膜下腔阻滞"。
2. 呼吸抑制　处理同"蛛网膜下腔阻滞"。
3. 蛛网膜炎　必须严格遵循无菌操作。

五、注意事项

1. 应先开放静脉再穿刺。

2. 如果蛛网膜下腔注药后,不能顺利地置入硬膜外导管应立即拔除联合穿刺针,置患者于平卧位,及时调控脊麻平面。切勿忽略脊麻平面的控制。

3. 待蛛网膜下腔阻滞平面开始消退或手术结束施行硬膜外腔术后镇痛时,才经硬膜外腔导管注药。注药时严密观察患者的反应,防止静脉内注药或药物误入蛛网膜下腔,造成严重、致命的并发症。

4. 置入硬膜外腔导管时导管有可能进入蛛网膜下腔,应重视。因此,硬膜外腔导管注药前,均应回吸检查有无脑脊液或血液。

5. 蛛网膜下腔注药后,再经硬膜外腔导管注药,注药量通常比单纯硬膜外腔阻滞时要少且阻滞平面易于扩散,因此,为防止阻滞平面过广,导致循环呼吸严重抑制,经硬膜外腔导管注药时应分次注入,密切观察患者。

第二十二章 骶管阻滞

一、适应证与禁忌证

（一）适应证

直肠、肛门和会阴部手术。

（二）禁忌证

骶裂孔畸形或穿刺部位感染。

二、操作方法

1. 麻醉前准备　见"麻醉前准备"。

2. 体位　患者取侧卧位或俯卧位。

3. 定位　用手指先摸到尾骨尖，再沿尾骨中线向上3～4 cm，可感觉到一呈"V"形或"U"形的弹性凹陷，即为骶裂孔。骶裂孔中心与两髂后上棘相互连线，呈等边三角形，可作为定位的参考。

4. 穿刺方法　常规消毒铺无菌巾，在骶裂孔中央局部浸润麻醉。用16G或18G粗短针穿过皮肤、皮下组织，穿刺针与皮肤约呈45°角，刺破韧带可有脱空感。进针深度成人3～4 cm，小儿约1.5～2 cm，注入生理盐水无阻力，回吸无血液或脑脊液，即可注入试验量4～5 ml。5分钟后观察无脊麻症状，再将余量一次注入。亦可置管后连续用药。

三、常用药物

常用药物有1%利多卡因加0.2%丁卡因混合液（内加1:20万肾上腺素）或0.5%布比卡因溶液，成人20～25 ml。

四、注意事项

1. 穿刺针尖不得超过骶2水平（平髂后上棘连线），以免刺破脊膜，导致大量局麻药液进入蛛网膜下腔，出现平面意外升高或全脊麻。

2. 单次给药时要注意局麻药的中毒反应。

3. 骶管腔血管丰富，如回抽有血应放弃，改L_4～L_5或L_5～S_1硬膜外阻滞，向尾侧置管，一样可以达到骶管阻滞的效果。

第二十三章 吸入麻醉

一、适应证和禁忌证

（一）适应证

适用于各类手术患者。

（二）禁忌证

1. 呼吸道有急性炎症的患者慎用。
2. 严重肝、肾功能不全者慎用。
3. 对吸入性全麻药过敏者。

二、操作方法

1. 麻醉前准备　见"麻醉前准备"。
2. 吸入麻醉方法　根据氧气流量和患者每分钟通气量的比率,吸入全麻方法分三种:① 开放法,多用于小儿;② 部分复吸入（半开放或半紧闭）法。临床常用的 Bain 回路;③ 全复吸入（紧闭）法,麻醉容易加深,用于成人和无排污装置的手术间,此法必须有性能良好的二氧化碳吸收装置,并要警惕麻醉过深。

三、常用吸入性全麻药

（一）安氟烷

麻醉效能强,MAC 为 1.7%。对呼吸道无刺激。但呼吸抑制明显,镇痛和肌松作用较氟烷好,心肌对儿茶酚胺敏感性增加作用轻,临床上广泛应用。麻醉诱导吸入浓度 2%～5%,维持期浓度 1.5%～3%。

（二）异氟烷

麻醉效能略强于安氟烷,MAC 为 1.3%。对循环的抑制作用较轻,麻醉后心肌对儿茶酚胺敏感性不明显增加;体内生物转化很少,对肝肾功能影响小。亦为临床广为应用。麻醉诱导吸入浓度 1%～4%,维持期 0.8%～2%。

(三) 七氟烷

麻醉效能较其他吸入麻醉药弱,MAC 为 1.5%～2.2%。但麻醉诱导和苏醒迅速。对循环有剂量依赖性抑制;呼吸抑制作用强于氟烷。体内代谢率为 3.3%,对肝肾功能影响小。麻醉诱导浓度可达 4.5%,维持用 1.5%～2.5%。

(四) 地氟烷

为麻醉效能最低的含氟类吸入全麻药,MAC 为 6.0%～7.25%。因其血/气分配系数仅 0.42,故诱导和苏醒远比其他吸入麻醉药为快。对循环功能影响小,高浓度吸入可引起脑血管扩张。有良好的肌松作用。麻醉诱导可从 3% 起始,数分钟内可增加至 1MAC 以上;维持用浓度一般为 3%～6%。

(五) 氧化亚氮(笑气)

麻醉效能低,MAC 为 100%～105%。不能单纯用于全麻,常与其他吸入性全麻药合用。30%～50%的氧化亚氮有镇痛作用,高浓度可抑制心肌。氧化亚氮必须与氧混合使用,维持期吸入气中的氧浓度不得低于 33%。停用氧化亚氮后必须经纯氧通气 5～10 min 或更长,以"洗出"氧化亚氮,避免弥散性缺氧。

四、并发症及其防治

(一) 呼吸道梗阻

呼吸道梗阻的原因:① 机械性梗阻,如气道受压、舌根后坠、气道异物(分泌物、血块或组织块)阻塞、反流误吸或导管扭曲等;② 气道痉挛,如喉痉挛、支气管痉挛等。气道梗阻可导致呼吸困难、缺氧和二氧化碳蓄积,严重者可窒息死亡。

预防气道梗阻的方法:① 对原已存在的呼吸道受压变窄的患者,应在术前作 X 线检查,根据狭窄程度选择合适的导管通过狭窄部位;② 严格掌握适应证;③ 术前按常规禁食、禁饮,应用抗胆碱药;④ 控制呼吸道炎症;⑤ 适量应用激素,如地塞米松;⑥ 避免应用有组胺释放作用的药物(如吗啡、箭毒或阿曲库铵)于哮喘患者。一旦发生呼吸道梗阻,应立即针对病因采取有效措施,例如托下颌、放置通气导管、清除异物和解痉等,紧急情况下可行气管内插管或环甲膜穿刺通气。

(二) 缺氧和(或)二氧化碳蓄积

1. 缺氧　可见于吸入气中氧浓度过低(如氧化亚氮吸入期、长时间空气麻醉或在紧麻醉期间未能供应新鲜氧气),或高铁血红蛋白血症(如长时间滴注大量普鲁卡因)。预防措施包括人工通气时吸入气中的氧浓度应≥33%(开胸手术时应≥40%)。麻醉期必须持续监测脉搏血氧饱和度(SpO_2)和其他基本通气指标。发现问题,对症处理。

2. 二氧化碳蓄积　多见于通气量不足、二氧化碳排出困难或呼出气二氧化碳重吸入增加(如机械死腔过大、麻醉机单向通气活瓣失灵或钠石灰效能低下等),应针对原因采取相应防治措施。

(三) 呕吐与误吸

多发生在麻醉诱导或苏醒期。呕吐前常见频繁的恶心或吞咽、唾液分泌增加或痉挛性呼吸,有的则可无任何先兆。呕吐常与麻醉药物(尤其是乙醚)作用、咽喉部刺激或挤压腹内脏器等因素有关,特别多见于饱腹(饭后、上消化道出血或肠梗阻等)患者。

呕吐和反流物误吸可致呼吸道梗阻、呼吸道痉挛和呼吸困难等,严重者可窒息致死。少量误吸也会增加术后呼吸系统并发症的发生率。

预防呕吐的措施包括术前常规禁食和应用足量抗胆碱药物、麻醉诱导力求平稳和麻醉手术操作均应轻柔等。对饱腹而又必须施行急诊手术的患者,麻醉诱导插管期宜应用压迫环状软骨技术。一旦发生呕吐,应立即将患者头转向一侧,及时清除呕吐物;出现支气管痉挛时,采取有效措施解痉。

(四) 循环系统并发症

全身麻醉期可发生低血压、心律失常,甚至心搏骤停等循环系统并发症。常见原因:① 麻醉过深;② 急性大失血;③ 严重缺氧和(或)二氧化碳蓄积;④ 副交感神经反射;⑤ 心脏、大血管受压或直接受到刺激。

实施全麻时应针对上述原因采取相应措施预防和处理:① 及时补液、输血,维持有效血容量;② 加强麻醉管理,严防缺氧和二氧化碳蓄积;③ 手术操作要规范、轻柔;④ 严格各项医疗操作常规,谨防差错和意外事件,如错误用药、空气栓塞等;⑤ 一旦发生心搏骤停,即行复苏。

五、注意事项

1. 手术时间长和创伤大的复杂手术应选用气管内插管半紧闭或全紧闭吸入性全麻。肝、肾功能不全者避免应用氟烷。有空气栓塞可能的手术(如坐位手术、右向左分流),有肠梗阻、张力性气胸、听力减退、肺动脉高压者禁用笑气吸入。

2. 使用合格的专用蒸发器。实施吸入性全麻需持续监测呼吸气体的麻醉药浓度,根据病情和手术需要适当调节麻醉深度,严防麻醉过深。

3. 维持呼吸道通畅,保证适当的通气量和足够的吸入气氧浓度,持续监测 SpO_2,力求常规监测呼气末二氧化碳浓度,严防缺氧和(或)二氧化碳蓄积。

4. 加强心血管功能监测,合理安排补液、输血,维持循环功能和内环境稳定。

第二十四章 静 脉 麻 醉

一、适应证与禁忌证

适用于各类手术患者,无绝对禁忌证,实施时只需根据病情选择无禁忌证的药物组合进行复合麻醉。

二、麻醉前准备

同"麻醉前准备"。

三、常用药物

(一)记忆缺失药

1. 羟丁酸钠 系 γ-氨基丁酸的中间代谢产物,可阻抑中枢乙酰胆碱受体而产生长时间睡眠。亦无镇痛作用。该药可使咽喉反射迟钝,下颌松弛,便于气管内插管。有心率减慢和心脏传导延缓作用。它不抑制网状激活系统,易有肌肉颤搐和锥体外束征。羟丁酸钠主要用于全麻诱导和维持麻醉期睡眠。首次用量 50~100 mg/kg。避免用于有癫痫、惊厥史、心动过缓、心脏传导阻滞或低血钾患者。

2. 依托咪酯 属速、短效催眠药,诱导和苏醒平和,无明显呼吸及循环抑制作用,可降低颅内压。常用剂量 0.2~0.4 mg/kg。慎用于服用抗高血压药、利尿药、钙通道阻滞药、单胺氧化酶抑制药或硫酸镁者,以免发生血压骤降。

3. 丙泊酚 系速、短效催眠新药。苏醒迅速而完全,无兴奋和蓄积作用。对心血管抑制作用与硫喷妥钠相仿;但对呼吸抑制略重。常用剂量 1~2 mg/kg 静注,或 60~100 μg/(kg·min)静脉输注维持。

4. 氯胺酮 能抑制大脑联络径路和丘脑新皮质系统,兴奋边缘系统,临床表现为痛觉丧失,呈意识模糊浅睡状态。对心血管系统有间接兴奋和直接抑制作用。可使眼内压和颅内压升高;苏醒期可留有不愉快的梦幻记忆,故不宜单独应用,以免导致精神伤害。多用于短小或体表、四肢手术的麻醉。首次静注 1～2 mg/kg,或肌注 4～6 mg/kg;维持期可以 30～50 μg/(kg·min)持续输注。患有高血压病、颅内高压、精神病、甲状腺功能亢进、肺动脉高压、青光眼等内眼手术的患者不宜使用。

5. 地西泮　为长效苯二氮䓬类中枢镇静催眠药,有良好的抗焦虑、顺行性遗忘和抗惊厥作用,少有呼吸、循环抑制。首次剂量 0.2～0.4 mg/kg。

6. 咪唑安定　为短效苯二氮䓬类镇静催眠药。水溶性,少有组织刺激。有良好的抗焦虑、顺行性遗忘和抗惊厥作用。首次剂量 0.1 mg/kg。

7. 氟哌利多　为丁酰苯类中枢镇静药,有良好的中枢抑制和抗呕吐作用。常用剂量 0.1～0.2 mg/kg,持续 3～6 h。

(二) 麻醉镇痛药

静脉复合全麻中应用麻醉镇痛药旨在最大限度地提高患者的痛阈,并借此对一些伤害性刺激所致的反射活动起一定抑制作用,维持麻醉平稳。临床常用的麻醉镇痛药有吗啡、哌替啶和芬太尼。三者均有良好的镇痛和强烈的中枢性呼吸抑制作用;但各具特点,宜根据病情适当选药选量。由于哌替啶增快心率作用显著,且对心脏抑制远较吗啡、芬太尼明显,故不宜多用;吗啡和芬太尼虽对心功能抑制轻微,但也应注意其心率减慢和血管扩张作用。大剂量吗啡(0.5～3 mg/kg)或芬太尼(20～50 μg/kg)适用于体外循环心内直视手术患者;一般手术时,芬太尼的用量宜控制在 8～10 μg/kg,以免导致术后长时间呼吸抑制。

(三) 肌肉松弛药

常用的肌肉松弛药有去极化和非去极化两大类。琥珀胆碱是前者的代表药,广为临床应用。它虽有肌松作用出现快而完全、作用短暂、可控性强的特点,但其强烈而持久的去极化和植物神经节刺激作用易致颅内压、眼内压和胃内压升高及心律失常等副作用。

在瘫痪、大面积烧伤或严重软组织损伤患者,琥珀胆碱可引起致命性高钾血症,应当忌用。非去极化型肌松药有苯异喹啉类、阿曲库铵及甾体类泮库溴铵、维库溴铵、罗库溴铵等。阿曲库铵亦有组胺释放作用,偶可致严重过敏反应,应予以注意;泮库溴铵有较强的心脏解迷走作用,易引起心率加快,对心动过速患者应慎用。维库溴铵几无心血管系统副作用,罗库溴铵是目前在起效时间与琥珀胆碱最接近的肌松药。

四、操作方法

(一)麻醉诱导

例如:丙泊酚 $1\sim 2$ mg/kg 静脉缓注,入睡后用咪唑安定 0.1 mg/kg,继之给予少量麻醉镇痛药(芬太尼 $2\sim 6$ μg/kg)和足量肌松药,同时以纯氧面罩通气去氮,气管内表麻(小儿可用丁卡因 0.5 mg/kg),气管内插管,人工通气。

(二)麻醉维持

1. 给予预定量的麻醉镇痛药　维持镇痛效果。
2. 适时追加输注丙泊酚　保持患者神志消失。
3. 维持应用肌松药　保持肌肉松弛,方便人工通气,维持麻醉平稳。
4. 人工通气　保持呼气末二氧化碳分压于 $30\sim 40$ mmHg($4\sim 5.3$ kPa)。

(三)麻醉恢复

1. 手术结束前即停用麻醉药,适时拮抗非去极化型肌松药和麻醉药的残余作用。
2. 维持循环功能稳定。
3. 继续人工辅助呼吸,直至自主呼吸和保护性反射恢复正常。吸净呼吸道分泌物后拔除气管导管。
4. 继续给氧,监测生命指征。待神志恢复和生命指征平稳后护送患者回病房。

五、并发症及其防治

同"吸入麻醉"。

六、注意事项

1. 根据"记忆缺失"、"麻醉镇痛"、"肌肉松弛"和"抑制应激反应"三种作用复合的概念选择三类药物实施麻醉。

2. 静脉复合全麻期麻醉深浅不易识别。虽然多数患者麻醉偏浅,但也不宜盲目大量应用麻醉镇痛药和记忆缺失药,以免术后长时间呼吸抑制和苏醒延迟。若麻醉偏浅,可复合应用吸入麻醉药行静-吸复合麻醉;也可适量应用血管扩张药控制血压;但不宜随意应用 β-受体阻断药减缓心率,以免发生严重循环抑制。

3. 应用足量镇静催眠药物,避免麻醉期间患者知晓。

4. 加强麻醉管理和监测,防止缺氧和(或)二氧化碳蓄积。

5. 当与硬膜外阻滞联合应用时,应减少全麻药用量,谨防循环抑制。

第二十五章　静吸复合麻醉

一、适应证与禁忌证

（一）适应证

适用于各类手术患者。

（二）禁忌证

同"吸入麻醉"。

二、麻醉前准备

见"麻醉前准备"。

三、操作方法

静吸复合麻醉指静脉麻醉诱导，吸入麻醉维持；或吸入麻醉诱导，静脉麻醉维持；或静吸复合麻醉诱导，静吸复合麻醉维持等。临床上常用的是静脉麻醉诱导后复合吸入麻醉或吸入与静脉复合麻醉维持的方法进行静吸复合麻醉。

（一）麻醉诱导

1. 静脉诱导法　常用静脉诱导药有依托咪酯、丙泊酚和咪唑安定。辅以麻醉性镇痛药和肌松药。

2. 吸入诱导法和静吸复合诱导法　前者主要适用于小儿麻醉中，后者可用于气管插管困难的患者。

（二）麻醉维持

1. 吸入麻醉　在麻醉诱导后即以吸入麻醉维持。麻醉中监测麻醉气体浓度，调节麻醉深度，保证麻醉平稳。

2. 静脉复合麻醉　在麻醉诱导后即以静脉复合麻醉维持。如丙泊酚-麻醉性镇痛药静脉复合麻醉、氯胺酮静脉复合麻醉、神经安定镇痛麻醉等。

3. 静吸复合麻醉　在麻醉诱导后即以静吸复合麻醉维持，是目前国内常用的方法之一。

四、注意事项

1. 实施静吸复合麻醉,应充分掌握各种麻醉药的药理特点,根据患者的不同病情和手术需要,正确选择不同的静吸麻醉药的组合和配伍,尽可能以较少量的麻醉药达到最完善的麻醉效果,并将各种麻醉药的毒副作用减到最小。

2. 为确保患者安全,实施静吸复合麻醉时必须行气管内插管。

3. 其他注意事项同静脉和吸入麻醉。

第二十六章　全麻、硬膜外阻滞联合麻醉

全麻复合硬膜外阻滞联合麻醉技术主要应用于胸腹部手术的麻醉,与单纯硬膜外阻滞或单纯全麻相比,具有独特的优势。

一、适用范围

全身麻醉复合硬膜外阻滞联合麻醉主要适用于:

1. 胸内手术,如食管、肺、纵隔。
2. 胸壁手术。
3. 上腹部如贲门、胃、复杂胆管、肝脏、胰腺,十二指肠、脾脏等手术。

二、麻醉操作常规

1. 根据手术切口中点选择硬膜外阻滞穿刺点。
2. 局部麻醉药一般可选 1% 利多卡因或 0.25% 布比卡因混合液,内加 1:20 万肾上腺素。
3. 实施硬膜外麻醉(详见"硬膜外腔阻滞"),确定阻滞平面并固定。
4. 实施全身麻醉(详见"吸入麻醉"、"静脉麻醉"和"静吸复合麻醉")。

术中可根据麻醉深浅追加局麻药。

三、注意事项

1. 麻醉前准备与麻醉前用药参照全身麻醉。有硬膜外麻醉禁忌证者不适合选用。
2. 全麻诱导时剂量酌减,否则易导致严重的低血压,甚至休克。
3. 其他注意事项同硬膜外麻醉及静脉和吸入麻醉。

四、优点、缺点

(一)优点

1. 全身麻醉有利于维护呼吸道通畅,保证氧供及控制呼吸,硬膜外麻醉保证确切的镇痛及肌松,在确保麻醉效果的前提下,最大限度地减少了麻醉用药,并减少了由此而引起的各种并发症。

2. 硬膜外阻滞能减少儿茶酚胺的释放,降低机体的应激反应强度,在气管插管前在硬膜外导管内注入一定剂量的局麻药,有利于减轻插管后的应激反应,使麻醉的诱导和维持过程平稳;在抑制机体亢进的应激反应的同时,硬膜外阻滞复合全麻又能保持机体适度的应激反应能力。

3. 全麻术后伴随手术出现的神经内分泌反应可引起血液处于高凝状态,硬膜外阻滞因其扩血管作用使血液相对滞留在阻断以下部位,减少回心血量,降低 CVP 和左心室舒张末期压(LVEDP),从而减少心脏前负荷的增加程度,维持循环相对稳定。胸段硬膜外阻滞还可以增加病变冠状动脉的内径,抑制过度的应激反应,改善高凝状态。

4. 胸段硬膜外麻醉可减少心肌耗氧,保持心肌氧供需平衡,减少手术中及手术后心肌缺血和心肌梗死的发生率。

5. 全麻复合硬膜外阻滞可降低插管、拔管及切皮等手术刺激对冠心病人非心脏手术自主功能及血液动力学的影响,有利于机体血液动力学稳定。

6. 术中管理方便、麻醉过程平稳,病人术后苏醒更迅速彻底,拔管时间早、并发症少。

7. 术后镇痛 手术结束在硬膜外导管拔除之前,通过硬膜外镇痛能够有效的缓解术后病人的疼痛,镇痛效果确实,同时避免了静脉镇痛的一些并发症,如恶心、呕吐、皮肤瘙痒等,有利于患者的术后恢复。

(二)缺点

1. 硬膜外阻滞后由于周围血管扩张而使外周阻力下降和回

心血量减少,常可发生低血压。静脉麻醉药如异丙酚和硫喷妥钠等,对循环系统亦有抑制作用,导致硬膜外阻滞后诱导插管加重低血压。因此在诱导前需要静脉输注晶体或胶体溶液扩充血容量,或静脉注射小剂量血管活性药(如麻黄碱等)。

2. 术后通过硬膜外给药镇痛增加了管理难度,需要麻醉医生与病房之间进行良好的沟通与合作,最大限度地减少硬膜外置管相关并发症的发生。

第二十七章　气管内插管(拔管)术

气管内插管术是麻醉科医师必须掌握的最基本的操作技能之一,广泛应用于临床麻醉和急危重患者的抢救。

一、适应证与禁忌证

(一)适应证

1. 全身麻醉中的呼吸管理及给药。
2. 预防和处理误吸及呼吸道梗阻。
3. 心肺复苏中呼吸管理。
4. 呼吸支持或治疗等。

(二)禁忌证

1. 急性喉炎、喉水肿、咽后壁脓肿、喉头黏膜下血肿时,非急救情况下严禁气管内插管。

2. 胸主动脉瘤压迫或侵犯气管壁者慎用,插管时可能造成动脉瘤破裂出血,如需插管,应动作轻柔、熟练,避免呛咳、挣扎造成意外。

3. 颅底骨折、鼻道不通畅、鼻咽部纤维血管瘤、鼻息肉或有反复鼻衄出血者,禁用经鼻气管插管。

二、插管前准备

(一)术前检查及估计

1. 头颈活动度　正常头颈伸屈范围 165°～90°,若头后仰不足 80°可使插管困难,见于颈部病变(类风湿性关节炎等)、过度肥胖(颈粗短高喉头等)或先天性疾病(斜颈等)。

2. 口、齿情况　正常张口可达 4～5 cm,如张口小于 2.5 cm 常妨碍喉镜置入,见于颞颌关节病变;颌面部瘢痕挛缩;颌面、舌或口内肿瘤以及先天性疾病(巨舌、小颌症等)。如有活动义齿,麻醉前应全部取下。

3. 鼻咽腔　拟行鼻腔插管时要了解鼻腔通畅情况,有无鼻损伤、鼻咽部手术史,咽部有否扁桃体肿大、咽后壁脓肿等。

4. 颏-甲距离　小于3～4横指者,窥视声门可能困难。

5. 气管有无狭窄　已愈合的或开放的气管造口者,可能有声门下狭窄;颈部巨大肿瘤、主动脉瘤等长期压迫气管常使气管软骨环软化,管腔狭窄,应参考X线片和CT片测量气管内径,按内径缩小25%准备导管。

6. 其他　颏退缩(小颏症)、舌体大(巨舌症)、门齿突起、短颈或病态肥胖者提示插管困难;有咽喉部病变(肿瘤、水肿、狭窄等)对插管径路可能有阻挡,无法经声门作气管插管者,需考虑作气管造口后插管。

(二) 检查麻醉机和供氧条件

1. 供氧设备(中心供氧或氧气瓶)。

2. 钠石灰有无失效。

3. 麻醉机及回路有无漏气。

4. 麻醉面罩是否合适。

5. 吸引器、吸痰管是否备全。

(三) 插管用具的准备

1. 喉镜　注意镜片大小,电源接触状况及亮度。

2. 气管导管及管芯　选择管径合适的导管,并备有比选用导管大及小一号的导管各一根。一般成人用F32～38,或内径7～8.5的导管。小儿气管导管的选择见"小儿麻醉"章节。

3. 喷雾器　应注明局麻药名称和浓度。

4. 其他用具　牙垫、衔接管、插管钳、注射器、吸痰管和吸引器等。拟鼻腔插管者,需备滴鼻用麻黄碱。估计插管困难者,应准备纤维光导喉镜(或支气管镜)等。

(四) 麻醉方法

1. 全麻诱导　见"全身麻醉常规"。

2. 局部麻醉　多用于预计插管困难、气道部分梗阻、饱食、需保留自主呼吸或行清醒盲探插管者。

(1) 表面麻醉:用枪式喷雾器或附塑料导管的注射器,将1%丁卡因或2%～4%利多卡因分次喷雾口(鼻)腔黏膜。

(2) 喉上神经阻滞:于舌骨大角下方注入2%利多卡因2～3 ml。

(3) 气管内注药:经环甲膜穿刺或借喉镜显露声门后将塑料导管插至气管中段,于呼气末快速注入局麻药2～3 ml。

3. 表面麻醉加静脉复合麻醉　于口咽和气管内充分喷雾后,静脉注入适量麻醉药,使患者意识消失但保留自主呼吸。适用于精神高度紧张、不能合作或不宜作过度正压通气者。

4. 循环、呼吸骤停或昏迷者可不用任何麻醉。

5. 在手术室外应用需准备给氧和呼吸机控制通气等设备。

三、常用气管内插管方法

(一) 经口腔明视气管内插管术

1. 将患者头部后仰,加大经口腔和经喉头轴线的角度,便于显露声门,但给小儿插管时应避免过度后仰。

2. 由口腔右侧置入喉镜(在舌右缘和颊部之间),当喉镜移向口腔中部时,舌体自动被推向左侧,不致阻碍插管的视线和操作。

3. 见到悬雍垂后继续推进镜片直至看见会厌。

4. 挑起会厌以显露声门。如用直镜片,可伸到会厌声门侧,直接挑起会厌即可显露;如采用弯镜片则将镜片置于会厌、舌根交界处(会厌谷),用力向前上方提起,使舌骨会厌韧带紧张,会厌翘起紧贴喉镜片,声门也能显露。

5. 插管时以右手拇指、食指及中指如执笔式持气管导管中上段,由口腔右侧进入,直至导管已接近喉头才将管端移至喉镜片处,准确地将导管尖端插入声门,插入气管内深度,成人为4～6 cm。

6. 借助管芯插管时,待导管尖端进入声门后,由助手小心将其拔出,同时操作者必须保持导管于原位,向声门方向顶住导管,以免将导管拔出,管芯拔出后,立即顺势将导管插入气管内。

7. 通过看、量、听三个要素决定和调整导管插管深度,确定导管位于气管内后予以固定,并再次听诊确定。

(二)经鼻腔明视气管内插管术

1. 选较大侧鼻孔,通常选择右侧。滴入1%～3%麻黄碱,使鼻腔黏膜血管收缩,以增加鼻腔容积并减少出血。

2. 麻醉诱导后,首先用棉棒浸滑润剂,润滑试探鼻腔,尽可能清除鼻垢,再经鼻插入较鼻孔内径略细、涂有润滑剂的气管导管,方向与面部垂直,导管通过后鼻孔后进入咽部时,用喉镜显露声门(显露方法及要领与"经口明视插管"相同)。

3. 显露声门后,左手稳固地握住镜柄,同时右手将导管继续向声门方向推进。当导管达会厌上方时,通过改变头位或旋转导管改变导管尖端方向抵达声门,也可利用插管钳经口腔夹住导管的前端送入声门。成功后,导管可直接用胶布固定在患者的鼻面部。

4. 判断插管深度　同"经口明视插管"。

(三)经鼻腔盲探气管内插管术

1. 先用1%～3%麻黄碱滴鼻使局部血管收缩,继之用喷雾器将表面麻醉药于患者吸气时喷入插管侧鼻孔,每隔1～2 min喷一次,共3～4次。然后环甲膜穿刺注入1%丁卡因或2%利多可因1～2 ml,待1～2 min麻醉完善后开始插管。

2. 患者仰卧,头尽量后仰,鼻孔朝上,右手持涂抹过润滑剂的导管与面部垂直方向插入鼻孔,沿鼻底部出后鼻孔至咽腔。

3. 左手托住患者枕部,右手持导管,用耳倾听呼吸音,依据导管内呼吸气流声的强弱,判断导管端斜口与声门之间的位置和距离。导管内不断呼出气体表示插管方向正确,于患者吸气声门开大时,将导管缓缓推入声门,常有屏气、咳嗽或导管内有较强呼吸音。如遇气流中断,应退管调整头位与导管位置,或左手按压喉结,再重插。

4. 如导管向前推进受阻,导管可能偏向喉头两侧,需将头部转动或颈部微向前屈再试插。

5. 如导管虽能推进,但呼出气流消失,为插入食管的征象。应将导管退至鼻咽部、重新出现气流声处,将头部稍仰使导管尖端向上翘起,对准声门重新插入。

6. 有时经一侧鼻腔插管失败,可改由另一侧鼻腔或可顺利插入。

(四)清醒气管内插管

1. 适当解释,争取患者最大限度的配合。

2. 使用适当的麻醉前用药,使患者镇静、咽喉反射减弱和分泌物减少。

3. 充分的咽喉黏膜表面麻醉,可用1%丁卡因或2%利多卡因,顺序为舌背、软腭、咽壁和喉部三次喷雾。

4. 经环甲膜穿刺注药或经声门注药进行气管黏膜表面麻醉,1~2 min后实施清醒气管内插管。

5. 由于清醒气管内插管对机体干扰较大,易产生并发症,应严格掌握适应证。

四、气管拔管

(一)拔管指征

1. 自主呼吸良好,循环稳定,有指令性反应(特殊患者除外)。

2. 恢复咳嗽反射、呛咳吞咽反射正常。

3. 潮气量足够、每分钟通气量、脉搏氧饱和度属正常范围,有条件时应测血气作参考。

4. 无肌松药作用残留。

(二)拔管方法

1. 拔管前　先将气管内、口、鼻、咽喉部存留的分泌物吸引干净,气管内吸引的时间一般每次不宜超过10 s,否则可导致低氧,可按间歇吸引、轮换吸氧的方式进行。

2. 一般拔管　拔管前充分给氧,导管气囊放气,在患者吸气时拔除气管导管。

3. 作好再插管准备。

（三）插管困难患者的拔管术

术毕对插管困难患者的气管内导管拔管，必须十分慎重。因拔管后有可能出现呼吸困难，有可能需要再次插管，这时将会遇到极度困难，甚至导致生命危险。最安全的拔管时机是患者已清醒，自主呼吸及各种保护性反射完全恢复，同时逐步渐进，随时能做到主动控制气道。

1. 首先吸除口、咽、鼻、气管导管和胃管内的分泌物和内容物，吸纯氧 2～5 min 后，经气管导管先置入高频喷射导管（或利用有空腔的弹性橡胶导引管代替），然后放出充气套囊内的气体，在保持喷射通气的情况下，拔出气管导管。如果患者出现呼吸困难，可立即利用喷射导管作引导管，再次将气管导管插入。

2. 经气管导管置入纤维光束支气管镜，然后将气管导管退至镜干的近端，利用纤支镜的吸引孔进行吸引、供氧或喷射通气，同时观察气管内情况，必要时可重新置入气管导管。

3. 对困难插管病例手术后，必须随访患者 2～3 天。如有并发症，应继续随访，并会同主管医师一起处理，直至痊愈。

（四）注意事项

1. 饱食患者要谨防拔管后误吸，必须等待患者完全清醒后，在采取侧卧头低体位下拔管。

2. 颜面、口腔、鼻腔手术后如存在张口困难或呼吸道肿胀者，也应等待患者完全清醒后再慎重拔管。

3. 颈部手术，尤其是甲状腺切除术有喉返神经损伤或气管萎陷可能者，拔管前宜先置入喉镜（或导引管），在明视下将导管慢慢退出声门，一旦出现呼吸困难，应立即重新插入导管。

（五）拔管后监测与处理

导管拔出后的一段时间内，喉头反射仍迟钝，故应继续吸尽口咽腔内的分泌物，并将头部转向一侧，防止呕吐误吸。也可能出现短暂的喉痉挛,应予吸氧,同时要密切观察呼吸道是否通畅,皮肤、黏膜色泽是否红润,通气量是否足够,脉搏氧饱和度是否正常,血压、脉搏是否平稳等,拔管后必须观察 10 min 以上,遇有异常情况,应及时处理并报告上级医师或科主任。

五、并发症及其防治

(一)常见并发症

1. 气管插管即时并发症　① 牙齿及口腔软组织损伤;② 血压升高及心率加快;③ 心律失常;④ 气管导管误入食管。

2. 留置气管内导管期间的并发症　① 气囊充气不佳或偏斜阻塞管口或管腔导致梗阻;② 导管脱出;③ 导管误入单侧主支气管;④ 呛咳动作;⑤ 支气管痉挛;⑥ 吸痰操作不当。

3. 气管拔管时的并发症　① 喉痉挛;② 拔管后误吸胃内容物或异物堵塞;③ 拔管后气管萎陷。

4. 拔管后并发症　① 咽炎、喉炎;② 喉水肿或声门下水肿;③ 声带麻痹;④ 勺状软骨脱臼;⑤ 上颌窦炎;⑥ 肺感染;⑦ 气管狭窄。

(二)并发症的防治

1. 误吸　① 择期手术患者应严格禁食,饱食者应采用清醒插管,术前插胃管;② 插管时按压环状软骨可将食管压瘪,以防误吸;③ 插管后随即将气囊充气;④ 一旦发生应取头低位,快速作气管、支气管吸入物清除;⑤ 必要时用纤维支气管镜明视下吸引或灌洗;⑥ 静注肾上腺皮质激素及补液。

2. 循环紊乱　① 加深麻醉;② 充分表面麻醉和喉上神经阻滞;③ 配伍用麻醉性镇痛药;④ 气管插管前应用利多卡因、乌拉地尔、β受体阻滞剂、硫酸镁静脉注射,或经鼻滴硝酸甘油。

3. 机械性损伤　① 术前充分准备;② 熟练、正确地掌握插管技术;③ 操作轻柔切忌粗暴;④ 根据损伤病情作相应处理。

4. 误入支气管内　① 必须明确导管应插入的深度;② 观察胸廓两侧起伏和听诊呼吸音;③ 妥善固定导管。

5. 误入食管内　① 检视胸廓及上腹有否随呼吸而起伏；② 听诊上腹部可闻及咕噜音；③ 如有 $P_{ET}CO_2$ 监测能早期发现；④ 立即拔出导管，供氧后重新插管。

6. 喉痉挛　① 避免浅麻醉下插管；② 一旦发生应加压给氧，必要时静注琥珀胆碱 1 mg/kg，并准备插管。

7. 气管导管阻塞　针对原因迅速予以相应处理，必要时果断地更换气管导管。

8. 插管后咽喉痛　无需特殊治疗，可行雾化吸入。

9. 气管黏膜溃疡　① 争取早期拔管；② 选用高容量低压套囊的导管；③ 套囊充气要适当；④ 插管时间较长者，应定期套囊放气，间隔 5～10 min 再行充气。

六、注意事项

1. 气管导管的选择应按患者年龄、性别和身高等决定。

2. 插管时喉头应暴露良好，视野清楚，操作轻柔，防止损伤。

3. 导管插入气管后，应监听两肺呼吸音是否正常，警惕误入支气管或食管。

4. 插管时无通气期时间不宜过久，应及时供氧，保持气道通畅（如放置口咽通气道），切忌反复试插。应请示上级医师或改用其他方法。

5. 导管固定要牢靠，慎防滑脱，并及时吸引气管内分泌物，检查导管是否通畅，有无扭曲。如能持续监测 $P_{ET}CO_2$，对判断气管导管是否位于气管内快捷准确。

6. 气管导管套囊内充气要适度，其内压一般不高于 4 kPa（30 mmHg），长时间留置时，需 4～6 h 作一次短时间放气。

7. 麻醉期应严密观察呼吸，检查钠石灰效果，防止二氧化碳蓄积，国产钠石灰一般可使用 8 h/1 000 g，如未超过应密封，并注明时间以待下次再用。

第二十八章 支气管内插管术

一、适应证与禁忌证

（一）适应证

1. 支气管扩张、肺囊肿、支气管囊肿等"湿肺"病例，肺活动性出血、大咯血、肺包虫囊肿、中央型肺癌等防止病侧肺的分泌物流入对侧肺。

2. 肺大泡或巨大肺囊肿，支气管胸膜瘘、支气管断裂、支气管胸膜皮肤瘘，袖状肺叶或全肺切除术等控制通气分布。

3. 一侧支气管肺灌洗术。

4. 胸腔镜手术。

5. 为充分显露术野，一侧肺塌陷后便于手术的进行，如食管切除术、胸主动脉瘤手术（相对适应证）。

（二）禁忌证

1. 同"气管内插管术"。

2. 气管、支气管解剖明显变异，以致无法导入拟插管侧主支气管者。

3. 不能耐受单肺通气的呼吸储备动能严重低下者。

二、操作方法

（一）插管前准备

术前检查及评估、插管用具准备和麻醉方法等，除应准备拟选用的双腔或单腔支气管导管外，大致同"气管插管术"。

（二）Robertshaw 管

为目前临床上常用的双腔支气管导管，分左、右两型，有 26、28、35、37 和 39F 等不同规格，无隆突钩。

1. 以喉镜显露声门后，先将弯曲的尖端凹面朝前方（腹侧）。

2. 前端进入声门 1.5～2 cm 后，将导管向拟插管侧旋转 90°，使弯曲尖端指向相应的支气管侧。

3. 向前送管至适当深度,男性患者 28～30 cm,女性 26～28 cm,根据口齿到胸骨角的距离判断插管的深度。

4. 套囊充气后分别钳闭一侧管腔,仔细听诊两侧肺呼吸音,以判断肺隔离是否满意和插管深浅是否合宜。

5. 如有条件可导入纤维支气管镜窥视,如见蓝色支气管套囊上缘适位于拟插入主支气管入口处,提示就位准确。

6. 如确实定位困难者,可将导管先退入气管内供氧,然后把纤维支气管镜插入支气管内导管,将纤维支气管镜插入到目标主支气管,以纤维支气管镜当导引把导管插入与纤维支气管镜同一侧的目标支气管。

(三) Carlen 和 White 管

因导管内腔较细且具隆突钩,有时插管困难,故已较少使用。

1. 以喉镜显露声门后,应让导管尖端弯曲凹面朝前、隆突钩朝后进入声门。

2. 导管尖端进入声门后,将导管旋转 180°,使隆突钩转向朝前。

3. 隆突钩进入声门后,再旋转导管 90°,使尖端的弯曲指向相应的支气管。

4. 继续推进导管至隆突钩跨于隆突上。

5. 判断导管插入深度和分隔是否满意,方法同上。

(四) 单腔支气管内插管

1. 插管前必须听诊两肺呼吸音,以供插管后鉴别对照。

2. 单腔支气管内导管需比气管内导管长(32～36 cm),管径细(F24～30),左、右两侧导管前端形态不同。

3. 导管进入声门后斜面朝向拟插入一侧,使导管能贴近该侧气管壁推入,一般以右主支气管较容易。如向左支气管插管遇困难者,可于导管接近隆突时,将导管稍向逆时针方向旋转,并将患者头部转向右侧再作推进。

4. 插管后立即套囊充气,听诊两侧肺呼吸音,判断导管位置正确无误后妥善固定。

5. 有体位变动、患者呛咳后或移动身躯头颈应再次听诊呼吸音,以及时发现导管移位或脱出。

6. 当病侧支气管残端缝合完毕后,可边吸引边将导管退至气管,以减轻隆突刺激。

(五)Univent 管

近年来应用逐渐增多。为一单腔双囊导管,在管腔前内壁有一根前端带套囊、可由管外端操纵上下滑动约 8 cm 的内套管。规格有 ID 3.5～9.0 mm 不等,尤适用于小儿。

1. 导管系硅胶制品,故插管前应充分润滑。

2. 按常规法插入气管内导管。

3. 气管套囊充气后,再将内套管旋转向术侧肺并送入术侧主支气管,远端套囊充气后即可阻断套囊远端肺的通气(不充气时可行双肺通气)。

4. 可采用听诊肺呼吸音以判断肺隔离是否满意。

5. 如能借助纤维支气管镜定位则更为快捷准确。

(六)支气管阻塞器

1. Arndt、Cohen、Fuji 和维力支气管阻塞器　Cohen 支气管阻塞器可用后方的旋转轮调整阻塞管管端角度,以对准阻塞的支气管。Fuji 和维力支气管阻塞器需旋转阻塞管,使其管端对准拟阻塞的支气管开口,然后继续向前推进阻塞管,使其套囊部分进入到支气管内,充胀阻塞管前端套囊。Arndt 支气管阻塞器使纤维支气管镜穿过前端尼龙引导环在纤维支气管镜引导下进入支气管。这几种阻塞器均需涂润滑油并由纤维支气管镜引导和定位。

2. E_2 阻塞器(Y 型支气管阻塞器)　远端呈 Y 型分叉,由两根 4 cm 长的远端分支管组成,每根分支管上有一个气囊,在纤维支气管镜直视下,使 Y 型远端骑跨在隆突上,两根远端分支管分别进入左右主支气管,一侧气囊充气可阻塞同侧支气管。

3. Papworth Bivent 导管　分隔左右支气管腔的中间隔在末端形成柔软的月牙形分叉,当分叉骑跨在隆突上时,左右支气管腔的远端开口分别正对左右支气管口,支气管阻塞器可穿过支气管腔被引导到目标主支气管,不需纤维支气管镜辅助。

三、单肺通气时低氧血症的防治

（一）原因

低氧血症的主要原因是无通气侧未氧合血进入循环,静脉血掺杂,肺动静脉分流,影响这种分流的主要因素有缺氧性肺血管收缩、重力、两侧胸腔的压力差和生理性肺萎陷程度。导管就位不当是加重单肺通气低氧血症的主要原因,如不及时纠正,可导致术中死亡。

（二）处理

1. 插管、变换体位及手术操作中应反复检查导管位置和套囊气压,确保通气侧肺通气良好。

2. 术中必须持续监测 SpO_2、$P_{ET}CO_2$ 或血气指标,早期发现低氧血症。

3. 单肺通气时应增加呼吸频率,对非通气侧肺较大潮气量通气($8\sim10$ ml/kg),尽可能降低单肺通气的时间,每小时间断涨肺,双肺通气几次。

4. 非通气侧肺应用 $5\sim10$ cmH_2O 持续气道正压(CPAP)或通气侧肺行 $3\sim5$ cmH_2O 呼气末正压(PEEP)和非通气侧肺以高频通气,保持肺的一定张力。

5. 有目的阻断非通气侧肺动脉血流,在肺切除或肺移植术时可钳闭同侧肺动脉。

四、双腔支气管拔管术

1. 拔管指征同气管内拔管术。

2. 拔管前必须吸净口咽部及气管内的分泌物。吸引管应事先按双腔管的长度做好记号,并将左右腔吸引导管和口腔吸引管分开使用,避免吸引导管过深而损伤支气管和引起交叉感染。

3. 气管和支气管的套囊放气后,先将导管从支气管退至气管内(距门齿 22～24 cm),再将白色气管套囊充气,观察自主呼吸良好,符合拔管指征即拔除导管。

4. 带有隆突小钩的左型或右型双腔管拔管时,应逆时针或顺时针转动 90°使小钩向上后退出,减少组织损伤。

5. 拔管后再吸净口咽部分泌物,并将头转向一侧,以防呕吐误吸,并继续给氧。

6. 拔管后如果出现呼吸困难或喉痉挛,应给予面罩供氧,必要时给予肌肉松弛剂,重新插入单腔气管导管,施行人工呼吸。一般支持呼吸时间较短。

7. 遇下列情况应更换单腔气管导管,并用机械通气支持呼吸:① 术前肺功能不全如严重慢性支气管炎和肺气肿等;② 合并心血管疾病伴心功能不全;③ 吸氧条件下,术毕血气分析 $PaO_2 < 75$ mmHg,$PaCO_2 > 45$ mmHg。

五、注意事项

1. 双腔管大小的选择　应选用可顺利通过声门的尽量粗的导管。支气管套囊所需充气量应为 1～3 ml,如充气量 <1 ml,说明双腔管过粗;而充气量 >3 ml,则说明双腔管太细。

2. 左、右型双腔管的选择　一般推荐插向健侧支气管导管,即右肺手术时用左型双腔管,而左肺手术时用右型双腔管。但也有主张应尽可能选用左型双腔管,以确保肺隔离完善,避免右上支气管开口堵塞。

3. 插管时应力求声门显露良好,禁用暴力将隆突钩插入声门,以免损伤声带。

4. 双腔管到位后,应先将支气管套囊充气,以确保两侧肺隔离确切。

5. 双腔管的管腔狭小,呼吸道阻力增加,术中应合理使用辅助呼吸或控制呼吸,以保证气体交换,防止二氧化碳蓄积。

6. 插管后的定位至关重要,必须经认真核定后再予妥善固定。临床上有3种方法判断导管是否正确到位：① 物理检查,如胸部听诊,观察胸壁运动及气道峰压改变；② 导入纤维支气管镜窥视,熟练者仅需1 min即可完成；④ 拍摄X线胸片。

7. 常见就位不当及其影响

(1) 过浅：可发生套囊疝。膨胀的支气管套囊可越过隆突部分或完全堵塞对侧主支气管开口,以致对侧肺不能通气。

(2) 过深：可堵塞上叶支气管,并可影响对侧支气管通气。

(3) 反位：即左型双腔管前端进入右主支气管,反之亦然。导管扭曲致通气阻力大,吸痰管插入困难。

上述异常情况均需及时作出判断和纠正。

8. 使用左侧双腔管行左全肺切除时,于钳闭、切断主支气管前,应予以充分吸引后退管,以免将导管的左侧分支管切断。

9. 行肺叶切除时于钳闭叶支气管前应吸净该侧管腔内分泌物,以避免膨肺时挤入同侧余肺,致术后肺不张。

10. 采用单腔支气管导管勿插入过深,尤其是右侧支气管,防止阻塞上叶肺支气管开口。

第二十九章　困难气道插管术

困难气道插管的方法有多种选择。尽管可视技术的飞速发展,使得很多困难气道变得简单,但经过长期实践表证简便、易行的传统插管技术仍然不可完全替代困难气道插管,也没有任何一种技术能够解决临床所有的困难气道插管问题。面对困难气道的病例究竟应该采用哪种方法(包括是否用清醒插管或快速诱导麻醉下)插管,取决于麻醉医师本人的技术水平、临床经验、医院设备、患者条件等多种因素。需要强调的是,对困难气道患者实施气管插管前,必须先开放静脉通道,常规监测 SpO_2、ECG、BP 和 HR,并尽可能提供氧气吸入。

一、清醒(或慢诱导)插管

(一)清醒插管

1. 一般准备　病人的心理准备,术前用药,吸引装置等。

2. 插管准备　对Ⅱ级喉头显露困难,导管选择同正常人,对于Ⅲ级和Ⅳ级者,导管选择应较正常患者细一号。准备合适的口咽或鼻咽通气道,不同型号的喉镜片。

3. 口腔、咽喉部、气管上部用1%的丁卡因或2%利多卡因表面麻醉。

4. 可酌情给予芬太尼 $1\sim1.5\ \mu g/kg$、丙泊酚 $0.5\sim1\ mg/kg$ 或咪达唑仑 $0.025\sim0.05\ mg/kg$。

清醒插管成功的关键在于对病人实施完善的表麻、适度的镇静而保持自主呼吸,当病人对咽部刺激反应活跃时,任何方法插管都将有困难。

(二)非清醒插管技术

1. 采用非清醒插管的原因　对清醒插管无法耐受,以至于病人拒绝治疗或放弃治疗的,开口受限、颈部僵直、头部前曲畸形等病理改变的病人,14岁以下小儿,情绪紧张、或神志不清等不合作的病人,以及麻醉诱导后才发现气管插管有困难的病人。

2. 麻醉方法　芬太尼 $0.5\sim1$ μg/kg、丙泊酚 $1\sim2$ mg/kg 缓慢静注诱导,或吸入七氟醚,不抑制呼吸中枢和呼吸肌,停药后病人苏醒快。

（三）操作要点

1. 喉镜操作要正确,镜片顶端一定要达到会厌谷,喉镜柄上提。

2. 病人头部后仰满意（所谓嗅花位）。

3. 压迫喉结　具体方法：压甲状软骨、环状软骨和舌骨,向其后向头侧移动,在90%的情况下,按压喉结能使喉头显露明显改善,使Ⅱ级→Ⅰ级,Ⅲ级→Ⅱ级,Ⅳ级→Ⅲ级。

4. 气管导管弯成一定的弧度,如鱼钩状。

5. 寻找气流通过气管导管的气流声（完全肌松气管插管病人可用轻压胸廓法听气流声）。如能听到气流通过导管的声音,即可推进导管,多可使导管顺利滑入声门。

6. 使用引导器辅助插管,包括弹性树胶探条和光索。

（四）注意事项

1. 插管成功前让病人丧失意识的主要顾虑是呼吸道梗阻和面罩给氧困难。因此,只有在确定麻醉用药后病人能继续维持呼吸道通气的前提下,才能采用非清醒插管。

2. 因患者存在自主呼吸,声门反射活跃,易引起血流动力学的剧烈改变,对高血压、缺血性心脏病、颅内高压患者应慎用。口咽部应有完善的表麻,或行环甲膜穿刺气管内表麻。

3. 由于清醒状态下气管插管易引起上气道损伤,近年来,完全在清醒状态下气管插管应用较少。

二、弹性树胶探条(gum elastic bougie)辅助插管

多用于在直接喉镜插管时,因喉头位置靠前,无法显露声门的情况下,即 Comack-Lehane 喉头分级为Ⅲ～Ⅳ级的病人。

(一)操作方法

1. 先将弹性树胶探条置入气管导管内,探条前端定型上翘的部分应超出气管导管约3cm。

2. 用直接喉镜显露喉部,如看到会厌边缘,即将气管导管置入会厌下,弹性探条的前端正好位于声门下。

3. 由助手推进弹性树胶探条,上翘部分容易进入气管内,操作者可明显感觉到弹性探条和气管环产生的"嘎哒"感,继续将弹性探条推进约10cm,即可顺着探条将气管导管送入气管。

4. 也可在喉镜直视下,先把弹性探条送入气管内,然后退出喉镜,再将气管导管套在弹性探条外,将气管导管顺其滑入气管内。

(二)注意事项

如在推送气管导管的过程中遇阻力,不应强行推送,以免损伤会厌及声道,可边旋转导管边推送。此法操作简便、容易掌握、不易引起并发症,能有效地解决因喉头过高引起的困难插管。

三、经鼻盲探插管

(一)适应证

口腔手术、下颌骨手术需要清晰的视野、术后需要缝合口腔的病例、张口困难等。

(二)禁忌证

凝血障碍、鼻功能紊乱、颅底骨折、脑脊液漏等。

(三)插管前准备工作

准备好2~3根不同型号的鼻插管导管、吸引器、呋麻滴鼻液、插管钳、医用石蜡油、光索等;插管前用呋麻液滴鼻2~3次,气管导管外涂润滑剂备用。

(四)操作方法

1. 患者平卧或肩部垫高体位,头部后仰。

2. 多采用清醒插管。

3. 气管导管前端通过后鼻孔后,根据气管导管管口外呼吸音的强弱进行适当的头位调整,在呼吸音最强的位置将气管导管推入气管内。

4. 几种常用辅助插管方法

（1）充气法：气管导管前端通过后鼻孔后，将气管导管的气囊适当充气，使导管始终保持在口咽部的中间，同时缓慢推送导管和倾听呼吸气流声，当气流声最大时，表明导管前端已对准声门，操作者把持导管，请助手抽出气囊的气体，将导管送入气管内。

（2）先进入食管法：气管导管前端通过后鼻孔后，操作者左手将患者头向上抬起，右手轻轻将导管推送进入食管，然后将患者头部改为向后仰，同时缓慢退气管导管和听导管内呼吸气流声，当导管前端退出食管时，很容易滑向声门方向。

（3）光索引导：插管前先将光索插入气管导管内，灯泡与导管前端平齐，当导管前端抵达声门时，颈部可观察到光斑，当环甲膜处光斑最亮时表明导管已经进入声门，光索有利于引导气管导管定位，提高插管成功率。

（4）用直接喉镜及插管钳辅助插管。

5. 确定导管已进入气管内后，气囊充气、固定、接呼吸机通气。

（五）并发症及其防治

经鼻插管的主要并发症是鼻道损伤和出血，气管插管前使用血管收缩剂、操作轻柔、稳准是关键，应备好吸引器，避免大量血液进入气管内发生意外。

（六）注意事项

1. 术前应详细了解患者，确定鼻腔内无肿块（息肉）或畸形、无活动性出血。

2. 有凝血障碍、颅底骨折、鼻部或鼻旁窦畸形的患者，禁用本方法。

3. 对清醒患者应简要告知插管过程，争取配合。

4. 应在有经验的麻醉医师指导下应用。

四、逆行引导气管插管

这种方法已被成功运用于临床多年,可经鼻或经口操作,在患有严重口腔颌面外科创伤、颞下颌关节强直、颈椎损伤和呼吸道肿块的患者中尤为适用。

(一)操作方法

1. 用 16 号穿刺针(可选用套管针)在环甲膜或第 1~2 气管软骨环间穿刺,针体与皮肤成 30°角,并抽得空气。

2. 经穿刺针或套管针置入一根细的引导管(如硬膜外导管),逆行引导出口或出鼻,缚在气管导管前端的侧孔上。

3. 用手拉紧引导管的另一端,牵拉引导送入气管导管。

4. 当气管导管进入声门后,紧贴颈部皮肤切断穿刺处的外留引导管,并顺势推送气管导管进入气管。

逆行引导置管困难的原因主要有:① 表麻不完善、咽喉部反射活跃;② 引导管管径与气管导管不配。

(二)并发症及其防治

逆行引导是一种有创技术,牵拉过程中可垂直裂开环甲膜,还可能导致声音嘶哑、血肿、皮下气肿、纵隔血肿等并发症,操作过程中避免用力过猛。

(三)注意事项

1. 表麻应完善,尽量减轻咽喉部的反射。

2. 可选择比正常小 1 号的气管导管,有利于成功,并减少损伤。

3. 有凝血功能障碍或呼吸道上存在易碎组织者禁用逆行技术。

4. 应在有操作经验的医师指导下实施。

五、盲探气管插管装置引导插管

盲探气管插管装置是一种气管插管引导装置,通过光导、食管引导进入气管的方法来完成,可经鼻或经口插管。

(一)适应证

下颌骨骨折、颈椎强直、颈短肥胖者、甲颏间距过短（男＜6.5 cm，女＜6.0 cm）、颈椎骨折、头不能后仰者、普通喉镜看不到会厌或声门者、口腔内手术，颈颏粘连、小嘴巴等。

（二）禁忌证

禁用于食管上端炎症、肿瘤、异物或狭窄的患者及小年龄儿童。

（三）操作方法

1. 插管侧鼻腔用1‰丁卡因＋肾上腺素或麻黄素表麻3～5 min，咽喉部用局麻药喷雾或行环甲膜穿刺注药。

2. 将6号引导管涂润滑剂后，经鼻腔插入食管，插入深度：鼻一耳垂距离＋12 cm，听呼吸音强弱和气流大小。当呼吸音最响，气流量最大时表示引导管开口接近声门。

3. 将光导线经引导管插入，观察颈部亮点，若亮点在颈部中线，则在病人吸气时继续推进，若亮点沿中线前行并出现轻微咳嗽，表示进入气管，若亮点偏向一侧，调整光导线位置至亮点在中线位再推进。

4. 光导线进入气管内后，退出引导管（保留光导线），将ID 6号～7.5号气管导管沿光导线推入气管。

（四）注意事项

1. 如采用经鼻插管，并发症的防治同"盲探经鼻插管"。

2. 使用肾上腺素和麻黄素的用量应适当，有时会有一过性高血压及心率增快，老年、高血压患者慎用或不用。

3. 插管前应禁食禁饮。

六、光棒引导插管

光棒是一根可弯曲的金属导管，前端装有灯泡，尾部配有电池和开关，插管时，将气管导管套在光棒上，根据人体口咽部的解剖结构，将光棒/导管折弯成合适的形状（J形），利用颈部软组织透光的原理，观察颈部的光斑，引导气管导管进入气管内，因而能有效地提高插管成功率。光棒插管技术简便实用，容易掌握，并发症少,成功率高,不受口腔分泌物、血液等影响,可作为麻醉科、急诊科常规气管插管技术,对于喉头高、声门显露困难的患者,尤其是对于术前预计正常,诱导后出现插管困难的紧急状态下,光棒具有独特的优点。

(一)适应证

1. 牙齿严重缺损的病例。
2. 喉头位置较高,看不见声门的患者。
3. 颈椎活动受限的病人。
4. 张口受限的患者。
5. 直接喉镜插管困难的病例。
6. 心力衰竭、脊柱畸形不能平卧者。
7. 头面部外伤,口腔内有出血。
8. 急救插管。

(二)禁忌证

1. 上气道异物、肿瘤、息肉、咽后壁脓肿、插管通路上存在易碎的脆弱组织等为光棒插管禁忌证。
2. 颈部结构明显异常、过度肥胖、颈部瘢痕等应慎用。

(三)操作方法

1. 插管前准备,检查光棒光源及灯泡接口有无松动,将光棒外涂擦润滑剂后插入气管导管,灯泡与导管前端平齐,在导管前端约5~7 cm处折弯成J型(约70°~90°)备用。
2. 患者去枕平卧,操作者位于患者头端,左手推开下颌,右手持光棒(气管导管)上中1/3处,顺口型将光棒插入口内,当光棒前端进入舌后部时调整灯光向前,并注意观察患者颈部,直至光斑的最亮处位于环甲膜正中,则表明光棒/导管的前端已对准声门,此时,右手保持光棒不动,左手可轻松将气管导管送入气管。
3. 坐位或半卧位插管时,患者头紧靠手术床,操作者站在患者的右侧,面对患者,嘱其张口伸舌,操作者左手用纱布将舌轻轻固定,右手持光棒(导管)进入口内,观察颈部,环甲膜处见到光斑,左手即可将气管导管推入。

（四）并发症及其防治

光棒引导插管比较安全,到目前为止尚未见引起严重并发症的报道。

（五）注意事项

1. 光棒折弯长度和角度对插管成功影响明显,折弯长度一般在 6 cm 左右,头颈能活动的患者折弯角度 80°左右比较合适,颈部僵硬的患者需要 90°。

2. 插管前应记住灯管的方向,避免光棒与气管导管之间滑动,以免影响观察。

3. 光斑集中在环甲膜处表示已对准声门,如导管推进有阻力,不应强行用力,应退出后重新试插。

4. 操作力求稳准、轻柔,避免不必要的损伤。

5. 用直接喉镜协助光棒插管能提高插管成功率。

6. 光棒引导同样适用于困难双腔支气管插管。

七、食管-气管联合导管（双腔双囊急救导管）

食管-气管联合导管（esophageal tracheal combitube, ETC）以及喉通气导管（laryngeal tube, LT）,可用于现场心肺复苏时急救插管及困难气道的处理。

（一）适应证

1. 高喉头或小下颌。
2. 颈椎病。
3. 强直性脊柱炎。
4. 颞颌关节病变。
5. 下颌骨骨折。
6. 心肺复苏、急救。

（二）禁忌证

湿肺病人、食管病变、口腔肿瘤、息肉及颌面部外伤出血的病人不宜应用。

(三) 操作方法

1. 麻醉前先仔细检查急救导管,给导管的小气囊充气 12 ml,大气囊充气 80 ml,确定气囊完好后排除气体,导管外涂润滑剂备用。

2. 患者平卧位,操作者用左手从后面推患者的枕部,使患者头颈部轻度后仰,右手持管经中线方向盲探置入口内,直至插入食管,插管深度(成人)以患者门齿置于导管后部两条黑线之间(平均 21~23 cm)。确有困难者则在喉镜帮助下置入导管。

3. 确认导管位置,如导管进入食管,则给食管气囊充气 8~12 ml,口腔气囊充气 70~80 ml;如导管已直接进入气管,则仅给小气囊充气 3~5 ml。

4. 用胶布固定导管后,施行人工通气。

(四) 并发症及其防治

常见并发症有舌充血、咽喉痛、吞咽困难及口内损伤等,偶见食管破裂等严重并发症;预防措施包括:操作应轻柔,切忌粗暴,气囊充气不宜过多,以口腔不漏气即可,使用时间应控制在 2 h 以内。

(五) 注意事项

1. 导管表面应充分润滑。

2. 使用笑气时,应用气囊压力表定期测定气囊内的压力,以防气囊内压过高导致食管破裂。

3. 不能合作的病人不宜用 ETC(因其质地硬),以防造成严重的组织损伤。

4. 推荐在全麻诱导后肌松完全的情况下插管。

5. 如气道内有分泌物不易吸引。

八、微创气管切开插管

(一) 适应证

口腔肿瘤、畸形,颌面严重外伤,颞颌关节强直,口腔感染,修复重建外科需要,口底舌根部病变手术,预防性气管切开等。

（二）操作方法

1. **器械准备**　经皮微创气管切开工具包（主要有扩张钳、穿刺针、套管、空针、导丝和推送架、带有孔内芯气管套管、刀片、皮肤扩张器、弹力固定带等）。

2. 患者仰卧垫肩后适当后仰。

3. 在第 2、3 气管环状软骨之间表面颈部皮肤作一 1.5 cm 横切口。

4. 在切口处插入带套管的穿刺针进入气管内，回抽空气证实后拔出针芯，利用针套管将导丝引入气管内约 10 cm，退出套管。

5. 利用导丝旋转插入扩张器扩张穿刺通道，退出扩张器后经导丝引导插入扩张钳继续扩张气管环间膜，扩张钳方向应向下。

6. 退出扩张钳，将气管套管经导丝引导插入气管内。

7. 经 $P_{ET}CO_2$ 确认在气管内后缝合固定导管。

8. 将气管切开导管连接麻醉呼吸机回路。

（三）注意事项

1. 操作过程中切勿使用暴力。

2. 随时检查导丝能否在扩张器中自由滑动。

3. 穿刺和扩张时略指向足端，并且使其尖端不直对气管后壁。

4. 置入气切套管时同样需注意不可使用暴力，以免发生损伤。

5. 不推荐医生常规采取纤维支气管镜辅助进行操作。

6. 如患者能配合可在清醒状态下操作，但应有完善的局部麻醉和气管内表麻，对通气功能正常患者可采用全麻保持自主呼吸状态下操作。

7. 应常规进行生命体征监测，备好吸引器等。

九、可视插管技术

近年来，可视插管技术不断应用于临床，如电视纤维支气管镜引导插管、视频喉镜插管、视可尼纤维光导硬镜插管、可视喉罩、可视喉镜、可视光棒等,除纤维支气管镜引导插管外,临床操作并没有特别的技术问题,但所有可视技术都存在共同的缺点,即容易受气道内分泌物或血液的影响,因此,用于解决困难气道插管,只能作为首选,不能作为最后的补救措施,其次就是价格太高,难以普及推广。

第三十章 喉　　罩

喉罩是一种介于面罩和气管插管之间,能维持呼吸道通气的装置,已在临床麻醉和急救医学中广泛应用,喉罩分为标准型(第一代)、改良型(第二代)、食管引流型(第三代)、Slipa 喉罩、可视喉罩等多种型号,其中以第一代喉罩的操作最具代表性。

一、适应证与禁忌证

（一）适应证

1. 气管内插管困难的病例。
2. 需特殊体位手术的患者。
3. 患者拒绝使用气管内插管。
4. 急诊科、ICU 及各科室急救复苏之用。
5. 灾难性事故的现场复苏。
6. 神经外科手术中唤醒麻醉。
7. 需要全身麻醉的短小手术。
8. 无痛纤支镜及气管内手术。
9. 强直性脊柱炎等。

（二）禁忌证

1. 饱胃、肠梗阻、胃排空迟缓、咽喉疾病、妊娠等。
2. 肥胖、短颈者慎用。

二、操作方法

（一）使用前检查

1. 检查喉罩的罩囊有无漏气,确定无漏气后,将注入气体全部抽尽,使罩囊处于真空状态。

2. 用生理盐水或水性润滑剂将喉罩前端背部湿润以减少喉罩插入口腔时的阻力。

（二）操作要领

1. 操作者用左手从后面推患者的枕部，使患者头颈部轻度后仰。

2. 操作者用右手拇指和食指握持标准型喉罩的通气管，握持部位尽可能靠近通气罩与通气导管的结合部，通气罩的开口朝向患者的下颌方向。

3. 紧贴患者上切牙的内面将喉罩的前端插入口腔内，尽可能使通气导管与手术台保持平行，然后向上用力将喉罩紧贴硬腭插入患者口腔内。

4. 将食指放在通气导管与通气罩的结合部处向内推送，直至将喉罩推送至下咽部，此时可感到有阻力。

5. 采用适量的空气充起通气罩，放入牙垫，用胶布将牙垫与喉罩导管一同固定于口腔中。

6. 加压通气，胸部监听呼吸音进行位置检查，确定无漏气后接呼吸器进行人工通气。

三、并发症及其防治

使用喉罩的并发症发生率很低，如误吸性肺炎、声带麻痹、喉痉挛、支气管痉挛、CO_2潴留等，但也有出现气道阻塞、通气导管断裂的严重意外。引起这些并发症和意外的常见原因有：① 罩囊充气量过大；② 喉罩置入位置不当；③ 饱食后麻醉；④ 使用时间过长；⑤ 术中麻醉过浅，患者吞咽频繁；⑥ 置入动作粗暴；⑦ 吸入氧流量太低；⑧ 喉罩破损等。

（一）误吸性肺炎

1. 术前常规禁饮禁食，应用组胺 H_2 受体拮抗药，减少胃液分泌，提高胃液 pH，术前安置胃管，麻醉诱导及维持期间应避免大量气体进入胃内。

2. 经口腔吸引气道异物，紧急施行气管插管和气管内吸引。

3. 抗生素肺内灌洗，每次注入抗生素生理盐水 5～10 ml，边灌洗，边吸引，反复进行，直至恢复气道通畅。

4. 应用小剂量糖皮质激素,减轻吸入性肺炎引起的肺纤维化。

5. 呼吸支持及修复治疗　应用支气管扩张药、血管活性药、抗氧化剂等。

(二) 气道阻塞

常见原因有喉罩反方向插入,插入会厌谷,插入后卷曲,喉罩前端进入喉内、插入深度不足、咽喉腔狭小、麻醉太浅等,应拔出喉罩,分析原因,重插或更换喉罩,必要时改气管内插管或行气管造口插管术。

(三) 喉痉挛

常见于麻醉过浅、分泌物多、手术刺激、吸痰及缺氧状态。应控制麻醉深度,使用肌松药。

(四) 咽喉疼痛

1. 置喉罩前滑润罩囊边缘。

2. 插入操作轻柔。

3. 吸入气体加湿。

4. 适当控制罩囊内压。

5. 长时间使用时宜每隔 1~2 h 适当放气 2 min,以改善局部血液循环,但在放气前应先清除口咽分泌物。

(五) 喉神经损伤与声带麻痹

恰当控制充气量,防止罩囊内压过高。

四、注意事项

1. 喉罩大小的选择要考虑:性别、体重、身高、体质指数、口咽的大小和形状等,但任何一种单独因素作为选择喉罩大小的特异指标都不一定合理,目前多主张成人(无论男女)都首选 4 号大容量喉罩。

2. 喉罩充气量宁少勿多,应以最小充气量,能提供有效的气密性,以 4 号喉罩为例,开始给套囊充以 10~15 ml 空气,如果气道压<15 cmH_2O,喉罩周围有漏气,再增加 5~10 ml 空气,如果

气密性仍不理想,再选用较大号喉罩。

3. 关于喉罩的拔除时机,推荐当病人出现首次喉罩拒绝反应时拔除。深麻醉状态下拔除,气道松弛可导致气道梗阻,一旦返流容易发生误吸;清醒拔出,喉罩刺激会致屏气、喉痉挛、支气管痉挛、咬伤、牙关紧闭、咳嗽、分泌过多等气道反应。

4. 在置入喉罩前,应先充分清理呼吸道。

第三十一章　纤维支气管镜在麻醉中的应用

一、适应证与禁忌证

（一）适应证

1. 解决各种困难气管插管。
2. 双腔支气管导管和 Univent 导管的定位。
3. 支气管阻塞器的插入和定位。
4. 指导微创气切置管。
5. 移除分泌物，严重肺部感染、肺不张的治疗。
6. 止血、吸引、冲洗等。

（二）禁忌证

1. 身体极度衰竭。
2. 持续吸氧未能纠正缺氧、持续高碳酸血症。
3. 不稳定性心绞痛、近期发生过心梗、心功能不全、严重高血压或心律失常。
4. 肺动脉高压，主动脉瘤有破裂危险。
5. 哮喘急性发作。
6. 出、凝血功能严重障碍，近期有大咯血，上腔静脉高压的病人，禁止经鼻插管，避免出血。
7. 不熟练者不能单独进行操作。
8. 病人不合作。

二、操作方法

（一）仪器准备

1. 接通电源，调整焦距。
2. 镜干前端涂医用石蜡油。
3. 将合适的导管套在镜干后端。

（二）操作方法

1. 经鼻腔滴入麻黄素，以扩大腔隙，减少出血。

2. 经鼻或口（需使用特制牙垫）插入镜干后，用目镜寻找会厌、声门。

3. 用方向控制器向上或下调整Y轴方向，镜柄逆或顺时针转动调整X轴方向。

4. 见到会厌、声门后，轻轻推入镜干，进入气管后可见明亮的气管环。

5. 在镜干的引导下顺势推入气管导管并退出镜干。

三、并发症及其防治

麻醉科使用纤支镜并发症的发生率较低，可能出现的并发症有低氧血症、喉或支气管痉挛、心血管并发症、出血、感染、恶心、呕吐、失声、咽喉疼痛等。每次使用前应做好充分的准备，常规监测生命体征、清醒患者要适当使用镇痛、镇静药，麻醉下使用要能保证有效地通气与供氧，操作轻柔、稳准，严格做好纤支镜的消毒。

四、注意事项

1. 了解病史及做必要的体格检查，有呼吸功能不全者，应做血气分析或肺功能检查。

2. 需要经过培训和练习。

3. 纤支镜插入口鼻腔之前，操作者应记住镜体远端调节的方向。

4. 对困难气道病例使用纤支镜引导插管时，应作为首选而不是最后的补救措施。

5. 如纤支镜前端已进入气管，但气管导管不能进入气管，可慢慢旋转气管导管，轻柔地探索推进，避开导管前端的阻挡。

6. 操作期间应注意防止胃内容物反流、误吸。

第三十二章 动静脉穿刺置管术

一、动脉穿刺置管术

(一)适应证

1. 危重患者或复杂的大手术需有创动脉压监测者。
2. 体外循环心内直视手术。
3. 需行低温和控制性低血压者。
4. 血流动力学不稳定需反复测量血压者。
5. 需要反复抽取动脉血标本者。

(二)穿刺部位

常选择桡动脉、足背动脉或股动脉,其次是肱动脉和尺动脉。由于桡动脉部位表浅,侧支循环丰富,为首选;股动脉较粗大,成功率高,但进针点必须在腹股沟韧带以下,以免误伤髂动脉引起腹膜后血肿;足背动脉是胫前动脉的延续,比较表浅易摸到,成功率也较高;肱动脉在肘窝上方,肱二头肌内侧可触及,但位置深,穿刺时易滑动,并且侧支循环少,一旦发生血栓、栓塞,可发生缺血性损伤,不作首选。

(三)穿刺方法

1. Allen 试验　进行桡动脉穿刺置管时须做 Allen 试验,用于估计来自尺动脉掌浅弓侧支循环情况。将穿刺侧的前臂抬高,用双手同时按压桡动脉和尺动脉;让患者反复用力握拳和张开手指 5~7 次至手掌变白后将前臂放平,解除对尺动脉的压迫,继续保持压迫桡动脉,观察手部的转红时间,正常<5~7 s,8~15 s 为可疑,说明尺动脉充盈延迟、不畅;>15 s 系血供不足。一般>7 s 者属 Allen 试验阳性,不宜选择桡动脉穿刺。

2. 定位　腕横纹上方在桡侧腕屈肌腱和桡骨下端之间可及桡动脉搏动;肘窝部肱二头肌肌腱尺侧可及肱动脉搏动。腹股沟韧带中点的下方可及股动脉搏动。足背动脉在伸拇长肌腱的外侧足背处可及搏动。

3. 操作前准备　① 按需选择套管针;② 肝素冲洗装置(1～2 U/ml 肝素),插入长针接气球加压,可外加气压袋加压;③ 测压装置包括三通开关、压力换能器和监测仪等。

4. 穿刺方法　有直接穿刺法、穿透法和钢丝导入法。

(1) 直接穿刺法:摸准动脉的部位和走向。常规消毒铺巾后,在局麻下用套管针进行动脉穿刺。针尖指向与血流方向相反,针体与皮肤夹角根据患者胖瘦不同而异,一般为 15°～30°,对准动脉缓慢进针。当发现针芯有回血时,减小针与皮肤的角度再进针 1～2 mm。这时,固定针芯而向前推送套管,最后撤出针芯,这时套管尾部应向外喷血,说明穿刺成功。

(2) 穿透法:进针点、进针方向和角度同上。当见有回血时再向前推进 0.5 cm 左右,后撤针芯,将套管缓慢后退,当出现射血时停止退针,并立即将套管向前推进,送入时无阻力并且喷血说明穿刺成功。

(3) 钢丝导入法:采用专用的动脉穿刺针,穿刺方法同上两种方法,当有明显回血时停止进针并送入专用钢丝。如遇阻力应调整针的角度或方向直至送钢丝无阻力,钢丝留在动脉内,撤出穿刺针,再沿钢丝送入套管,拔出钢丝可见血喷出,表示穿刺成功。

5. 测压装置

(1) 弹簧表测压:三通一个,前端连动脉,后端连弹簧表,侧孔连肝素液注射器冲洗用。

(2) 电测压:此法需压力传感器,管道及监护仪。穿刺前将测压装置以无菌方法连接、排气,并要熟悉检测仪性能和操作程序,按步骤调节零点,穿刺成功后将测压管与套管针连接,即可在屏幕上出现压力波形与数据。

6. 注意事项

（1）不同部位的压差：平卧时，测定主动脉、大动脉及周围动脉的压力，收缩压依次升高，舒张压依次降低，脉压相应增宽；同时测定桡动脉与足背动脉压力，足背动脉收缩压较桡动脉高 10 mmHg，而足背动脉舒张压较桡动脉低 10 mmHg。

（2）零点：用弹簧压力计测压连接管内肝素液面平心脏水平，一般为患者平卧位腋中线水平；采用换能器测压时，换能器应放置平心脏水平并定期校零。

（3）直接测压与间接测压：一般前者略高于后者；如果间接法测得的压力大于直接法时，多由于压力监测系统发生故障或操作欠妥而引起的误差。

（四）并发症防治

主要并发症有血栓形成、动脉栓塞引起的血管阻塞；其他并发症有出血、动脉瘤、感染和动静脉瘘等。

预防措施：① Allen 试验阳性及动脉有病变者应避免桡动脉穿刺置管；② 注意无菌操作；③ 尽量减少动脉损伤；④ 排尽空气；⑤ 发现血块应抽出，不可注入；⑥ 末梢循环不良时应更换穿刺部位；⑦ 固定好导管位置，避免移动；⑧ 经常或连续用肝素液冲洗；⑨ 发现血栓形成和远端肢体缺血时，必须立即拔除测压套管，套管留置时间一般不超过 4 天。

二、深静脉穿刺置管术

（一）适应证

1. 严重创伤、休克及急性循环功能衰竭等危重患者。

2. 需长期输液或静脉抗生素治疗。

3. 全胃肠外营养治疗。

4. 需接受大量、快速输血输液的患者，利用中心静脉压测定可随时调节输入量和速度。

5. 各类大、中手术，尤其是心血管、颅脑和腹部的大手术。

（二）穿刺途径及操作方法

1. 锁骨下静脉　是腋静脉的延续。起于第一肋骨的外侧缘，成人锁骨下静脉长约3～4 cm。锁骨下静脉的前面为锁骨的内侧缘,下面是第一肋骨的上表面,后面为前斜角肌。锁骨下静脉越过第一肋骨表面略向上呈弓形,然后向内、向下、轻度向前跨过前斜角肌至胸锁关节处,与颈内静脉相汇合成右无名静脉,再回入上腔静脉,首选右侧。穿刺进路有锁骨上和锁骨下两种。

(1) 锁骨下进路:患者上肢垂于体侧并略外展,保持锁骨略向前,使锁肋间隙张开便于进针,锁骨中、外 1/3 交界处,锁骨下方约 1 cm 为进针点,针尖向内轻度向头端指向锁骨胸骨端的后上缘前进。若未进入静脉,退针至皮下,使针尖指向甲状软骨方向进针。穿刺时保持穿刺针与胸壁呈水平位、贴近锁骨后缘。由于壁层胸膜向上延伸可超过第一肋骨面 2.5 cm,因此,当进针过深超过了第一肋骨或穿破了锁骨下静脉前后壁和(或)锁骨下动脉后穿破了胸膜与肺,可引起气胸或血气胸。

(2) 锁骨上进路:患者肩部垫高,头尽量转向对侧,在胸锁乳突肌锁骨头的外侧缘,锁骨上约 1 cm 为进针点,穿刺针与矢状面呈 45°,与冠状面呈 15°角,指向胸锁关节前进,通常进针 1.5～2.0 cm,即可进入锁骨下静脉。穿刺成功后将导引钢丝从穿刺针中置入静脉,然后退出穿刺针,将深静脉导管套在导引钢丝上引入静脉,最后退出钢丝,妥善固定静脉导管。以线缝扎穿刺点,并将缝线围绕静脉导管固定最为确切。

2. 颈内静脉　颈内静脉起始于颅底,在颈部颈内静脉全程由胸锁乳突肌覆盖。上部颈内静脉位于胸锁乳突肌前缘内侧,中部颈内静脉位于胸锁乳突肌锁骨头前缘的下面,颈总动脉的前外方,在胸锁关节处与锁骨下静脉汇合成无名静脉入上腔静脉,右颈内静脉与无名静脉、上腔静脉几呈一直线,加之胸导管位于左侧,以及胸膜顶右侧低于左侧,临床上多选用右颈内静脉置管。依据颈内静脉与胸锁乳突肌关系,可分别在胸锁乳突肌的前、中、后三个方向进针。

(1) 前路:平卧,头略转向对侧,操作者的左手中、食指在胸锁乳突肌前缘向内推开颈总动脉,确认胸锁乳突肌前缘中点进针,针干与皮肤冠状面呈 30°～45°角,针尖指向同侧乳头或锁骨中、内 1/3 交界处前进,常在胸锁乳突肌中段后面进入静脉。此外,亦可在颈动脉三角处触及颈总动脉搏动,在搏动的外侧旁开 0.5～1 cm,相当于喉结与甲状软骨上缘水平作为进针点,穿刺针指向胸锁乳突肌下端所形成的三角,进针方向与颈内静脉一致,针干与皮肤呈 30°～40°角。此进路一般可避免发生气胸,但易误伤颈总动脉。

(2)中路:胸锁乳突肌下端胸骨头和锁骨头与锁骨上缘形成一个三角,称为胸锁乳突肌三角,颈内静脉正好位于此三角的中心位置。在三角形的顶端处约离锁骨上缘 2～3 横指处作为进针点,针干与皮肤呈 30°角,与中线平行直接指向尾端。若试探未成功,针尖向外偏斜 5°～10°角指向胸锁乳突肌锁骨头内侧的后缘,常能成功。遇肥胖、小儿及全麻后患者,胸锁乳突肌标志不清,可利用锁骨内侧端上缘的小切迹作为骨性标志,颈内静脉正好在此下行与锁骨下静脉汇合,穿刺时用左拇指按住,确认此切迹,在其上方 1～1.5 cm 进针,针与中线平行,与皮肤呈 30°～45°角,指向尾端前进。一般刺入 2～3 cm 即入静脉;若未成功,针尖略偏向外侧即可进入静脉。

(3)后路:在胸锁乳突肌的外侧缘中、下 1/3 交点或锁骨上 2～3 横指处作为进针点。在此部位颈内静脉位于胸锁乳突肌的下面略偏外侧。穿刺时应将肩部垫高,患者头尽量转向对侧,针干保持水平位,在胸锁乳突肌的深部指向胸骨柄上窝方向前进。针尖不宜过分向内深入过深,以免损伤颈总动脉。

3. 股静脉 股静脉在股三角区,位于股鞘内,在腹股沟韧带下方紧靠股动脉内侧,如在髂前上棘和耻骨结节之间画一连线,股动脉走向和该线的中点相交,股静脉在股动脉的内侧 0.5 cm 处。

操作方法:患者仰卧,将其大腿稍外展、外旋。常规消毒皮肤后用左手食指在腹股沟韧带中部扪准股动脉搏动最明显处并固定好,右手持注射器,使针头与皮肤呈45°角,在腹股沟下方2～3 cm、股动脉内侧0.5 cm处刺入一定深度,然后逐渐提针,边提针边抽吸,见抽出暗红色血,则提示已进入股静脉。如未见回血,则应增加刺入深度再缓慢边退边回抽,或稍改变穿刺方向再试探直至抽到暗红色血为止。

(三)注意事项

(1)血小板减少或其他凝血机制严重障碍者作深静脉穿刺时应避免反复穿刺。

(2)局部皮肤感染者禁忌作为深静脉穿刺点。

(3)严格掌握无菌技术。

(四)并发症防治

1. 感染　导管留置时间过久,无菌技术不严,反复穿刺,局部组织损伤、血肿均增加感染机会。因此穿刺时应注意无菌操作,加强局部护理,每隔24～48 h更换输液装置1次,按时更换敷料;尽量避免或减少经导管采血,三通、传感器等衔接部位也应保持相对无菌。切忌经污染导管置入导丝更换导管。如穿刺点皮肤红肿、化脓应及时拔除深静脉导管。

2. 出血、血肿　穿刺时误伤动脉引起,应及时局部压迫止血。

3. 心律失常　多发生于中心静脉穿刺导丝置入时,穿刺导管靠近窦房结,可诱发心律紊乱。钢丝退出心腔即可纠正心律失常。

4. 心包填塞　多为导管置入过深心脏穿孔。预防:①导管置入不要过深;②导管妥善固定;严重的心包填塞,应开胸探查并止血。

5. 血栓形成、栓塞　多见于长期置管及用高营养疗法的患者。应注意输液的连续性和定期用淡肝素液冲洗,防止血液反流栓塞导管。

6. 气胸　主要见于经锁骨下静脉进路。多为操作技术不熟练、解剖定位不准确引起,反复穿刺后患者突然出现呼吸困难、同侧呼吸音减低,应考虑有气胸的可能;经X线摄片确认。

7. 血胸、水胸　穿刺针穿透动、静脉,同时将胸膜穿破,形成血胸。若导管误入胸腔或纵隔,随液体注入可引起水纵隔或水胸。预防:应熟悉局部解剖,规范穿刺方法,并置输液装置低于心脏水平,开放输液调节器观察回血是否通畅。胸片有助于确诊。

8. 空气栓塞　因未取头低位,或导管放置2周以上形成假道、拔除后穿刺部位未能按压导致气栓。

9. 其他　神经损伤、淋巴管损伤、导管断入、椎动脉假性动脉瘤、动静脉瘘等。

第三十三章 体外循环灌注技术

体外循环(extracorporeal circulation)是利用特殊人工装置将回心静脉血引出体外,进行气体交换、调节血温和过滤后,输回体内动脉的生命支持技术。由于特殊人工装置取代了人体心肺功能,又称为心肺转流(cardiopulmonary bypass),这种人工装置称为人工心肺机(artificial heart-lung machine)。

一、适应证
1. 心脏直视手术、大血管手术。
2. 非体外循环手术、胸部外伤致心脏、大血管损伤。
3. 极度缺氧、中毒致呼吸循环衰竭。
4. 冰冻、溺水至呼吸循环停止、体温骤降。

二、基本装置
主要由人工心肺机和配件组成,包括血泵(滚柱泵或离心泵)、氧合器(鼓泡式氧合器或膜式氧合器)、变温器、变温水箱、回收血储血器、滤器、管道和动静脉插管等组成。

三、体外循环的实施
(一)体外循环开始前
根据患者情况,制定个体化体外循环方案。选择适宜的部件,连接体外循环管路,并确保人工心肺机处于良好工作状态。使用晶体液、胶体液、渗透性利尿剂和肝素(1 mg/100 ml)等预充人工心肺机和管道。利用预充液排出体外循环装置管道中的气体。

经中心静脉推注肝素 3 mg/kg,5 min 后测定激活的全血凝固时间(ACT)达 300 s,可行升主动脉或股动脉插管及上、下腔静脉插管,分别与人工心肺机管道连接,ACT 达 480 s 以上即可开始体外循环。运转 1 h 后,经人工心肺机补充适量肝素,使运转过程中 ACT 保持在 600 s 左右。

（二）体外循环开始后

注重心肌保护，总的原则是增加能量储备，减少能量消耗。

1. **冷心停搏液的灌注**　目前应用最广的是冷高钾停搏液（晶体停搏液或含血停搏液），其主要成分是氯化钾 15～20 mmol/L、镁、钠、钙和葡萄糖等。多数学者主张用含钙 0.5～1.0 mmol/L，但亦有用无钙心停搏液，其渗透压应略高于正常，一般主张在 340～360 mOsm。酸碱度应略偏碱，pH 7.60 左右，温度为 4℃。冷停搏液从升主动脉阻断钳的近端灌入主动脉进入冠状动脉内，压力为 5.3～6.6 kPa(40～50 mmHg)。用量为 10～15 ml/kg，要求在 3～4 min 内注完。手术中每隔 20～30 min 再灌注一次，其量可酌减，在复苏前一次的灌注液应减低钾的含量为 5 mmol/L，以免影响复苏。根据需要心脏停搏液自冠状静脉窦灌入称为逆灌。体外循环时心脏灌注可顺灌和逆灌结合使用。主动脉瓣严重关闭不全应切开主动脉行左右冠脉分别灌注。

2. **心表降温**　灌注心停搏液的同时，用冰屑或冰盐水灌入心包腔进行心脏表面降温。对有明显心肌肥厚的病人同时用冰盐水灌入心腔，以增加全心降温效果，使心肌温度保持在 15～20℃。

3. **充分左心减压**　充分左心减压，不但可使手术野清晰，而且是心肌保护重要的一环。

4. **血管扩张药的应用**　血管扩张药可减轻心脏的前后负荷，使心肌以较低的能耗就能增加心排出量；同时也扩张冠状血管和肺血管，有利于心肺功能的改善。即使是血压偏低，亦非血管扩张药的禁忌证，可以在用血管扩张药的同时使用多巴胺和（或）多巴酚丁胺，依靠调节两种药的用量，可使低血压的病人逐渐恢复正常，改善全身组织灌注。

5. **体外循环运转指标**　平均动脉压 5.33～9.33 kPa(40～70 mmHg)。中心静脉压 0.59～1.18 kPa(6～12 cmH$_2$O)。

（1）体温：根据需要，体外循环可通过血液降温实施不同程度的全身低温。对于手术时间短，操作较简单者可采用常温体外循环;一般心内直视手术采用浅体温(31~29℃)体外循环;中低温体外循环温度为28~25℃;复杂心脏手术可用深低温(24~20℃)体外循环。心肌温度保持在15~20℃。

(2) 灌注流量:低流量60 ml/(kg·min),中流量60~80 ml/(kg·min),大于80 ml/(kg·min)为高流量,临床判断流量是否足够的重要指标是尿量和有否代谢性酸中毒。流量调整除根据温度外,要照顾手术操作的便利。

(3) 血气分析:PaO_2:13.3~26.6 kPa (100~200 mmHg)。PvO_2:3.3~5.3 kPa (25~40 mmHg)。pH为7.35~7.45。$PaCO_2$:4.6~6.0 kPa (35~45 mmHg)。细胞压积维持在25%~30%。如红细胞压积过低,进行血液超滤,达到血液浓缩要求。

(4) 尿量:维持在2~10 ml/(kg·h)。尿量过少,在提高灌注压的基础上使用呋塞米。

(5) 血钾:在体外循环运转过程中K^+保持在4~5.5 mmol/L。

(三) 终止体外循环

1. 复温 心内主要操作完成后,开始复温,复温时,注意水温不宜高于血温10℃,温差过大产生微气栓。但心脏局部仍需要低温保护。升主动脉开放前,血温达28℃以上,鼻咽温、直肠(膀胱)温分别达到37℃及36℃停机。

2. 排气 心脏切口缝合完毕时进行心腔排气,切口缝完后经主动脉根部插针排气,或将灌注针拔掉,通过主动脉壁上的针孔排气。排气前将心包内冰屑或冰盐水清除。

3. 开放主动脉 开放升主动脉阻断钳,此时应保证左心引流通畅,防止左心过度膨胀。

4. 除颤 开放升主动脉阻断钳后,如条件合适,心脏多能自动复跳,如不复跳,可用电击除颤,一般用直流电5~50 J。除颤前应查血气及电解质,如不正常,应立即纠正,保证在生理条件下复苏成功。复跳后应保持一段时间心脏处于无负荷跳动,以利心肌功能恢复。

5. 辅助循环　复苏后开放上、下腔阻断带,使完全体外循环转变成为并行循环,以辅助心脏搏动,降低心脏负担。心内操作时间越长,需要辅助循环的时间也越长,以利心脏代谢及功能的恢复。打开呼吸机进行机械通气。

6. 停止体外循环　体外循环停机的条件是：① 体温达 36℃；② 平均动脉压 8～10.66 kPa(60～80 mmHg)；③ 手术野无明显出血；④ 血气分析结果正常；⑤ 血电解质正常；⑥ 无严重心律紊乱。停机前可使用血管扩张药与利尿药,如硝酸甘油、呋塞米等,使人工心肺机内存血逐渐减少,对人体实现正平衡。到停机时,机内只留下最低限度维持运转所必需的血量。停机后要继续用动脉泵缓慢输血,以防止血量不足,也要防止输入速度过快而致心脏膨胀,损害心肌功能。

7. 补充钾　终止体外循环之前,一般病人都自然利尿,如尿流速度不够理想,可用呋塞米,此时最易发生低血钾所致心律紊乱。补钾量应根据尿量及血清钾的监测：一般每排出 500 ml 尿应输入 0.7～1.0 g 氯化钾。

8. 补充血容量　停机后,创面仍不断失血,加上利尿(尿流常较快),因此应立即输入新鲜血及血浆以补充血容量之不足。血与血浆的比例可根据细胞压积及血红蛋白测定数值来决定。

9. 中和肝素,拔管　停机,生命体征稳定后,可先拔除上、下腔插管,根据 ACT 测定值计算鱼精蛋白用量；或按肝素：鱼精蛋白 1：(1～1.5)的比例经颈内静脉或主动脉根部缓慢注射鱼精蛋白中和体内肝素,经主动脉内注射鱼精蛋白较少引起血压下降。最后尽早拔除主动脉插管。

10. 体外循环机余血处理　将余血回收到无菌血袋中,回输给患者,每回输机血 100 ml 追加鱼精蛋白 5 mg。

四、并发症

1. 灌注后综合征。
2. 急性呼吸窘迫综合征。

3. 脑损伤。
4. 心脏低排综合征。
5. 肾功能衰竭。
6. 电解质和酸碱平衡紊乱。
7. 出血。

第三十四章 血液回收技术

一、输血
(一) 适应证

1. **大出血** 出血是输血的主要适应证,特别是严重创伤和手术中出血。一次失血量在 500 ml 以内,可由组织间液进入循环而得到代偿,在生理上不会引起不良反应;失血 500~800 ml,首先输入晶体液或血浆增量剂,而不需输全血或血浆;失血量超过 1000 ml,要及时输血;除上述制剂外,应输适量全血,必要时补充浓缩血小板或新鲜血浆。

2. **贫血或低蛋白血症** 患者一般情况良好,Hb>100 g/L 时不必输血,Hb<70 g/L 的急性贫血,应输注浓缩红细胞。当 Hb 在 70~100 g/L 时,根据患者的代偿能力、一般情况和其他脏器的病变程度考虑输血指征。这些因素包括心血管系统的状况、年龄、预测可能有进一步失血及患者的氧合状况等。低蛋白血症时应用血浆和白蛋白液。

3. **血小板减少或功能异常伴出血倾向** 血小板计数>100×10^9/L 时可以不输血小板;<50×10^9/L 应输血小板;在 $50\sim100\times10^9$/L 之间应根据是否有自发性出血或伤口渗血决定。如确有血小板功能低下则不受上述限制。

4. **凝血功能异常** 各种原因(先天性、后天获得性、输入大量库血等)引起的多种凝血因子如Ⅱ、Ⅴ、Ⅶ、Ⅸ、Ⅹ、Ⅺ或抗凝血酶Ⅲ缺乏并伴有出血表现。

5. **严重感染** 输血可提供抗体、补体等,以增强抗感染能力。输用浓缩粒细胞,同时应用抗生素,对严重感染可获得较好疗效。

6. **换血治疗** 换血疗法用于新生儿溶血病,可降低胆红素浓度和替换部分致敏红细胞。血浆交换疗法用于治疗免疫复合物病、异常血红蛋白病和某些自身免疫性疾病,降低血浆的异常蛋白含量。

(二) 失血量的判断

1. 一般估计 根据临床表现、脉搏、血压、中心静脉压、尿量和末梢循环等进行判断。

2. 根据红细胞的压积,按公式计算:

$$失血量(ml)=\frac{术前 Hct-失血后 Hct}{术前 Hct}\times 体重(kg)\times 7\%\times 1000$$

3. 临床上估算出血量 按一块干纱布完全浸血大约可吸收 20 ml 血液,一块纱布垫可吸收 50 ml 的血液估算。

$$失血量=纱布数\times 20+纱布垫数\times 50+吸引瓶中的血量\\+手术无菌单上的血量$$

(三) 并发症

1. 一般输血的并发症

(1) 急性溶血性输血反应:一般是输注了血型不相匹配的红细胞所致。其中绝大部分是 ABO 血型不匹配。当血型不匹配的红细胞输注后,即刻就被受体血液中的抗体所破坏而产生溶血反应。临床上患者输血时出现发热、寒战、腰背部疼痛、气促,应考虑到输血反应。如反应继续加重,可出现低血压、出血、呼吸衰竭、急性肾小管坏死。麻醉状态下若表现有发热、低血压,无法解释的出血或血红蛋白尿时应考虑到溶血的可能。处理原则:立即停止输血,严密观察病情,及早扩容利尿,保护肾脏,防止休克及 DIC。具体的处理如下:① 当怀疑有急性溶血性输血反应时,立即停止输血,将血样和尿样送实验室检查,包括重新作交叉配血,测定血浆游离血红蛋白浓度、直接抗球蛋白试验等。② 保持尿量大于 100 ml/h,并维持 24 h 以上。加速静脉补液,维持 CVP 10～14 cmH_2O,必要时在 5～10 min 内快速滴注甘露醇 12.5～50 g。如果补液和输注甘露醇无效,则静注呋塞米 20～40 mg。③ 碱化尿液,通常用碳酸氢钠滴注,5% 碳酸氢钠 40～70 mmol,使尿液

pH达6,可防止游离血红蛋白在肾小管内沉积。④ 测定血小板计数,APTT。⑤ 低血压的处理,患者出现低血压,可以采用抗过敏措施处理,应用糖皮质激素药物。在去氧肾上腺素等常规升压药物作用不明显的情况下,在有通畅静脉通路的条件下,可采用小剂量肾上腺素治疗。⑥ 对严重溶血性输血反应可采用换血疗法。利用体外循环装置,用3 000 ml同型血将体内血液稀释。但由于多数情况下患者的肾功能会很快恢复,故采用此方法应该慎重考虑。

(2) 非溶血性输血反应:可能发生过敏或发热反应,病人多有焦虑、瘙痒或轻度呼吸困难。全麻病人可表现为发热、面红、荨麻疹、心动过速、轻度低血压。应停止输血并排除溶血性输血反应。若只有荨麻疹,则应减慢输血速度,并应用抗组胺药(苯海拉明25~50 mg静注)和糖皮质激素(氢化可的松50~100 mg静注)。对于已知有发热反应的病人可输注不含白细胞的红细胞,病人可先服解热药和抗组胺药。有输血过敏史的病人应只输洗涤红细胞(不含血浆)。

(3) 由输血造成的感染性疾病:① 肝炎,一般在输血后50~180天发病,临床表现轻者无症状,重者致死。相当一部分表现为黄疸,亦有40%的患者无黄疸的表现。无黄疸患者主要通过血清谷丙转氨酶的变化明确诊断。以丙型肝炎和乙型肝炎多见。其主要危害是继续发展为慢性肝炎,肝硬化。② 获得性免疫缺陷综合征(AIDS),表现为细胞免疫的极度下降。临床上出现一些机会性感染(卡氏肺孢子虫病等)以及卡波希肉瘤等,最终患者极度衰弱甚至死亡。③ 亲淋巴病毒,被认为可能是造成某些白血病和淋巴瘤的病因。人类T淋巴细胞Ⅰ型病毒(HTLV-1)可引起T-淋巴细胞恶性病变。④ 巨细胞病毒(CMV),当输血后,患者出现类似于传染性单核细胞增多症的临床表现,同时血清学指标由阴性转为阳性时,须考虑CMV感染的发生。CMV主要对早产儿,器官移植的受体,脾切除的患者产生严重影响,使用少白细胞红细胞、去甘油的冰冻红细胞以及 CMV 血清学阴性供体的血制品有助于减少免疫抑制患者输血时感染 CMV 的风险。⑤梅毒,血制品储存于 4 ℃的环境下,梅毒螺旋体无法存活,只有储存于常温下的血制品才有可能传播梅毒,如浓缩血小板。

(4) 输血导致的免疫抑制:输血可以导致非特异性的免疫抑制。这对器官移植的受体来说有益处,但对其他患者来说,输血有可能增加术后感染的机会,促使恶性肿瘤的进展和术后的复发。

2. 大量输血后的并发症　大量输血是指 24 h 输血超过患者自身血容量的 1.5 倍,或 1 h 内输血大于 1/2 的自身血容量,或输血速度大于 1.5 ml/(kg·min)。

(1) 供氧能力降低:血液储存后,其向组织释氧的能力下降。此种现象的发生与库血中 2,3-二磷酸甘油酸(2,3-DPG)的减少有关。2,3-DPG 减少后,氧离曲线左移,血红蛋白对氧的亲和力增强,向组织释氧减少,对于一些器官功能处于代偿边缘的患者,必须考虑到此影响,尤其是冠心病患者。

(2) 出血倾向:大量输血后出血倾向多见,主要与输血量、低血压及低灌注持续的时间有关。凝血系统异常由两方面因素形成:弥散性血管内凝血(DIC)和输注大量库血造成凝血因子稀释(包括Ⅴ、Ⅷ因子的缺乏和稀释性的血小板减少症)。如患者术前没有凝血机制障碍,输血后出现术区渗血、血尿、齿龈出血,尤其是静脉穿刺点的出血和皮下淤斑,须考虑到凝血系统异常的发生。

(3) 枸橼酸中毒:枸橼酸中毒并非枸橼酸离子本身的毒性,而是枸橼酸结合钙离子引发低钙血症的相关症状,包括低血压,脉压减小,心脏舒张末期容量增加,CVP 升高,ECG 示 Q-T 间期延长,T 波降低。处理上补充钙离子,主要是氯化钙,剂量 0.5～1.0 g,给药速度 1.5 mg/(kg·min),严密监测血清钙离子的变化,以决定是否需要追加剂量。在肝脏疾病、肝移植手术、低温、过度通气等情况下枸橼酸中毒的可能会增加。前三者主要是干扰了枸橼酸的代谢,过度通气则是由于 pH 升高使血清游离钙离子减少,从而加重了反应。

（4）高钾血症：临床上大量输血造成的高钾血症并不多见，因为库血输入体内后，钾离子可以通过红细胞的摄入、向血管外间隙的扩散以及肾脏的排泌，离开血管腔从而使血清钾的水平维持正常。只有当输血速度超过 120 ml/min 时，才会出现明显的血钾升高。处理的主要措施是补充钙离子，对抗高钾的钙制剂必须是氯化钙而非葡萄糖酸钙。

（5）低体温：库血保存于 4℃的环境中，如果直接输注给患者，可造成患者的体温下降。低体温对人体带来不利影响，尤其是对循环系统和凝血系统，另外由于术中低体温，患者在苏醒期往往出现严重的寒战，造成氧耗量急剧上升，心肺负荷加重，对心肺功能不全患者造成威胁。大量库血在输注前应用水浴加温。需要快速输血时可采用加温快速输液系统。

（6）酸碱平衡紊乱：血液保存液呈酸性，加之红细胞在保存过程中代谢产物及生成的二氧化碳不能被清除，一般库血呈酸性。大量输注库血，可造成患者体内代谢性酸碱失衡。应在动脉血气的指导下，对酸碱平衡进行调整。

（7）微小血栓的输入：血液储存时间超过 5 天后，库血中小凝血块和碎片增多。这些凝血块和碎片通过普通输血管道的过滤网进入受血者体内，可导致 ARDS、视网膜血管受累，以及内耳重听等并发症。

（四）注意事项

1. 输血前必须"三查七对""三查"：查血的有效期、查血的质量、查血袋是否完好；"七对"：对受血者姓名、对床号、对住院号、对血型交配试验结果、对编号、对血型、对采血日期。

2. 必须使用专用输血器，滤网孔径 $<170\ \mu m$，去除库存血中的微聚物。

3. 注意无菌原则。

4. 除生理盐水外血中禁止加入任何药物。

5. 输血过程中严密观察患者有无不良反应发生,必要时停止输血。

二、成分输血

(一) 红细胞制品

1. 红细胞悬液(RBCs)　由全血离心后除去血浆,加入适量红细胞添加剂后制成。作用:增强运氧能力。适应证:① 各种急性失血;② 各种慢性贫血,Hb<6 g/L;③ 肝、肾、心功能障碍者;④ 小儿、老年病人。

2. 浓缩红细胞(CRBC)　每单位含 200 ml 全血中的全部 RBC,总量 110～120 ml。红细胞压积为 0.7～0.8。每袋含血浆 30 ml 及抗凝剂 8～10 ml。适应证同 RBCs。

3. 洗涤红细胞(WRBC)　全血经离心去除血浆和白细胞,白细胞去除率>80%,血浆去除率>90%,RBC 回收率>70%。作用:增强运氧能力。适应证:① 对血浆蛋白有过敏反应的贫血患者;② 自身免疫性溶血性贫血患者;③ 阵发性睡眠性血红蛋白尿症;④ 高钾血症及肝肾功能障碍需要输血者。

4. 冰冻红细胞(FRBC)　去除血浆的红细胞加甘油保护剂,在-80℃保存,保存期 10 年,解冻后洗涤去甘油,加入 100ml 无菌生理盐水或红细胞添加剂或原血浆。白细胞去除率>98%;血浆去除 99%;RBC 回收>80%;残余甘油量<1%。洗除了枸橼酸盐或磷酸盐、K^+、NH_3 等。适应证:① 同 WRBC;② 稀有血型患者输血;③ 新生儿溶血病血液置换;④ 自身输血。

5. 少白细胞红细胞(LPRBC)　去除白细胞的红细胞。适应证:① 由于输血产生白细胞抗体,引起发热等输血不良反应的患者;② 发生 2 次以上原因不明的非溶血性发热反应且需长期反复输血者;③ 防止产生白细胞抗体的输血(如器官移植的患者)。

(二) 血浆及血浆蛋白制品

1. 血浆

(1) 新鲜液体血浆(FLP):含有新鲜血液中全部凝血因子为 6～8 g/dl;纤维蛋白原 0.2～4 g/dl;其他凝血因子 0.7～1 U/ml。保质期(4±2)℃,24 h。作用:补充凝血因子,扩充血容量。输注血浆要求受血者 ABO 血型相同或相容。适应证:① PT 或 APTT>正常 1.5 倍,创面弥漫性渗血。② 大面积烧伤、创伤。③ 先天性或获得性凝血功能障碍,如甲型血友病、乙型血友病、DIC、肝功能严重损害、体外循环凝血因子数量下降及功能降低等。④ 紧急对抗华法林的抗凝作用。⑤ 急性大出血输入大量库存全血或浓缩红细胞后出现活动性出血或明显的凝血功能障碍者。⑥ 抗凝血酶Ⅲ缺乏者要进行手术或出现血栓而用肝素治疗者。⑦ 双香豆素过量导致凝血因子Ⅱ、Ⅶ、Ⅸ、Ⅹ水平降低,伴有活动性出血或急需手术者。⑧ 血栓性血小板减少性紫癜。⑨ 免疫缺陷综合征。⑩ 作为血浆置换疗法的置换液。

(2) 新鲜冰冻血浆(FFP):新鲜全血离心后分出血浆并于采血后 6 h 内冰冻,-20℃以下可保存 1 年。与 FLP 一样保留了血浆的各种有效成分,含有新鲜血液中全部凝血因子包括不稳定的凝血因子。要求与受血者 ABO 血型相同或相容,37℃摆动水浴融化后使用。适应证同 FLP。

(3) 普通冰冻血浆(FP):FFP 保存一年后即为 FP,-20℃以下可保存 4 年。补充稳定的凝血因子和血浆蛋白。适应证:① 主要用于补充稳定的凝血因子缺乏者如Ⅱ、Ⅶ、Ⅸ、Ⅹ因子缺乏。② 手术、外伤、烧伤、肠梗阻等大出血或血浆大量丢失者。

(4) 血浆冷沉淀物:含有Ⅷ因子、vW 因子、纤维蛋白原等,1 U 冷沉淀由 200 ml 新鲜血制成。含有Ⅷ因子 80～100 U,纤维蛋白原约 250 mg。-20℃以下可保存 1 年。适应证:① 甲型血友病;② 纤维蛋白原缺乏症;③ 血管性血友病(vWD);④ 获得性凝血因子缺乏:DIC、严重肝病、尿毒症;⑤ 纤维结合蛋白含量降低:严重创伤、烧伤、大手术、体外循环、重度感染、DIC、恶性肿瘤等重症疾病,或下肢溃疡、胃及十二指肠溃疡、角膜溃疡等不易愈合的溃疡。应在过滤后快速输注,解冻后尽可能在 6 h 内使用。

2. 凝血酶原复合物　本品系用乙型肝炎疫苗免疫的健康人血浆,经分离、提取、灭活病毒、冻干制成,含有Ⅱ、Ⅶ、Ⅸ、Ⅹ因子。适应证:① 凝血因子Ⅱ、Ⅶ、Ⅸ、Ⅹ缺乏症,包括乙型血友病。② 维生素 K 缺乏症。③ 因肝病导致的凝血机制紊乱。④ 各种原因所致的凝血酶原时间延长而拟作外科手术者。⑤ 治疗已产生Ⅷ因子抑制的甲型血友病患者的出血症状。⑥ 治疗在抗凝疗法中因服用抗凝药物(如双香豆素等)过量而引起的出血。

3. 白蛋白　白蛋白的生存半衰期约为 20 天,故可以比平衡电解质溶液更有效的扩张血管内的容量,可作为血浆容量扩张剂,其主要作用是维持胶体渗透压,结合运输血液中的小分子物质和水溶性差的物质。适应证:补充血管内外白蛋白缺乏,扩充血容量,使白蛋白维持在 50 g/L 以上。

(三)血小板制品

1. 手工分离浓缩血小板(PC-1)　由 200 ml 全血制备出 1 U 血小板,其含量$\geqslant 2.0 \times 10^{10}$/袋。

2. 机器单采浓缩血小板(PC-2)　用细胞分离机单采技术,从单个供血者循环血液中采集,每袋内含血小板 2.5×10^{11},红细胞含量< 0.4 ml。

保存方式及保质期:(22 ± 2)℃,轻振荡,pH 6.5～7.2,普通袋制备保存 24 h,专用袋制备可保存 5 d。

适应证:血小板减少($< 50 \times 10^9$)和血小板功能异常的情况:骨髓造血功能障碍,导致血小板生成减少;脾功能亢进导致血小板破坏增多;大量输血后稀释性血小板减少;服用阿司匹林等药物使血小板功能异常。

注意事项:从血库取来的血小板应立即输用,可用常规过滤器或血小板过滤器($170\ \mu m$),不要用微聚集纤维,它会去除血小板,降低治疗效果。输注前轻摇血袋,使之混匀,输注速度越快越好,以病人可以忍受的最快速度输入。

(四) 白细胞制品

机器单采浓缩白细胞悬液(GRANs):用细胞分离机单采技术由单个供血者循环血液中采集。每袋内含粒细胞$\geqslant 1\times 10^{10}$。保存方式及保质期:$(22\pm 2)$℃,24 h。作用:提高机体抗感染能力。适应证:中性粒细胞低于0.5×10^9/L,并发细菌感染,抗生素治疗48 h无效者。必须做交叉配合试验,ABO血型相同,从严掌握适应证。

注意事项:

1. 红细胞的主要功能是携带氧到机体的组织细胞。贫血及血容量不足都会影响机体氧输送,但这两者对机体的生理影响不一样。失血达总血容量的30%时才会有明显的低血容量表现,年轻体健的患者补充足够液体(晶体液或胶体液)就可以完全纠正其失血造成的血容量不足。全血或血浆不宜用作扩容剂。血容量补足之后,输血的目的是提高血液的携氧能力,首选红细胞制品。晶体液或并用胶体液扩容,结合红细胞输注,适用于大量输血。

2. 无器官器质性病变的患者,只要血容量正常,红细胞压积达20%(血红蛋白>60 g/L)的贫血不会影响组织氧合。急性贫血患者,动脉血氧含量的降低可以被心输出量的增加及氧离曲线右移而代偿;当然,心肺功能不全和代谢率增高的患者应保持血红蛋白浓度>100 g/L,以保证足够的氧输送。

3. 手术患者在血小板$>50\times 10^9$/L时,一般不会发生出血增多。血小板功能低下(如继发于术前阿司匹林治疗)对出血的影响比血小板计数更重要。手术类型和范围、出血速率、控制出血的能力、出血所致后果的大小以及影响血小板功能的相关因素(如体外循环、肾衰竭、严重肝病用药)等,都是决定是否输血小板的指征。分娩妇女血小板可能会低于50×10^9/L(妊娠性血小板减少)而不一定输血小板。因输血小板后的峰值决定其效果,缓慢输入的效果较差,所以输血小板时应快速输注,并一次性足量使用。

4. 只要纤维蛋白原浓度大于0.8 g/L,即使凝血因子只有正常的30%,凝血功能仍可维持正常。即患者血液置换量达全身血液总量,实际上还会有1/3自体成分(包括凝血因子)保留在体内,仍然有足够的凝血功能。应当注意,休克没得到及时纠正,可导致消耗性凝血障碍。

三、血液稀释技术

血液稀释包括三种形式:① 急性等容血液稀释(acute normovolemic hemodilution,ANH):是指在麻醉诱导前或诱导后进行采血,同时补充等效容量的晶体液及胶体液(2∶1),使血液稀释,同时又得到相当数量的自体血。在手术必要时将采得的自体血回输,以达到不输异体血或少输异体血的目的。② 急性非等容血液稀释(acute non-isovolumic hemodilution,ANIH):在麻醉前抽取全血,其量为循环容量的10%~15%,随后快速补充采血量(2~2.5)倍的晶体和胶体(1∶2)液,以达到血液稀释的目的。③ 高容量血液稀释(hypervolemic hemodilution,HVH),是指在术前快速输注一定量的晶体液或胶体液(扩充血容量达20%~25%左右)而不采集自体血,术中出血用等量胶体液来补充,尿液及手术野蒸发的水分用等量的晶体液来补充,从而使血容量始终保持在相对高容状态。

(一)适应证

1. 预计手术出血>400ml。
2. 稀有血型须行重大手术。
3. 因宗教信仰而拒绝异体输血者。
4. 红细胞增多症包括真性红细胞增多症和慢性缺氧造成的红细胞增多。
5. 产生不规则抗体或可能产生不规则抗体者。
6. 紧急外伤或其他原因的大量出血。
7. 为了避免异体输血引起感染、免疫抑制等。

(二)禁忌证

1. 贫血　Hct在30%以下者。

2. 低蛋白血症　血浆白蛋白低于 25 g/L 时即可出现全身性水肿,如再进行血液稀释,必然使水肿加重,甚至发生急性肺水肿。

3. 凝血功能障碍。

4. 老年或小儿　70 岁以上的老年人的重要器官存在退行性改变,功能减退,机体代偿能力下降,中度以上的血液稀释可使重要器官发生缺血性损害。但这一禁忌是相对的,老年人一般情况好,无其他禁忌,在条件成熟的医院仍可进行血液稀释。小儿体重小,固有血容量少,不适合稀释。

5. 高颅内压　如液体稀释度过大,有增加脑水肿的危险。

6. 存在重要脏器功能不全　如心肌梗死、肺动脉高压、呼吸功能不全、肾功能不全等。

(三) 操作方法

手术当天,麻醉前或麻醉后通过一条动脉或静脉采取一定量的自体血。同时另一路静脉快速补充相应量的晶体液和(或)胶体液,既保证了血容量的正常,减少血液有形成分的丢失,又使血液得到稀释。采集的自体血置于 4℃ 冰箱内保存,手术时间短也可保存在室温条件下。自体血回输的时机根据出血量及预测的 Hct 值决定,若术中不需要输血,术毕前应将所采血输回患者体内;如果术中需要输血,应先输最后采取的自体血,因为最先采取的血液,最富于红细胞和凝血因子,宜留在最后输入,输完自体血后再根据出血量决定是否需要继续输库血。

(四) 注意事项

1. 采血前、后及手术中必须密切监测血压、红细胞压积、脉搏、血氧饱和度和尿量的变化,必要时监测有创动脉压和中心静脉压及血气分析。

2. 采血量取决于患者状况和术中可能的失血量,一般为患者血容量的 20%～30%。以红细胞压积不低于 25%,白蛋白 30 g/L 以上,血红蛋白 100 g/L 左右为限,采血速度约为 200 ml/5min。

稀释液通常为晶体液＋胶体液,两者比例为 2∶1。晶体液常用平衡液或生理盐水,胶体液有明胶制剂和羟乙基淀粉液。

3. ANH 特点　优点为可降低血液黏稠度,心脏负荷增加少,可得到部分新鲜血液。缺点为操作较复杂,需一定人力、物力,等容程度不易确定。

4. AHH 特点　优点操作简单,扩容效果确切,可补充禁食和麻醉导致的相对血容量不足,术中血流动力学稳定。缺点可能增加心脏负荷,有潜在诱发肺水肿和心力衰竭的危险,大出血并用血液回收时,不利于保存血小板和凝血因子。

四、储存式自体输血

储存式自体输血:术前一定时间采集患者自身的血液进行保存,在手术期间输用。

(一)适应证

只要患者身体一般情况好,血红蛋白＞110 g;或红细胞压积＞0.33,行择期手术,如患者同意,都适合储存式自身输血。

(二)操作方法

1. 按相应的血液储存条件,手术前 3 天完成采集血液。

2. 每次采血不超过 500 ml(或自身血容量的 10%),两次采血间隔不少于 3 天。

3. 在采血前后可给患者铁剂、维生素 C 及叶酸(有条件的可应用重组人红细胞生成素)等治疗。

(三)禁忌证

1. 血红蛋白＜100 g/L 的患者及有细菌性感染的患者不能采集自身血。

2. 对冠心病、严重主动脉瓣狭窄等心脑血管疾病及重症患者慎用。

五、血液回输技术

血液回输是指用血液回收装置,将患者体腔积血、手术中失血及术后引流血液进行回收,经抗凝、滤过、洗涤等处理后回输给患者本人。目前先进的血液回收装置已达到全自动化程度,按程序自动过滤、分离、洗涤红细胞,如 Cell Saver 的设备。

(一)血液回收仪的主要部件

血液回收仪的主要部件有:吸引/抗凝管路、抗凝剂、储血器、离心杯和管道装置、废液袋、洗涤液及回输袋。

(二)血液回收仪操作方法

用专门管道(吸引/抗凝管路)将患者无菌的体腔积血、手术中失血及术后引流血液回收至储血器,同时吸入一定量的肝素液,经过初步过滤,当回收血达到一定量后开始处理过程。用泵将回收血液从储血器经一管阀抽入离心杯,分离出红细胞,当杯内充满红细胞开始洗涤。用生理盐水洗涤液去除无用物质,通常 300 ml 红细胞,需要 1000 ml 盐水洗涤,这些无用物质收集于废液袋内,洗涤后的红细胞运送至回输袋中,此时红细胞的压积为 60% 左右,根据需要将洗涤红细胞经输血器输入病人体内。

回收洗涤的红细胞,寿命与异体血相当,2,3-DPG 的含量显著高于异体库血,洗涤的红细胞悬液为弱碱性,钠、钾含量正常,90% 的游离血红蛋白可以通过洗涤去除。另外,回收血中的炎症因子如肿瘤坏死因子 α,弹性蛋白酶和脂肪颗粒也可以通过洗涤去除,回收血输注的不良反应明显减少。

洗涤的红细胞内含有残留的血小板和白细胞,但其功能并不确定。由于绝大多数的血浆蛋白,包括凝血因子都在洗涤中被清除。故大量输注时应考虑补充凝血因子和血小板。

(三)快速回输处理

快速回输的血液回收设备、器材、抗凝剂等准备与安装同血液回收仪操作方法,适用于急性外伤性体腔内出血(心、肺、肝、脾、大血管)以及手术中大血管直接出血,其特点为出血量大、迅速,快速回输处理的操作步骤为回收、抗凝、过滤及回输,回输的血液不作洗涤处理。快速回输处理可与常规回输处理并用。

(四)适应证

预计出血量在 400 ml 以上的手术,尤其是 Rh 阴性等稀有血型患者,儿童或身体弱小者可依据体重适当放宽。

(五) 禁忌证

1. 血液流出血管外超过 6 h。
2. 流出的血液被细菌、粪便、羊水或消毒液污染。
3. 流出的血液含有癌细胞。
4. 患者患有镰状红细胞贫血。
5. 流出的血液严重溶血。

(六) 注意事项

1. 术中回输处理的血液不得转让给其他患者使用。
2. 术中常规回输处理的血液因经洗涤操作,其血小板、凝血因子、血浆蛋白等基本丢失,故应根据回收血量(或出血量)予以补充。
3. 术中快速回收处理的血液因未作洗涤处理,含有抗凝剂,故应根据抗凝剂使用剂量给予相应的拮抗剂。
4. 术中回收处理的血液可残留血红蛋白(特别是快速回收处理的血液),应视血红蛋白残留量给予相应治疗。
5. 术中回收操作应严格执行无菌操作规范,特别是人工回收操作。
6. 行术中回输式自身输血的患者术后应常规使用抗生素。
7. 术中回输处理的血液回输时必须使用输血器。

第三十五章 控制性降压

定义：指采用降压药物和技术等方法，有意识地将收缩压降低至 80～90 mmHg 或者将平均动脉血压减低至 50～65 mmHg 左右，不致有重要器官的缺血缺氧性损害，终止降压后血压可迅速回复至正常水平，而不产生永久性器官损害。

一、适应证

1. 心血管手术，如主动脉狭窄、动脉瘤切除手术等。
2. 神经外科手术，如颅内血管瘤、动脉瘤、脑血管畸形等。
3. 大型骨科手术，如脊柱侧弯矫形术、髋关节置换术等。
4. 显微外科手术、要求术野清晰的手术，如中耳手术、整形外科手术。
5. 手术中需防止血压升高者，如嗜铬细胞瘤手术、甲状腺功能亢进等。
6. 急性闭角性青光眼控制性降压可降低眼内压，消除危象，便于手术。
7. 大量输血有困难或有输血禁忌证。
8. 有宗教信仰而拒绝输血的患者。

二、禁忌证

没有绝对禁忌证，如果麻醉医生对控制性降压技术不熟悉，可视为绝对禁忌。但是仍存在一些相对的禁忌证，如：

1. 重要脏器实质性病变者，如严重脑血管病、严重心脏病、严重高血压、严重肝肾功能不全以及中枢神经退行性病变者。
2. 血管病变者，外周血管性跛行、器官灌注不良。
3. 全身情况差，如低血容量、休克、严重贫血以及严重呼吸功能不全者。

三、降压前准备

麻醉者术前应全面了解患者的体格状态、手术种类和手术时间,严格掌握适应证,确定降压药的种类。进行控制性降压前,应做到麻醉平稳,静脉输液通路通畅,补足血容量,充分供氧,避免缺氧和二氧化碳蓄积。无论全身麻醉或椎管内麻醉,均可产生不同程度的降压作用,如与静脉降压药物联合使用,不但能减少降压药的使用剂量,还可使降压作用更为平稳。另外,麻醉者除要具备熟练的麻醉技术和正确处理病情的能力外,还应与术者充分配合,适时、适度地进行控制性降压处理。

四、操作方法

(一)控制性降压的措施和常用药物

可根据降压要求,手术时间长短,患者对低血压的耐受程度而选择不同方法和药物。一般采用短效、速效药物,辅以挥发性麻醉药等联合用药的方法。对于短时间降压者,可增加吸入麻醉药浓度、加用其他静脉全麻药或采用短效作用的β_1-肾上腺素能受体拮抗剂如艾司洛尔达到降压的目标。需要较长时间降压者,宜采用联合用药方法,减少单一用药量,避免中毒及不良反应,使血压变化过程平稳。

(二)体位调控

如将头部位置或手术野置于较心脏高位。体位调节时须重视脑灌注与平均动脉压的对应关系,注意预防脑缺血。

(三)降压常用药物

1. 吸入麻醉药　具有给药方便、起效迅速、可控性好的优点。

(1)异氟醚:降压效能与剂量相关,吸入浓度越高,MAP下降越快。对心排血量和血流灌注影响小。吸入浓度一般为1%～4%。

(2)七氟醚:血/气分配系数小,起效和停药后作用消失迅速,易于调控。吸入浓度一般为1%～4%。

2. 血管直接扩张药

(1) 硝普钠:以 0.01%溶液,起始速度为 0.5μg/(kg·min),每 5 min 增加一次剂量,每次 0.5μg/(kg·min),使 MAP 在 15~20 min 内逐渐降到临床所需水平,最大量不超过 8.0~10 μg/(kg·min)。根据降压情况调整滴速,4~6 min 血压可降到预期水平,总量不超过 1.5 mg/kg,停药后 1~10 min 血压便可恢复,24 h 安全用量不超过 3 mg/kg。临床应用时需采用避光措施。长时间应用则需监测血气变化。在控制性低血压过程中如出现快速耐药现象、代谢性酸中毒或心血管系统不稳定现象等均应考虑是氰化物中毒,应立即停药或改用其他降压药。氰化物中毒处理:一旦出现氰化物中毒症状,应立即停药。通常用 25%硫代硫酸钠溶液 50 ml 或 50%硫代硫酸钠溶液 25 ml 加入葡萄糖溶液中,缓慢静脉推注(>10 min),必要时可重复首剂量的 1/2。若与亚硝酸盐或亚甲蓝合用,效果更佳。

(2) 硝酸甘油:常用 0.01%溶液静脉输注,开始时输注速度为 1 μg/(kg·min),根据血压反应调节滴速至所需降压水平。

(3) 三磷酸腺苷和腺苷:ATP 40~100 mg 加入 5%葡萄糖 20 ml 静脉缓慢注射。静脉一次性快速 0.4~3.0 mg/kg 可使动脉压下降约 1/3,低血压持续时间 2~6 min。原则上腺苷总量不受限,但是使用超过 2 h 应检查尿酸浓度,防止尿酸浓度增加引起的不良反应。

3. 钙通道阻滞药 常用药物有尼卡地平、尼莫地平和硝苯地平。尼卡地平,首剂量 0.02 mg/kg,维持剂量 1~4 μg/(kg·min),根据血压调整输注速度。尼莫地平,常用 0.02%溶液,首剂量 50 μg/kg,维持剂量 3~10 μg/(kg·min)。

4. 肾上腺素能受体阻滞药 常用药物有乌拉地尔、酚妥拉明、艾司洛尔、拉贝洛尔、美托洛尔。乌拉地尔阻滞外周 $α_1$ 受体,兴奋中枢 HTA 受体,同时还可兴奋外周 $α_2$ 受体,因在单独使用时个体差异大,效果差,常作为辅助用药。用法为 25~50 mg 单次注射,平均用量 0.5~1 mg/kg,用药后 5min 血压无明显下降时追加用量。酚妥拉明,为 α_1 受体阻滞药,常用 0.1% 溶液静推。艾司洛尔为短效的 β_1 受体阻滞药。用法:首剂量 0.5 mg/(kg·min),4 min 后用 0.05~0.3 mg/(kg·min)维持,血中半衰期 9 min。拉贝洛尔,是 α_1 受体和 β_1 受体阻滞混合受体拮抗药。用法:单次静脉推注 25~50 mg 或 100~200 mg 加入 5% 葡萄糖溶液 100 ml 中静滴。对哮喘、充血性心力衰竭、房室传导阻滞病人禁用。

5. **其他药物** 神经节阻滞药,如六烃季铵、前列腺素 E 等。

五、注意事项

1. **控制性降压的限度** 一般以 MAP 不低于 50~55 mmHg 为安全界限;对高血压、血管硬化、老年患者,血压降低不超过原水平的 40%。

2. 在麻醉的状况下,机体通常对降压药的反应比较敏感,应注意防止降压速度过快,以使机体有一个调节适应过程。

3. 供氧必须充分,足够的潮气量和分钟通气量以保持正常的 $PaCO_2$。为了保证患者的安全,应提高吸入氧浓度,提高动脉血氧分压,保证组织充分氧供。

4. 控制性降压过程中,当出现血压急骤下降时,应及时寻找原因,充分考虑有效循环血量不足的可能性。处理应先采取调整降压药用量、调整体位、加快输血输液等措施,不应轻易使用升压药,以免创面大量渗血而使情况进一步恶化。

5. **加强监测** 为保障患者安全,降压期间应全面监测,充分保护生命器官功能。持续监测血压、心电图、SpO_2、CVP、$P_{ET}CO_2$、尿量、体温,定期作动脉血气分析和 Hb、HCT 测定,防止发生缺氧及低血容量。

6. **重视停止降压后处理**:引起出血的手术步骤结束即应停止降压,使血压回升至原水平,彻底止血后再缝合切口,避免术后继发出血。停止使用降压药后仍应加强对患者呼吸和循环系统的监测,保持良好的氧供,及时补足血容量,减少患者体位的变化,严密注意尿量,直至保持生命体征平稳较长时间为止。

六、并发症及其防治

（一）常见并发症

1. 脑栓塞、缺氧或水肿。
2. 冠状动脉供血不足，心肌梗死，心力衰竭甚至心跳骤停。
3. 急性肾功能不全，无尿、少尿，甚至肾衰竭。
4. 血管栓塞，可见于各部位血管栓塞。
5. 降压后反应性出血，手术部位出血。
6. 持续性低血压、休克。
7. 呼吸功能障碍。
8. 嗜睡、苏醒延长等。

（二）并发症的预防和处理

1. 术前仔细检查病人，严格掌握适应证。
2. 降压过程中必须保持静脉通畅，精确估计失血量并及时补充。
3. 血压降到患者能承受的水平，应根据患者情况及生理参数确定。
4. 加强降压期间的呼吸、循环管理，维持内环境正常。
5. 加强术后护理，忌剧烈搬动病人，各项监测至少须持续至病人的心血管状态稳定，记录各项生命体征，直至患者清醒，反应活跃，肤色红润为止。

第三十六章　控制性降温

一、适应证

1. 心血管手术中需要阻断循环较长的手术。
2. 需要暂时阻断局部循环、控制出血的神经外科手术,如血运丰富的脑膜瘤、血管畸形和动脉瘤手术等。
3. 颅脑外伤、出血性和缺血性脑血管病、新生儿缺血缺氧性脑病。
4. 心跳骤停患者复苏后的脑保护。
5. 控制高热如甲亢危象、恶性高热、高热惊厥等。

由于体内各器官在低温时的耗氧量并不一致,在具体应用时应根据不同情况采用不同深度的低温。

将体温降至 36～34℃ 称为浅低温,适用于简单的神经外科手术和心肺脑复苏治疗;将体温降至 34～26℃ 称为中低温,适用于短小的心内手术,或大血管手术必须阻断动脉主干时以保护远心端的脏器功能;将体温降至 26℃ 以下称深低温,常与体外循环配合进行复杂的心内手术。

二、禁忌证

多脏器功能衰竭、严重心脏病、颅内血肿。高龄患者应慎用。

三、麻醉前准备和操作方法

麻醉前准备与一般吸入麻醉相同,但可根据患者的循环功能给以适量的氯丙嗪或氟哌啶,以促进降温。

(一)降温方法

1. 体表降温

(1)冰水浸浴法:将麻醉后的患者先置入 10℃ 左右的冷水中,头部可置入冰帽内。然后徐徐加入碎冰块使水温降至 2～4℃,同时调节麻醉深度和肌松程度。待食道温度降至 34～33℃ 时撤去冰水。该法降温迅速,操作简单不需要体外循环设备,主要适用于浅低温和中度低温的实施。

(2) 冰袋法:将冰袋置于患者颈部、腋窝、腹股沟及腘窝等大血管处。该法降温较慢,适合小儿的降温,也可用于脑复苏,术中高热的治疗。

(3) 变温毯法:将患者置于特制的变温毯内。该法降温较慢,但实施比较方便容易,主要适用于浅低温或低温的维持。

2. 体外降温　利用体外循环技术,降温迅速、安全,为目前广泛采用的方法。在体外循环手术中,采用人工心肺机及热交换器(变温器)进行血流降温。该法系将血流引向体外,经热交换器冷却后,用泵将血回输体内的降温方法。该法降温、复温快,可控性好,数分钟内可降至30℃,10~20 min即可降至20℃以下。停止降温后,可续降2~4℃。注意降温和复温时,变温器水和血流温差不宜超过8~10℃,以免溶解于血液中的气体释出,形成气栓。最高水温不能超过42℃,以免红细胞破坏。

3. 体腔降温　术中用0~4℃无菌生理盐水灌洗胸、腹腔,通过体腔内的大血管进行冷热交换。此法为体腔手术中的一种辅助降温方法。

4. 静脉输入冷液体(4~6℃)降温　一般在特殊情况下应用,如术中高热或严重创伤的手术。本法也可作为体表降温的辅助措施,应注意冷液体输注过快可引起心律失常,应注意加强监测。

(二) 复温方法

1. 体表复温,复温时水温不宜超过45℃,常用热水袋、电热毯、变温毯等。

2. 胸腔或腹腔用40~45℃温盐水复温。

3. 体外循环下血液复温,水温和血温的差不宜超过8~10℃。体温升至32℃以上,可停止复温。32~28℃的低温,经2~3 h的手术后多已恢复到30℃以上,可以自行缓慢复温,无需主动复温。如果快速复温,因脑温上升过快可发生急性脑肿胀,故复温不宜过快。目前多主张自然复温,首先停用物理降温措施,然后将患者置于25～28℃的室温中,以1℃/4 h的速度复温,宜在12 h以上使体温恢复正常。

四、注意事项

1. 选择全身麻醉,注意避免御寒反应,保证肌松完全和末梢血管扩张良好。

2. 低温下肝酶活性下降,药物降解时间延长,全麻药应酌减。

3. 注意体温的"再度下降"的现象,体表降温因周身各部降温速率不一致,停止主动降温后体温仍会继续下降。此现象以冰水浴法明显,降温至34～32℃后,将患者从冰水中取出,体温仍可继续下降2～6℃。常见于迅速降温,小儿、老年及肥胖患者等。

4. 应避免降温时身体各部位之间温差过大,而导致部分脏器缺氧和代谢性酸中毒,因此降温期间应防止血管收缩和降温过快。

5. 降温中加强监测

(1)密切观察患者的体温,需采用多点测温。包括:腋下(体表温度)、直肠(内脏温度)、食管(心脏温度)、口咽或鼓膜(脑温度)。

(2)循环系统:心率、心律、血压监测一般采用动脉内直接测压法。

(3)监测尿量、电解质和血气分析。

(4)做好控制呼吸,避免呼吸性酸中毒。

6. 发生心律紊乱无法纠正或循环功能障碍者应即刻予以升温。

五、并发症及防治

(一)室颤

为低温时最严重的并发症,一旦发生临床处理较为困难。

诱发因素包括:

1. 温度　30℃以上很少发生;28～26℃时发生率增加;25℃时极易发生;20℃以下几乎全部发生。

2. 循环中断与中断时间　术中有循环中断,循环中断时间长者室颤发生率增高。

3. 手术　室间隔或右室切开较房间隔或肺动脉瓣手术的室颤发生率高。

4. 心脏条件　心室负荷过重,过度充盈易发生室颤。

5. 血液pH　酸中毒较易发生室颤,应在阻断循环前及时纠正。

6. 电解质平衡　高血钙及低血钾者室颤发生率增加。

7. 儿茶酚胺类制剂　可增加心脏的应激性,诱发室颤。

处理:预防为主,加强体温、心电图、血气及电解质、酸碱平衡的监测,避免中心体温低于28℃;充分供氧,避免过度通气和二氧化碳蓄积,维持内环境的稳定;及时纠正各种严重的心律失常,一旦发生室颤应立即按心肺复苏处理。

(二) 复温休克

1. 复温过速时机体耗氧迅速增加,各器官功能未恢复正常,因此形成全身代谢障碍。

2. 临床表现为低血压、周围循环迟滞、心率增快、心输出量锐减、呼吸困难,血气分析可见明显的代谢性酸中毒。

3. 治疗首先应减缓复温速度,其他同一般抗休克治疗。

(三) 其他并发症

1. 血小板减少,凝血酶原时间和部分凝血酶原时间延长　低温环境下,血小板发生变形,存入脾窦、肝窦,使有效循环中的血小板数目减少,凝血酶原时间和部分凝血酶原时间延长。

2. 局部组织冻伤、烫伤　小儿可发生皮下脂肪硬结及坏死。低温时应注意保护末梢肢体。

3. 电解质紊乱和酸碱失衡　低温期间可使钾离子向细胞内转移发生低血钾,复温时钾离子向细胞外转移发生高血钾。低温由于组织灌注不足、氧供减少,可出现代谢性酸中毒。应注意减缓降温速度,适当纠正酸中毒。忌过度通气,避免使组织摄氧进一步减少。

4. 肺部感染等　低温过程中持续应用的肌松剂和镇静剂抑制了咳嗽反射,增加了呼吸道感染的机会。

5. 胃肠道出血　长时间低温或深低温患者,术后1周可发生胃的应激性溃疡。或因低温期间血流滞缓,形成小肠动脉栓塞致内脏出血。

第三十七章 血液净化技术

血液净化技术种类很多,包括:血液透析、血液滤过、连续性血液净化、血液灌流、血浆置换、免疫吸附等多种方式。这里仅列出常用的两种技术。

一、血液透析

(一)适应证

1. 急性肾衰竭。
2. 慢性肾衰竭。
3. 急性药物或毒物中毒。
4. 急性肝衰竭。
5. 其他　如充血性心力衰竭、电解质紊乱、严重精神障碍等。

(二)禁忌证

随着血液净化技术的提高和净化方法的增多,严格地讲没有绝对的禁忌证,相对禁忌证如下:

1. 心血管状态不稳定的低血压。
2. 严重感染伴休克。
3. 胃肠道等严重活动性出血。
4. 严重心功能不全。

(三)透析前准备

1. 对血压偏低者须用右旋糖酐预充及血泵辅助循环 Hb<50 g/L 者须全血预充或输血,严重贫血伴血压偏低者宜在开始透析时,使动脉血缓慢进入透析器。

2. 根据尿量、体重、水肿、高血压程度、心功能和生化指标等选择合适的透析器、透析方法、透析时间和透析液组成。

3. 检查和保持动静脉瘘管通畅。

4. 保证透析装置运转正常。

5. 根据有无出血倾向和高凝状态,决定肝素用法和用量。

(四)操作方法

1. 血管通路建立　有动静脉外瘘、动静脉内瘘。

用于血液透析的动静脉瘘的要求:① 血流量要求在 100~300 ml/min;② 同人工肾透析器的连结和分离操作简单,能反复使用;③ 对患者循环系统的负担要轻;④ 不易发生阻塞、感染等合并症;⑤ 不易破损、出血,安全可靠;⑥ 尽量不影响患者的日常生活,如一般运动及洗澡等。

2. 透析液的配制

(1)根据患者血液中生化变化情况来决定配方。生化变化包括电解质、酸碱度、渗透压三方面。

(2)目前常用透析液的主要成分为钾、钠、钙、镁、氯和碱性基团,还有葡萄糖。常用透析液的含钠量为 135~145 mmol/L,钾含量为 2.0~3.5 mmol/L,钙含量1.25~1.75 mmol/L,镁含量为 0.6~1.5 mmol/L,氯离子 96~110 mmol/L。目前一般应用碳酸氢盐透析液,碳酸氢盐浓度为30~38 mmol/L。其优点是更符合患者的生理情况,纠正酸中毒作用迅速,避免低氧血症,心血管稳定性好,透析过程中不适症状减少。注意配制浓缩液时,必须把酸性与碱性浓缩液分开,避免形成碳酸钙和碳酸镁沉淀。在长时间存放后,碳酸氢盐由于不断释放 CO_2 气体,浓度逐渐降低,并可生长细菌。因此,碱性浓缩液以固体形式保存,使用时现配。透析液中糖浓度一般为 1~2 g/L,或不含葡萄糖。然而,使用无糖透析液,患者透析过程中易发生低血糖。有些特殊的患者如糖尿病患者,透析时要用无葡萄糖的透析液,或用五碳糖代替。

(3)透析液酸碱度应调节在 pH 6~8。

(4)正常人血浆的渗透压为 285~295 mOsm。尿毒症患者,由于血中尿毒素的积蓄,渗透压可达 310 mOsm 以上;为了控制水分的移动,透析液渗透压必须略高于血渗透压,才可使体内过多的水分向膜外移动。现已应用膜外负压超滤水分。

3. 抗凝

（1）血液肝素化：一般首剂量按 0.3～0.5 mg/kg，追加剂量 5～10 mg/h，间歇或持续性静脉输注。监测相关凝血试验，使凝血指标维持在相应的目标范围。透析结束前 1 h 停用肝素。此法适用于一般没有出血倾向、没有手术创面的患者，对急性肾衰竭及贫血不严重的患者，用量可略增大。如透析中静脉压增高，气泡驱除器中气泡增多，提示肝素用量不足，即将出现凝血的征象，应立即加肝素 10 mg；慢性肾衰竭伴严重贫血的患者，肝素量应适当减少。透析结束时，可应用鱼精蛋白以中和肝素。

（2）低分子量肝素：剂量为 60～80 U/kg（总量 4000～6000 U）可维持血液透析 4 h。它作用于凝血因子X_a、XII_a 和血管舒缓素，而对凝血酶、凝血因子IX和XI无影响，因而凝血酶时间和部分凝血活酶时间很少延长，所以较普通肝素出血机会少。

（3）枸橼酸盐体外（或称局部）抗凝的应用：使用不含钙的碳酸氢盐透析液，血流量 100～200 ml/min，5％枸橼酸盐初始剂量为 100～300 ml/h 输入动脉管路，3.33％氯化钙（10％氯化钙＋0.9％生理盐水 100 ml）20～30 ml/h 输入静脉管路。

（五）注意事项

透析中需加强监测：

1. 危重患者每隔 15～30 min，一般患者每隔 30～60 min 测血压、心率、呼吸和体重一次，且应密切观察患者的一切反应。

2. 透析液流量为 500 ml/min，温度 35.5～36.5℃，负压在－20～－6.67 kPa。

3. 观察血流量，有无血液分层、静脉压、血液和透析液颜色。

4. 防止管道接头松脱出血。

5. 每次超滤量应控制在 2～3 L，或不超过体重的 4％。

（六）并发症

1. 平衡失调综合征　临床表现多种多样，轻者仅有头痛、倦睡、烦躁、肌肉跳动、恶心呕吐等，中度可有扑翼样震颤、肌肉阵挛、定向障碍、严重者出现精神失常、惊厥、木僵、昏迷甚至死亡。其发生的原因多为脑组织水肿所致。

处理：充分合理的诱导是减少平衡失调综合征的主要措施，首次透析采用低效透析器，短时透析，逐步过渡到规律透析。预防诱导透析开始不要太迟，最好在血浆尿素氮不超过 23.6 mmol/L 时即开始透析。提高透析液的钠浓度，在透析中静滴甘露醇、高张葡萄糖液等均可预防 DS 的发生。已经发生 DS，轻者要缩短透析时间，重者要即刻中止透析，同时静脉给予高张葡萄糖液或高张钠。积极对症治疗，吸氧、解痉和镇静药物等。一般在 24 h 内症状可自行缓解。

2. 发热、寒战　透析过程中，患者发生发热或寒战，其主要原因是输入致热原、血液管道污染或感染。如患者有扁桃体炎、上呼吸道感染等，透析时将因感染传播而引起发热。透析管道上有破损、操作时消毒不严格、输液反应、透析器及管道重复使用时处理不当等均可导致发热甚至寒战。

3. 低血压

（1）透析开始时低血压：由于短时间内血液自体内急速进入体外循环，引起血压下降。可将预充的生理盐水全部或部分输入患者体内，血流量和透析液均"逐步"加大。

（2）透析中低血压：由于超滤过速、过多引起的低血容量，透析中失血，透析中出现心律失常、心包填塞、心力衰竭、心肌梗死、过敏反应等。应按常规测量并记录血压、脉搏，选用容量控制超滤的透析机和适宜超滤率的透析器。处理方法：① 减慢血泵转速，降低体外循环血量；② 负压调至"0"停止超滤，患者取仰卧位，床脚抬高，增加回流量；③ 输入生理盐水、血浆、全血等，必要时给予升压、强心药；④ 以上处理效果不佳时，停止透析。

（3）透析结束或透析后低血压由于超滤过多、低钠透析、服用降压药、失血、高热、心功能不全引起。

4. 出血　常见原因有胃肠道出血、硬膜下出血、脑出血、蛛网膜下腔出血、出血性心包炎。

5. 空气栓塞　① 立即阻断血流,停止血泵转动,防止空气继续进入体内;② 取左侧卧位,使右心处于高位,使空气弥散到肺部排出;③ 吸入纯氧,加用地塞米松、脱水剂、肝素等;④ 必要时进入高压氧舱治疗。

6. 溶血　发生溶血时可见血液管道内呈淡红色,尿呈酱油色,也可伴有发冷、发热、胸闷和急性贫血。

处理:立即查明原因,采取有效措施。严密观察透析液的浓度和温度变化。

7. 心力衰竭　发生原因有高血压、水钠控制不当、高钠透析、低蛋白血症、心包积液等。针对病因进行处理。

8. 抽搐　症状多为肌肉痉挛性疼痛。处理:首先降低超滤速度,通常输入生理盐水 100～200 ml 或 10%氯化钠 10～20 ml 或用高张葡萄糖可使症状缓解。

9. 首次使用综合征(first-use syndrome,FUS)　由于使用新透析器而产生的一组综合征,称为 FUS。轻者仅有瘙痒、荨麻疹、咳嗽、流泪等。严重出现呼吸困难,可突然心跳骤停甚至死亡。严重者应立即停止透析,夹住血液管道,丢弃透析器和管道内的液体。必要时用肾上腺素,抗组胺药或激素。使用前用生理盐水冲洗透析器,事先冲洗透析器,选择生物相容性好的透析膜可以预防 FUS。

10. 其他并发症　心律失常、心包炎、高血压。

二、连续性血液净化技术

(一)适应证

1. 容量负荷过多　如难治性充血性心力衰竭、急性肺水肿、慢性水肿等。

2. 急性肾衰竭伴有心血管功能障碍、脑水肿、高分解代谢等;慢性肾衰竭、尿毒症。

3. 清除溶质,见于药物或毒物中毒、肝性脑病、先天性代谢障碍。

4. 酸、碱和(或)电解质紊乱如乳酸酸中毒、高钠血症等。

5. 全身炎症反应综合征(SIRS)、急性呼吸窘迫综合征(ARDS)、多器官功能障碍综合征(MODS)。

6. 其他 如急性坏死性胰腺炎、挤压综合征等。

(二) 禁忌证

严重活动性出血、严重贫血、周围循环衰竭、严重心肺功能不全。

(三) 操作方法

1. 建立血管通路 根据患者病情的需要和CBP方式不同,血管通路可选择动静脉直接穿刺及中心静脉留置导管。首选双腔中心静脉导管。常用穿刺部位有股静脉、颈内静脉、锁骨下静脉。一般流量50～150 ml/min。

2. 应用血泵 血泵、置换液泵、超滤泵、抗凝剂泵等多泵系统,液体平衡控制系统,加温系统等。根据不同血液净化技术选择泵系统。

3. 血液滤过器 多用中空纤维型血液滤过器,滤过膜的滤过性能接近肾小球基底膜。滤过膜要求:生物相容性好,截留相对分子质量明确(能通过中、小分子物质),高通量、抗高压,滤器内容积较小(40～60 ml)。常用聚酰胺膜、聚砜膜、聚丙烯腈膜滤器。

4. 配置置换液和输入 置换液的电解质成分应接近人体细胞外液成分,根据需要调节钠和碱基成分。碱基常用乳酸盐、醋酸盐和碳酸氢盐。对有乳酸酸中毒或肝功能障碍者不宜用乳酸盐。

置换液输入方法包括:① 前稀释法,即在滤器前的动脉管道中输入;② 后稀释法,即在滤器后的静脉管道中输入。前稀释比后稀释更能降低血液黏滞度,不易发生凝血,但是滤过效率低,置换液使用量大。

5. 应用抗凝剂 常规应用肝素抗凝法,首次负荷剂量20 U/kg,经动脉管路,维持剂量为5～15 U/(kg·h),定时检测PT、APTT时间。其他抗凝方法有体外枸橼酸抗凝法、低分子肝素法、前列腺素抗凝法、无肝素盐水冲洗法等。

6. 液体平衡的管理　每小时计算液体平衡,平衡是同期入量(置换液量＋静脉输液量＋口服量)减去同期出量(同期超滤液量＋尿量＋引流量＋其他液体丢失量)。根据治疗目的和患者的循环情况掌握平衡量。

(四) 注意事项

1. 密切观察患者的生命体征　如发现血压下降应立即减慢血泵速度,保持患者头低脚高位,补充血容量,必要时加用升压药。相应处理未见好转的,应及时停止,改用其他方法。

2. 监测凝血功能。

3. 血液净化系统的监测　应注意观察管路的动、静脉压的变化;监测气泡的有无,防止发生空气栓塞。

4. 血液净化能清除相对分子质量小或蛋白结合率低的药物,故在同时进行药物治疗时需要调整用药的剂量。

(五) 并发症及其防治

1. 技术并发症

(1) 血管通路不畅:血管通路不畅是严重的并发症,可导致体外循环中血流量下降。动脉内径减小、导管长度增加或扭曲都可能导致血流量急剧下降。正确的监测循环压力是预防的关键。

(2) 血流量下降和体外循环凝血:管道内径减小或扭曲会使血流停止导致体外循环凝血。血泵的应用可减少该并发症的发生。

(3) 管道连接不良。

(4) 气栓:在无空气监测装置情况下,一旦空气进入动静脉管道,就可能发生严重的空气栓塞,应严密观察动静脉管道及各种管道的连接情况。

(5) 水电解质平衡紊乱:注意准确评估患者的临床情况和危重程度,严格监测液体进出量。还应避免配制置换液时出现差错导致的容量和电解质失衡。

（6）滤器功能丧失：滤膜发生凝血可影响膜的通透性，使系统的有效性下降。

2. 临床并发症

（1）出血：动静脉穿刺对血管损伤，特别是局部动脉粥样硬化可出现严重出血，故当怀疑局部有严重的动脉粥样硬化需选择其他通路。在CBP过程中，抗凝剂剂量应能立即达到最大的体外抗凝作用，而对体内循环系统无作用或作用很小。对于有出血倾向的重症，可采取特殊疗法以维持体外循环中的抗凝使用，以减少出血的风险。CAVH后拔除动脉导管时必须局部加压，以防出血，如果持续出血，需尽早手术止血。

（2）血栓：动脉局部易发生血栓，如影响肢体的血液灌注需立即手术取栓。应常规监测血管灌注情况，持续监测体外循环中静脉压力，有助于早期发现和防止并发症。

（3）感染和败血症：局部感染是严重的并发症。体外循环时应高度谨慎，严格无菌，避免打开管道留取血标本，避免出血和血肿。对脓毒症或重症感染者应注意调整抗生素的剂量，以达到有效的血药浓度。

（4）生物相容性和过敏反应：由于血液直接和人工膜及塑料导管接触，应注意塑料等残留物可激活细胞因子、补体系统，引起过敏反应。注意选取高度相容性的生物膜。

（5）低温：超滤时大量置换液可致体温下降，计算热量摄入及评估营养和能量平衡时需考虑体温的负平衡，加热置换液可纠正此并发症。

（6）营养物质丢失：长期治疗可引起营养物质的丢失。监测滤液和血液中的电解质成分、营养成分及药物浓度，及时在置换液中加以补充，即可避免这些物质的不平衡。

第三十八章 麻醉期间常用监测技术

一、麻醉期间监测目标规范

(一) 基本监测项目

1. 局麻和区域麻醉 ① 无创血压;② 心电图;③ 脉搏氧饱和度;④ 呼吸频率。

2. 全身麻醉 ① 无创血压;② 心电图;③ 脉搏氧饱和度;④ 呼吸频率;⑤ 呼气末二氧化碳分压。

(二) 根据病情及手术类型选择监测项目

1. 一般患者行常规外科手术 ① 无创性血压;② 心电图;③ 脉搏氧饱和度;④ 呼吸频率。

2. 一般患者行大手术、控制性低血压和心脏病非心脏手术 ① 心电图;② 脉搏氧饱和度;③ 直接动脉测压;④ 中心静脉压;⑤ 呼气末二氧化碳分压;⑥ 尿量监测。

3. 危重患者、心脏手术患者 ① 心电图;② 脉搏氧饱和度;③ 直接动脉测压;④ 中心静脉压、肺动脉压、肺毛细血管楔压及心排血量;⑤ 呼气末二氧化碳分压;⑥ 膀胱和(或)鼻咽部测温;⑦ 尿量监测;⑧ 血气、生化、出凝血功能监测;⑨ 必要时经食管超声心动图。

4. 脊髓、脑干、脑功能区及脑血管手术 除基本监测项目外,有条件还应选择脑干诱发电位监测。

(三) 注意事项

1. 对监测仪器提供的所有信息,应准确解释、综合分析和正确判断并进行有效的处理。

2. 监测仪器不能完全取代麻醉医师对患者病情的观察,强调人机配合、麻醉医师是真正的监测者。

3. 所有手术患者,尤其是老人与小儿,必须有基本监测设备,否则不能开展麻醉。

二、血流动力学监测

(一) 脉搏监测

应用手指触摸桡动脉、颈动脉、股动脉、颞浅动脉,了解脉搏强度、频率和节律,是简单有效的方法;也可用脉搏血氧饱和度监测仪。

(二) 血压监测

1. 无创性测压　听诊袖带测压法:在袖带放气过程中听到第一声响亮的柯氏音时为收缩压,柯氏音变音时为舒张压。

自动无创测压法:用微型电动机使袖套自动充气,当袖套内压力高于收缩压时自动放气,用压电换能原件探测动脉搏动的振荡信号,经计算机计算确定收缩压、舒张压和平均动脉压。并有定时装置,可根据病情选调时间,也可随时手控启动;有上下限报警装置,根据需要调节报警水平,麻醉时常为间隔 $3\sim5$ min 测量一次。

2. 有创血压测定　将穿刺针套管置入外周动脉,如桡动脉、足背动脉等,连接压力换能器到监护仪直接测出血压。

3. 中心静脉压测定　将深静脉留置针自颈内静脉或锁骨下静脉等置入中心静脉,连接压力换能器到监护仪直接测出中心静脉压。

4. 肺毛细血管楔压测定　将 Swan-Ganz 导管经右颈内静脉、上腔静脉、右心房、右心室,肺动脉主干和左或右肺动脉分支,直到肺小动脉,在肺动脉主干测得的压力称为肺动脉压,当 Swan-Ganz 导管在肺小动脉的楔入部位所测得的压力称为肺小动脉楔压。

5. 经食管超声心动图(TEE)监测　TEE 监测将超声探头放在食管内对心脏大血管进行检查,采用食管二维超声心动图和脉冲多谱勒血流计联合应用,并与心电图相结合。利用心电图确定心脏机械收缩时相,二维超声心动图测定瓣环口面积,多谱勒血流计测定经过该瓣环口的血流速度,计算出每搏量,进而获得心输出量等血液动力学参数。适应证为:

(1) 监测心肌缺血：TEE比心电图更敏感和准确。将食管探头放在左心室的乳头肌水平，用短轴观察左室壁的运动。该水平能观察到所有冠状动脉供血的区域，故对心肌缺血的监测极为敏感。

(2) 监测血流栓子：左心耳是血栓好发位置，而TEE对该位置观察极为清晰。另外TEE对空气栓子的监测也很敏感。

(3) 评价外科手术修复的效果。

(三) 注意事项

1. TEE属于无创监测，但TEE探头进入食管，对食管组织有损伤的可能。

2. 大心脏患者，尤其是二尖瓣病变时左心房巨大，探头在食管中移动刺激其前方的左心房，易产生各种心律失常。

三、呼吸系统监测

(一) 临床体征

视诊是每个临床医师应重视的基本监测手段，主要包括：

1. 观察患者外周血液循环　如口唇、耳垂、四肢指（趾）端皮肤颜色及手术野血液颜色。如末梢皮肤颜色灰白、灰暗，说明患者循环功能欠佳或患者处于低氧血症状态；患者口唇及外周皮肤颜色呈紫色，手术野血液呈暗红色，提示缺氧严重。

2. 观察呼吸类型　是判断麻醉深浅，发现异常和并发症的重要方面。正常呼吸的特点是呼吸规则平稳，胸廓起伏正常，频率 $12\sim16/\min$（成人）。

麻醉手术过程中常见的异常呼吸有：① 过度通气：多为麻醉过浅所致。② 憋气样呼吸：常由强烈疼痛刺激所致，出现吸气时突然停止或浅快呼吸。③ 急促呼吸：多见于过度通气或低头通气而并发限制性肺疾患的患者。④ 叹气样呼吸：呼气短而低的现象，是麻醉极深或濒临死亡的一种征象，应立即减浅麻醉，积极复苏。⑤ 气道堵塞：多由喉痉挛，血痰和呼吸道分泌物过多所致，表现有喉鸣，吸气性呼吸困难。⑥ 潮式呼吸：呼吸由弱变强，由强变弱,随后一较长时间停顿,系呼吸衰竭征象。⑦ 深快而规则呼吸:系颅高压和代谢性酸中毒的一种呼吸模式。

3. 触诊 直接接触患者胸腹,感受患者呼吸起伏幅度和频率,从而判断患者呼吸情况,是小儿麻醉传统观察呼吸的一种方法。

4. 听诊 行肺部听诊最直接,可靠。可了解呼吸道情况。

(二)仪器监测

1. 通气量监测 主要应用 Wright 呼吸量计,测定患者潮气量和每分钟通气量。主要应用于:① 行辅助呼吸时,了解通气量是否足够;② 判断有无呼吸及呼吸抑制程度;③ 测定肺活量,判断呼吸功能不全的程度;④ 术后患者呼吸恢复程度的估计;⑤ 作为麻醉后气管导管拔管时机的判断。潮气量(Vt)平均值男性为 350~550 ml,女性为 260~540 ml,根据体重计算 Vt 约为 10 ml/kg。

2. 气道压监测 现代所有麻醉机和呼吸机都在吸气侧装有气道压力表,可了解输入至肺的气流压力。如机械通气时,峰压高于 25 cmH_2O 时须查明原因并及时处理。

3. 脉搏氧饱和度(SpO_2)监测 使用方便,反应灵敏,以波形和数字显示患者动脉血液氧合情况的变化,与血气分析有良好的相关性,还可显示脉率,并有报警装置。SpO_2 既能反映肺换气功能,也能反映末梢循环功能,为现代麻醉中常规监测手段之一。注意事项:① SpO_2 的探头多数放在手指上,也有将探头置于耳垂,鼻尖;② 呼吸空气时成人 SpO_2 大于或等于 95%,小于 90% 为轻度低氧血症,小于 85% 为重度低氧血症;③ 影响的因素有 Hb 小于 70 g/L,低温,周围血管收缩,低血压及应用血管收缩药,外周血管疾病,指甲油染甲等读数偏低;④ 一氧化碳中毒时读数偏高;⑤ SpO_2 读数具有滞后性。

4. 呼气末二氧化碳分压($P_{ET}CO_2$)监测 在无明显肺部疾病情况下,$P_{ET}CO_2$ 基本可以反映动脉血二氧化碳分压($PaCO_2$)。呼出气二氧化碳曲线值是肺通气,全身循环状态和机体代谢综合作用的表现。正常值为 3.6~6 kPa。$P_{ET}CO_2$ 临床应用:① 判断通气功能:呼吸和循环功能正常者,$P_{ET}CO_2$ 突然降低或升高,提示通气过度或不足。② 及时发现麻醉机中呼吸机故障:接头脱落时 $P_{ET}CO_2$ 即下降至零;呼吸活瓣失灵或钠石灰失效时即升高。③ 肺栓塞时 $P_{ET}CO_2$ 突然降低;低血压,低血容量休克时逐渐降低;呼吸心跳骤停则急剧降至零。④ 气管插管误入食管时 $P_{ET}CO_2$ 波形消失。

5. **血气分析** 应用血气分析仪直接了解体内血红蛋白氧合程度和酸碱平衡情况。血气分析正常值:pH 7.35~7.45,$PaCO_2$ 35~45 mmHg,PaO_2 80~100 mmHg,HCO_3^- 22~26 mmol/L,$T-CO_2$ 23~27 mmol/L,SaO_2 95%~100%。PaO_2 小于 60 mmHg 为低氧血症;$PaCO_2$ 大于 45 mmHg 为通气不足及呼吸性酸中毒;$PaCO_2$ 小于 35 mmHg 为通气过度及呼吸性碱中毒。临床应用:① 通气障碍:肺内气体弥散功能障碍或肺内分流、心力衰竭、休克及酸碱平衡失调的患者;② 开胸或心内直视手术时;③ 实施机械通气时,指导通气参数的调整;④ 特殊体位、大手术、长时间手术及有造成内环境紊乱的可能时。

四、神经肌肉传递功能监测技术

(一)适应证

1. 使肌松药的用量个体化,指导术中肌松药的使用。① 肌松药的用量是否足够,肌松程度是否达到要求;② 肌松药是否过量,控制在最小有效范围,利于术后的恢复,提高安全性。

2. 根据手术需要控制肌松程度。

3. 监测去极化神经肌肉阻滞性质的转变。

4. 鉴别手术后呼吸抑制的原因:是中枢神经抑制还是肌松药的残留作用。

5. 估计阻滞程度和类型,评定拮抗药的效果。

（二）注意事项

1. 掌握各种刺激方式的适应证：① 麻醉诱导和气管插管时用单次肌颤搐和4个成串刺激（TOF）；② 手术期间阻滞及恢复期用TOF；③ 需深度阻滞者用强直刺激后单刺激肌颤搐计数（PTC）；④ 恢复室用TOF和双短强直刺激（DBS）。

2. 掌握各种肌松监测仪性能和操作方法：正确安放电极，皮肤需用乙醇擦去油脂以减小阻抗、取得良好的刺激反应；腕部尺神经是最常选用的刺激部位；也可刺激胫后神经、腓总神经及面神经等，而面神经刺激的负极应在面神经额支表面，正极置于前额。

3. 使用肌松药前，应先测定单次颤搐刺激和TOF反应的对照值，以便术中、术后进行肌松或恢复程度的比较。

4. 对神经肌肉阻滞可能延长的患者，应加强肌松监测，注意全麻药、局麻药及抗生素等与肌松药的协同作用，在监测结果指导下正确使用肌松药和拮抗药。

5. TOFR<0.9时，对低氧的通气调节功能受到损害，咽部功能不协调，有发生误吸和气道阻塞的危险，残余肌松的肌张力恢复标准为TOFR≥ 0.9。

6. 由于各肌群的温度及血流量的不同，所测得的肌松结果可能与呼吸消失及恢复情况并不一定相符，故应结合临床来综合判断。

五、麻醉深度监测

目前尚无非常合适的"麻醉深度"定义，一般认为麻醉深度是全麻药对中枢神经的抑制作用与手术刺激的兴奋作用相平衡时所表现的中枢神经系统功能状态。理想的麻醉深度应保证患者无痛觉和意识活动，血流动力学稳定，术后苏醒完善且无术后回忆。

（一）监测方法

1. 临床体征和症状

（1）呼吸系统：根据患者呼吸频率、节律、潮气量变化，能判断保留自主呼吸患者的麻醉深度。若术中呼吸频率突然增快、潮气量骤然增大,提示麻醉深度不足。

(2) 循环系统:血压和心率是判断麻醉深度的常用指标,但其受多种因素影响。在排除影响血压和心率的干扰因素后,若血压上升、心率增快,提示麻醉深度不足。

(3) 眼部体征变化:① 瞳孔:麻醉深度适当时瞳孔中等。瞳孔也受药物影响,吗啡类药使瞳孔缩小,抗胆碱药使瞳孔扩大;② 瞳孔对光反射:不用肌松药的患者,如果出现瞳孔对光反射阳性,提示麻醉过浅;③ 眼球运动:浅麻醉时往往出现眼球运动,深麻醉下眼球固定;④ 眼睑反射:浅麻醉下眼睑反射即消失,术中若存在眼睑反射,则提示接近苏醒状态(氯胺酮麻醉除外);⑤ 流泪反射:麻醉过浅时出现流泪现象。

(4) 皮肤体征:皮肤颜色、是否出汗是常用的判断麻醉深度的皮肤体征,浅麻醉时交感神经兴奋,皮肤出汗。麻醉药、抗胆碱药、环境温度等都影响皮肤出汗。

(5) 消化系统:麻醉变浅时出现吞咽反射和唾液分泌增加。

(6) 骨骼肌体征:不用肌松药的患者,观察患者体动反应是判断麻醉深度的重要指标。麻醉深度适合时,患者切皮时无肢动反应。

2. 脑电双频指数(bispectral index, BIS) BIS 是通过计算机定量分析 EEG 不同频率间相互关系,BIS 数值范围为 0~100,数字变小表示大脑的抑制程度加深。1997 年被 FDA 批准作为监测麻醉深度及镇静水平的指标。

适应证:① 镇静监测;② 临床诊断上用于重度昏迷患者的脑死亡的诊断,其准确程度等同于 EEG 和脑血管造影;③ 临床评价,在评价非镇静状态的神经功能方面,BIS 与 APCCHEIII 和 CCS 的评分高度相关;④ 监测大脑低氧的发生;⑤ 用于判断睡眠的阶段,轻度睡眠 BIS 值为 75~90,快波睡眠 BIS 值为 75~92;慢波睡眠 BIS 值为 20~70。

注意事项:① 艾司洛尔、外源性的肾上腺素可以使 BIS 值升高,影响麻醉深度的真实值;② 静脉复合麻醉和体外循环状态下,BIS 值与麻醉深度不一致;③ BIS 的计算速度慢,需 30~60 s,而且对于不同的药物和个体,其差异性较大。

3. 听觉诱发电位指数(auditory evoked potentials index,AEP-I) 听觉诱发电位(auditory evoked potentials,AEP)是声音刺激听觉传导通路经脑干至听觉皮层到达联合皮层的生物电活动,清醒状态下个体间及个体本身的差异很小,而且与绝大多数麻醉药呈剂量相关的变化。所以 AEP 可以作为全麻中大脑皮层信息处理和认知功能状态的敏感指标,可作为术中知晓和麻醉深度不足判断。

将 AEP 进行量化并转化为 ARX 指数(A-Line ARX-Index,AAI),能实时、快速监测麻醉(镇静)深度。

AAI 指数 60~100 为清醒状态;40~60 为睡眠状态;30~40 为浅麻醉状态;30 为临床麻醉。

第三十九章 疼痛治疗常用神经阻滞技术操作规范

一、麻醉科疼痛治疗技术概述

1. 麻醉科常用临床技术中局部浸润麻醉、颈丛神经阻滞、臂丛神经阻滞、蛛网膜下腔阻滞、硬膜外隙阻滞、椎管内联合阻滞、骶管阻滞等神经阻滞技术均可用于疼痛治疗中。

2. 专用于疼痛治疗的常用神经阻滞技术有半月神经节阻滞术、枕大神经阻滞术、膈神经阻滞术、肋间神经阻滞术、腰椎旁神经阻滞术、闭孔神经阻滞术、臀部坐骨神经阻滞术、星状神经节阻滞术、腰交感神经节阻滞术和腹腔神经丛阻滞术。

3. 用于疼痛治疗的常用神经阻滞用药与麻醉时的神经阻滞用药有所不同:

(1) 疼痛治疗时常用于神经根、神经干阻滞的药物有局麻药、激素、维生素 B_{12} 等。其中局麻药大多浓度较低,如 0.25% 利多卡因、0.125% 布比卡因和 0.125% 罗哌卡因,个别情况可用高浓度局麻药进行神经定位,为神经毁损工作做准备。

(2) 激素则应使用小剂量中长效药物,含有激素的神经阻滞,同一部位、一个月内一般不超过 2 次,特殊情况如带状疱疹神经阻滞时和椎管内消炎镇痛时可多次应用,原则上两次用药相隔应大于 1 周;神经本身及神经紧邻组织没有炎症时(如星状神经节阻滞时),神经阻滞液中不要加激素;对长期需要全身激素治疗而改用局部激素治疗的病例,局部激素用量应明显少于原需的全身用量。

4. 常用于疼痛治疗的非神经阻滞技术,疼痛科常用滑膜腔注射术(如膝关节滑膜腔注射术),以及拇短伸肌腱和拇长展肌腱腱鞘内注射术,由于篇幅有限,且与骨科等学科交叉,本书未作规范,可参见其他规范性文件。

二、疼痛治疗常用神经阻滞技术操作规范

（一）半月神经节阻滞术

1. 适应证　① 用于治疗各支三叉神经痛；② 该区域癌性疼痛；③ 该部位带状疱疹和带状疱疹后神经痛，外伤、手术后、放疗后的疼痛；④ 面部肌肉痉挛性疼痛。

2. 禁忌证　① 注射部位感染；② 患者不能合作；③ 有严重出血倾向者。

3. 操作方法　① 患者取仰卧位，面向前方，头轻度后仰。② 体表定位：先确定颧弓长度，标记出中点，再确定同侧口角外方 2.0～2.5 cm 处稍微向上作为进针点，相当于上颌臼齿，或相对第 2 上磨牙，分别用记号笔各做一标记。③ 常规消毒后，局麻下用 10 cm 长、7 号穿刺针最好是神经定位穿刺针刺入皮肤，正面观针尖对准瞳孔稍内侧方向，侧面观针尖对准颧弓中点标记的方向缓慢进针抵达颧骨支，在影像监视器或神经定位刺激器引导下边进针，边调整进针方向。④ 进针深度一般达到 6～7 cm 时，针尖触及骨性感觉，提示针尖已抵达颅底卵圆孔周围骨面，此时退针 2～3 mm 调整针尖方向后继续进针，直至患者诉有向下唇部放电样感觉，说明针尖刺中卵圆孔附近的下颌神经。⑤ 此时如果还可以继续进针 3～5 mm，提示针尖已经进入卵圆孔，患者会出现向上颌部位放电样感觉。⑥ 如果在进针过程中患者首先出现上颌部剧烈疼痛，说明针尖已经刺中半月神经节中部，应立即停止进针。仔细认真地回吸无血、无脑脊液后，缓慢注射 1% 利多卡因 0.2～0.5 ml，观察 5 min 后，若疼痛消失提示阻滞成功。⑦ 注药后轻压穿刺点 3～5 min，创可贴贴敷。⑧ 应用神经定位刺激器时将电压调到 0.5～1.0 mV，边进针，边询问患者疼痛区域是否出现异感。一旦出现异感，即可注射局麻药 0.2～0.5 ml，如异常感立即消失，则证明穿刺成功，如需注射无水乙醇等毁损性药物，应以 0.1 ml 递增，每次注射之间应有足够的时间观察患者的临床反应，一般总量不差过 0.4 ml。⑨ 进行射频消融、球囊压迫、冷冻等治

疗时与上述路径相似。

4. 注意事项　① 如进针到颅底诱发出上颌神经异感后仍继续进针,有可能损伤三叉神经第Ⅰ支的眼神经,发生角膜知觉丧失,严重者可导致角膜溃疡或失明。② 进针过深损伤颅内血管造成颅内血肿、或将神经破坏药误注入蛛网膜下腔导致其他脑神经功能长期丧失。③ 治疗期间反复穿刺可造成脑膜中动脉损伤、出血,以及穿刺处组织损伤性疼痛、出血和血肿。④ 由于该部位硬脑膜的内陷包绕着该神经节的后 2/3,并且硬膜内有脑脊液,向硬脑膜内注入局麻药,有可能引起患者意识丧失和呼吸停止。⑤ 半月神经节阻滞术要求技术十分精确,最好在影像监视器或神经定位刺激器引导下进行,并且仅限于有经验的医师操作。⑥ 术前应向患者及家属交代术中可能出现的并发症,签知情同意书,一式两份。⑦ 如欲进行神经破坏性阻滞,应有影像学定位或神经刺激器定位。最好用射频仪进行定位定量毁损。

5. 并发症防治　① 注射神经毁损药后,部分患者会出现穿刺部位肿胀,可用冰袋间断冷敷,减轻肿胀。应禁用热敷,以免加重肿胀。② 硬脑膜内如误注局麻药可引起患者意识丧失和呼吸停止,应采取各项急救措施直至患者呼吸和意识恢复。③ 如角膜知觉丧失可每日用眼药水和眼药膏清洗,避免角膜溃疡或失明。

(二) 枕大神经阻滞术

1. 适应证　① 适用于枕神经痛的诊断和治疗;② 偏头痛和其他原因引起的头痛;③ 该部位带状疱疹和带状疱疹后遗神经痛;④ 枕部后、枕上 1/3 的头皮麻醉。

2. 禁忌证　① 注射部位感染;② 患者不能合作。

3. 操作方法　① 患者在坐式治疗台或半高凳上,其头前倾伏于台上或面对治疗床,头稍前倾,双肘部支撑在床上,双手掌托住前额,下颏尽量接近自己前胸;② 确定乳突与寰枢关节连线或颈 2 棘突与乳突后缘连线中点向上 1 cm,在此点可触及枕动脉;③ 无需注射局麻皮丘,用 3.5 cm 长、5 号球后针头垂直进针,直至触及枕骨。少数患者可能会出现异常感,表明触及枕大神经;④ 充分回吸无血后即可于帽状腱膜上、下注射镇痛药3～6 ml,轻压3～5 min后不再出血即可。

4. 注意事项　注药前坚持回吸,避免将局麻药误注入枕动脉内。

5. 并发症防治　通常只要沿枕后骨板注药,回吸无血一般无并发症出现。

(三) 膈神经阻滞术

1. 适应证　① 顽固性呃逆;② 手术刺激所致反射性膈肌痉挛;③ 需要膈肌活动暂时停止,如肝穿刺、胆管造影和胸腔手术等;④ 膈神经阻滞可使膈肌松弛,对膈疝患者可缓解症状,甚至可使疝内容物回纳腹腔;⑤ 膈神经痛治疗。

2. 禁忌证　① 注射部位感染;② 患者不能合作;③ 呼吸功能不全或有严重肺部疾患者;④ 慎用双侧同时阻滞;⑤ 局部解剖不清或气管明显移位和受压者应慎用。

3. 操作方法　① 体位:患者去枕仰卧位,头转向对侧;② 体表定位:患者先抬头,使胸锁乳突肌显露清楚,在胸锁乳突肌锁骨头的外侧缘,距锁骨2.5～3 cm处为进针点,作好标记,于此点外侧后面可触及前斜角肌;③ 戴无菌手套,常规皮肤消毒,在穿刺标记处作局麻皮丘;④ 采用4～5 cm长、5号球后穿刺针;⑤ 穿刺时术者用左手拇指、食指捏起胸锁乳突肌,右手持穿刺针经皮丘沿胸锁乳突肌和前斜角肌的肌间沟平行缓慢进针,在胸锁乳突肌下面向后内方向刺入深度约2.5～3 cm,出现刺破浅筋膜的感觉,同时有阻力消失即可,不用刻意寻找异常感;⑥ 回吸无回血、无气和脑脊液,即可注入1%利多卡因8～10 ml或0.25%布比卡因6～8 ml;⑦ 应用神经定位刺激器进行阻滞时,当穿刺针至膈神经附近时,可诱发穿刺侧膈肌抽动,表明穿刺成功,即可注药。

4. 注意事项　① 注药后应密切观察患者呼吸,如有异常应及时处理;② 不宜穿刺过深或用药量过大,否则可能导致暂时性喉返神经、颈交感神经阻滞而出现声音嘶哑或 Horner 征；③ 防止穿刺过深损伤食管或气管；④ 穿刺偏下、进针过深易致胸膜顶、肺尖损伤出现气胸、血胸；⑤ 注药前应反复回吸，防止误入血管，引起局麻药毒性反应。

5. 并发症防治　① 导致胸膜顶、肺尖损伤出现气胸、血胸，如发生必须严密观察，严重者行闭式引流及外科手术治疗；② 一侧暂时性喉返神经、颈交感神经阻滞而出现声音嘶哑或 Horner 征应严密观察，并对患者做好解释工作，消除患者恐惧心理；③ 局麻药中毒等并发症同一般神经阻滞的处理。

（四）肋间神经阻滞术

1. 适应证　① 胸外伤后疼痛，包括肋骨骨折、胸壁挫伤等；② 胸部或上腹部手术后镇痛；③ 原发性肋间神经痛及继发性肋间神经痛如胸椎结核、胸椎转移瘤、退行性胸椎病、强直性脊柱炎、胸膜炎等压迫或刺激肋间神经所致的疼痛和带状疱疹及带状疱疹后神经痛等。除晚期恶性肿瘤患者外，一般不主张注入神经毁损剂。

2. 禁忌证　① 注射部位感染；② 患者不能合作；③ 有严重出血倾向者；④ 有严重心肺疾患应慎用或不用肋间神经阻滞；⑤ 严重肋骨骨折和胸壁挫伤后发生气胸和血气胸者慎用。

3. 操作方法

（1）肋角处肋间神经阻滞术：① 体位：双侧阻滞可采用俯卧位，腹部垫枕，单侧阻滞或俯卧位困难者可采用健侧卧位或仰卧位，屈颈弓背以增大后肋间隙，利于操作；② 体表定位：确定阻滞范围后标记可做在骶棘肌外侧缘与肋骨下缘相交处；③ 常规皮肤消毒；④ 术者用左手拇指、食指固定进针点，先做一皮丘，随后用 4 cm 长、5 号球后针头连接一个注射器，右手持注射器垂直进针至肋骨外侧面，然后使针尖滑至肋骨下缘，再稍进针 0.3～0.5 cm，当有阻力消失时，回吸无血、无气，注入 0.25%～0.5%利多卡因 3～4 ml。

(2) 腋后线和腋前线处肋间神经阻滞术：① 体位：参照"肋角处肋间神经阻滞术"；② 体表定位：决定阻滞范围后，在预定阻滞部位的肋骨下缘做标记；③ 常规皮肤消毒；④ 先在标记部位做皮丘，然后更换短斜面 5 号球后针头，连接注射器，进针时针尖斜面与肋骨平行，触及肋骨下缘骨面后针尖稍下滑，继续进针 0.3～0.5 cm，有阻力消失感时，针尖即进入肋间内外肌之间；⑤ 回抽无血液和气体，即注入镇痛治疗药液 3～4 ml；⑥ 自第 9 肋起，肋间神经阻滞时，应在下一肋骨上缘内侧。因此，在做第 9、第 10 肋间神经阻滞时，应在下一肋骨上缘垂直进针，至其深层注入药液。

4. 注意事项　① 穿刺时一定确定骨性标志，禁忌盲目进针；② 操作时应严格掌握进针深度，以防刺破胸膜发生气胸；③ 局麻药不应超过规定剂量；④ 注药前应反复回吸，以防发生中毒反应。

(五) 腰椎旁神经阻滞术

1. 适应证　① 适用于上腹壁、腹股沟、下肢和腰椎等部位疼痛的评价和治疗；② 缓解急性腰肌损伤、腰椎压缩性骨折、急性带状疱疹等急性疼痛；③ 用于缓解肿瘤侵犯腰椎、腰椎后部、腹股沟和上腹壁引起的疼痛，以及坐骨神经痛、股神经痛。

2. 禁忌证　① 注射部位感染；② 患者不能合作；③ 有严重出血倾向者。

3. 操作方法　① 体位：患者取患侧卧位或俯卧位。② 体表定位：先确定穿刺部位的腰椎棘突，穿刺点选在患侧距棘突尖旁开 1.5～2 cm 处。③ 做一局麻皮丘，用带有深度标记的 10 cm 长、7～9 号腰麻针垂直刺入，一直触及同侧椎板外侧部位。一旦触及椎板，移动套在针体上的标记至距皮肤 1～1.5 cm 处。退针至皮下且将针稍向外斜，或将针平行向外移动 0.5 cm，重新刺透横突间韧带，进入椎间孔外侧的椎旁间隙，针尖沿椎板外侧缘进针超过椎板，此时穿刺针标记刚好触及皮肤。④ 注气无阻力，回吸无血、脑脊液即可注药 5～8 ml。⑤ 注射药液后侧卧 40 min，尽量将注射的药液沿脊神经根途径向椎间孔内扩散。由于腰神经粗大，很容易触及并诱发异感。该穿刺部位位于腰椎间孔阻滞术和腰神经丛阻滞术之间。

4. 注意事项 ① 由于腰椎椎旁神经邻近脊髓及脊神经根,该操作必须由对局部解剖非常熟悉、有丰富临床经验的麻醉或疼痛医生来实施;② 针尖过于靠中线,容易误入硬膜外、硬膜下及蛛网膜下间隙,导致脊髓及神经根损伤;③ 在横突间进针过深,可能造成腰椎神经根损伤。

5. 并发症防治 ① 脊髓、脊神经损伤,注意操作规范可避免。② 感染,应严格无菌操作。穿刺的腰椎椎旁进行性加重的腰痛应警惕感染的可能,尤其对恶性肿瘤等免疫功能低下的患者。

(六)闭孔神经阻滞术

1. 适应证 ① 治疗大腿膝关节内侧痛症,包括闭孔肌痉挛,髋关节痛,膀胱括约肌痉挛性疼痛,膝关节痛,股骨头无菌性坏死缺血性痛;② 膀胱镜手术避免闭孔神经反射;③ 治疗会阴疼痛综合征的辅助手段;④ 外科手术时,采用三合一阻滞麻醉(闭孔、股外侧、股神经)施行股前内侧、膝部手术及术后镇痛。

2. 禁忌证 ① 盆腔肿瘤患者慎用;② 有出血倾向者。

3. 操作方法

(1)体位:患者仰卧位,患肢轻度外展。

(2)定位与操作:有两种入路:① 确认耻骨结节外下方1.5~2 cm处为进针点,并做标记。皮肤消毒后,用7号长针头垂直进针,抵耻骨下支,深约3.5~6 cm。退针至皮下,调整针尖方向,向外向头侧针体与皮肤夹角80°进针约3~4 cm,可滑入闭孔内,诱发异感,如使用神经刺激器可出现大腿内侧肌肉抽动。② 确定耻骨联合外缘旁开2.5 cm处,在其下方为进针点,皮肤消毒后,局麻下用7号长针头,垂直皮肤刺入,深约1.5~2.5 cm直至触及耻骨下支前缘。再退针2 cm左右,将针尖调向头侧进针,滑过耻骨下支约2.5~3 cm即可。

(3)确定穿刺针位后,固定针头,回吸无血即可注药。

(4) 药物及剂量：单纯低浓度局麻药或加有维生素 B_{12} 的混合液 8~20 ml。

4. 注意事项　① 定位务必准确，术者应熟悉局部解剖；② 此处血液丰富，注药前充分回吸，避免药物误入血管；③ 治疗后患肢内侧皮肤感觉障碍，高浓度麻药时仰卧位患肢不能置于健侧腿上，则证明阻滞成功。

5. 并发症防治　穿刺应轻柔，缓慢进针，且勿过深，以免损伤盆腔脏器，尤其是膀胱、子宫。

（七）臀部坐骨神经阻滞术

1. 适应证　① 适用于坐骨神经痛，梨状肌损伤综合征的治疗与诊断、鉴别诊断。尤其对坐骨神经根性、干性痛有鉴别诊断价值。② 高浓度局麻药行坐骨神经阻滞麻醉，可用于足外侧和第 3、4、5 趾手术，如同时阻滞股神经，可用于下肢手术麻醉。

2. 禁忌证　① 有出血倾向，过敏体质者，肥胖者慎用；② 注射部位皮肤或深部有感染、炎症病灶者禁用。

3. 操作方法

（1）体位：取俯卧位或侧卧位，患肢在上，屈髋屈膝，健侧在下伸直位。

（2）体表定位：① 于髂后上棘和股骨大粗隆连线中点，做一向下 90°的垂直线，在此连线中点下方 5 cm 处为穿刺点；② 髂后上棘与尾骨尖作连线，该线上 1/3 处与股骨大粗隆相连，在此连线中点下方 1 cm 处为穿刺点。

（3）皮肤消毒后，戴无菌手套，用 7 号 12 cm 长针头，垂直穿过皮肤缓慢进针。

（4）穿过臀大肌，梨状肌深约 5~7 cm，出现向下肢放射性异感后，稍稍退针少许，测量针头深度。如用神经刺激定位器则诱发下肢明显异感。

（5）确定穿刺针到位后，旋转针头回吸无血液后注药。

（6）药物及用量：神经阻滞液或低浓度局麻药 8~20 ml，每周

1～2次。

4. 注意事项　① 坐骨神经解剖部位较深,个体差异大,穿刺过程中寻找异感应轻柔,忌粗暴以免损伤神经、血管或组织;② 一旦出现向下肢放射性异感,立刻停止进针,且应少许退针后再注药,以防刺激神经引发水肿变性;③ 治疗后应卧床休息15 min,离床活动时应注意防护,以免因下肢无力而致伤;④ 穿刺部位较深,应严格无菌操作和术后处理,预防继发感染;⑤ 注入药量较大,除避免误入血管内之外,应密切观察有无过敏、轻度中毒反应。

5. 并发症防治　① 治疗后如下肢无力应卧床休息至力量恢复后再下床活动;② 注入药量较大如有轻度中毒反应,应密切观察和对症处理。

(八) 星状神经节阻滞术

1. 适应证　① 偏头痛;② 头面、胸背及上肢带状疱疹和带状疱疹后遗神经痛;③ 患肢痛和灼性神经痛;④ 女性更年期综合征;⑤ 急性血管栓塞、雷诺病、硬皮病;⑥ 缓解急性或慢性心绞痛;⑦ 脑血管痉挛等心血管疾病;⑧ 反射性交感神经营养障碍;⑨ 过敏性鼻炎、突发性耳聋。

2. 禁忌证　① 注射部位感染;② 患者不能合作;③ 有出血倾向。

3. 操作方法　① 体位:患者取仰卧位,眼向前视。用一薄枕垫在双肩下面,使颈部尽量前凸。术者位于患者患侧。② 体表定位:在体表明确环甲切迹水平(颈6)胸锁乳突肌内缘。③ 以两手指将胸锁乳突肌向旁推开并将覆于颈6横突(Chassaignac结节)表面的软组织压紧。④ 以手指探触颈动脉搏动位置,将颈外动脉鞘的内容物拉向外侧,行颈动脉内侧皮肤常规消毒,用5号球后短针沿术者指尖垂直进针,直到针尖顶到骨质,说明针尖触及颈6横突根部,然后将针尖退0.5 cm,回抽无血液或脑脊液后注入1%利多卡因6～8 ml。⑤ 如进针2.5 cm仍未触及骨面,针头可刺入颈

6和颈7横突之间,这时针头应向头侧调整进针角度。⑥注药期间嘱患者睁眼,观察注射反应,注射后患者坐位,2～3 min后患者同侧出现Horner征,表明阻滞成功。

4. 注意事项　①误将局麻药注入椎动脉内,可立即引起呼吸停止。②误将局麻药注入蛛网膜下腔内,可引起全脊麻导致呼吸停止。③阻滞一侧喉返神经,导致声音嘶哑。阻滞双侧喉返神经,可致通气困难。④可引起膈神经阻滞、气胸、局部血肿和感染。

5. 并发症防治　针尖必须触及横突骨质,注药前回抽无误注药0.2 ml,后再次回抽无血液,液体和气体,再注药可防止误将局麻药注入椎动脉和蛛网膜下隙内。

(九)腹腔神经丛阻滞术

1. 适应证　①盆腔及下肢肿瘤疼痛,交感神经持续性疼痛;②下肢缺血性疼痛:血栓闭塞性脉管炎、下肢雷诺病、难治性下肢缺血性溃疡、冻伤、冻疮、伯格病、红斑性肢痛、肢端发绀症、网状青斑症、无脉症、静脉血栓形成、血栓性静脉炎等;③下肢神经痛:灼性神经痛、残肢痛、幻肢痛、损伤性神经炎、外伤及手术后肿胀及疼痛、带状疱疹后神经痛;④下肢多汗症。

2. 禁忌证　①穿刺点附近有感染者;②正在应用抗凝疗法者或凝血功能异常者;③患者不能合作者。

3. 操作方法　患者取健侧卧位,屈颈弓背。头下和腋下部可加枕。尽可能使之舒适。在CT引导下操作,取俯卧位。对于下肢血循环障碍的患者,应监测双下肢皮温。常规皮肤消毒,穿刺点可选在腰2～腰4棘突上缘外侧,距中线5～8 cm处。在X线透视下,或在CT引导下,穿刺点皮肤局麻后,用23号14 cm长穿刺针与皮肤矢状面呈45°角,向内侧缓慢进针约3～4 cm到达横突,用套在针体上的小皮块标记后,越过横突上缘再进针约2～2.5 cm,可刺到腰椎体侧面,退针约2～3 mm,并将针头斜面对准椎体侧面,针尖略偏向外侧少许,再次进针,滑过椎体,抽吸无血及脑脊液,针尖位于交感神经节附近,回吸无血、无气,经造影确认无造影剂进入椎管、血管或胸腔,如造影剂呈条索状扩散,表明穿刺部位正确。注入试验量1%利多卡因1 ml。观察疼痛的变化、被阻滞的神经分布区的阻滞范围和阻滞程度,观察有无非阻滞区的神经功能障碍;询问患者疼痛的前后变化。

4. 注意事项　① 穿刺针误入蛛网膜下腔;② 损伤腰神经;③ 严格无菌操作,防止感染;④ 用乙醇永久性阻滞腰交感神经治疗顽固性疼痛性疾病,要严格选择适应证,并向患者及家属详细说明可能发生的并发症,征得同意并办理签字手续后方可实施。

5. 并发症防治　① 常见并发症为直立性低血压、肠功能紊乱和局部疼痛。术前、术后补液可防治低血压的发生;肠功能紊乱多表现为一过性腹泻,一般无需处理;使用长效局麻药如0.75%罗哌卡因,可减轻注入毁损性药物如无水乙醇引起的局部刺激导致的疼痛。② 罕见和严重的并发症有截瘫、顽固性腹泻、胃肠麻痹、肾脏损伤、腹主动脉夹层分离等。影像学引导可以避免操作引起的严重并发症。顽固性腹泻病理机制不明,发生率极低,一旦出现对症治疗,但疗效和预后不佳。

(十)腰交感神经节阻滞术

1. 适应证　① 腹腔脏器肿瘤转移性内脏疼痛;② 腹腔血管痉挛性疼痛;③ 良性内脏神经痛。

2. 禁忌证　① 注射部位感染;② 患者不能合作;③ 有出血倾向患者;④ 全身状态过于衰竭。

3. 操作方法　① 该操作技术必须在影像显示器引导下进行;② 术前开放静脉,术中连续监测血压、心率、血氧和呼吸;③ 患者侧卧位或俯卧位,双臂外展;④ 体表定位:确定左侧胸12肋下缘与腰1棘突下缘连线,棘中线旁开6～8 cm,相当于第12肋下缘;⑤ 局麻下用12～14 cm长,7号穿刺针,与棘突呈30°～45°角进针,在影像显示器引导下,边进针,边回吸,将针尽量刺至腰1椎体外侧;⑥ 如果进针大约2～4 cm,触及腰1横突,可以先将针退回皮下,再调整方向避开横突上或下缘刺达椎体外侧;⑦ 影像显示器证实针尖一旦触及椎体,应做好距离皮肤 2~2.5 cm 深度标记,同时减小穿刺针与皮肤的角度重新穿刺,以便将针尖滑过腰 1 椎体外侧缘;⑧ 再进针将针体标记触及皮肤时,即完成进针深度要求,注射造影剂在胸 12~腰 1 椎体前缘显示影像为条索状,证明穿刺针已达腹腔神经丛部位;⑨ 反复仔细回吸,确认穿刺针未进入主动脉或其他的大血管内,注入 30~50 ml 低浓度局麻药;⑩ 本操作也可在侧卧位下进行,步骤同前,注药后改俯卧位 4 h;⑪ 该操作最好选择左侧穿刺,因为腔静脉恰位于阻滞区域中线偏右侧。

4. 注意事项　① 注射药物后患者可能出现体位性低血压,应尽量卧床进行补液升压治疗;② 如穿刺时进针角度不当,有可能刺进下部胸膜和肺脏,产生气胸;③ 误将药物注入硬膜外隙或蛛网膜下隙,可引起相应部位瘫痪(麻痹),注药前一定注射造影剂,保证穿刺位置准确;④ 穿刺针有可能刺伤血管引起腹膜后血肿,应谨慎操作及严密观察;⑤ 术中开放静脉,备齐各种复苏器械、药品;⑥ 如果对腹部手术患者能确定进行术后镇痛治疗,最好在术中完成该阻滞。

5. 并发症防治　由于与脊髓、神经根、胸膜腔以及内脏位置邻近,该技术适用于熟悉解剖,具有丰富疼痛介入治疗经验的医生操作,应常规进行影像监测,尤其是 CT。

附录：麻醉科建设管理评价标准与细则（试行）

（一）组织结构与功能（总分180分）

项目	基本标准	评价细则	标准分	评价方法	评价结果 优	评价结果 良	评价结果 差	评分	备注
1. 科室设置（50分）	1-1 规范设置麻醉科，组织结构与其功能任务相适应（50分）	1-1-1 凡开展手术治疗的三级综合医院均应规范设置麻醉科	15	查阅相关文件					
		1-1-2 麻醉科应列为医院一级临床科室，下设临床麻醉[含麻醉恢复室（RR）]，麻醉科重症监护病房（AICU），疼痛诊疗门诊等二级分科	20	现场考查					
		1-1-3 能开展临床麻醉，急救与重症监测治疗及疼痛诊疗等工作	15	查阅台帐记录和（或）相关资料；现场考查					
2. 功能任务（130分）	2-1 能常规独立开展与三级综合医院功能和任务相适应的临床麻醉工作（65分）	2-1-1 建立健全各项规章制度及操作规程，规范开展手术室内、外麻醉	20	查阅台帐记录及/或相关资料；现场考查					
		2-1-2 规范进行麻醉前检查、评估与准备，必需具备以下三种模式之一：（1）专人负责；（2）设立"麻醉前评估中心"；（3）三甲及部分有条件的医院可开设麻醉科门诊	14	查阅医疗文件；现场考查					

续表

项目	基本标准	评价细则	标准分	评价方法	评价结果 优	评价结果 良	评价结果 差	评分	备注
		2-1-3 按病情（ASA分级）和手术分级管理安排麻醉科医师工作	6	现场考查					
		2-1-4 建立麻醉恢复室（RR）。RR床位与手术台比例，一般科室≥1:4，重点科室≥1:2；RR管理符合规范，实行Steward苏醒评分	25	查阅医疗文件；现场考查					
	2-2 规范设置麻醉科重症监护病房（AICU），开展围术期重症监测治疗（40分）	2-2-1 有省临床重点专科的三级乙等综合医院应设置麻醉科重症监护病房（AICU）	10	查阅相关文件；现场考查					
		2-2-2 AICU床位数与医院手术科室床位总数之比≥2%，每床建筑面积≥15 m²	5	现场考查					
		2-2-3 AICU中最少要配备一个单间病房，面积≥18 m²；力争设立正压和负压隔离病房	5	现场考查					
		2-2-4 建立健全AICU建设管理规范并认真执行	5	查阅台帐记录和（或）相关资料					

续表

项目	基本标准	评价细则	标准分	评价方法	评价结果 优	评价结果 良	评价结果 差	评分	备注
		2-2-5 参与院内外急救及各种突发事件的救治,抢救记录及时完整	4	查阅台账记录和(或)相关资料					
		2-2-6 规范进行心肺脑复苏,抢救会诊记录及时完整	3	查阅台账记录和(或)相关资料					
		2-2-7 常规开展围术期生命机能监测与调控,有开展相应记录	4	查阅台账记录和(或)相关资料					
		2-2-8 常规开展围术期重要器官功能保护与复苏,有常规或技术引进项目	4	查阅台账记录和(或)相关资料					
	2-3 规范开展急、慢性疼痛诊疗工作(25分)	2-3-1 建立健全各项规章制度及操作规范,常规开展急、慢性疼痛诊疗工作。诊疗医师具有麻醉科执业医师资质	8	查阅台账记录和(或)相关资料					
		2-3-2 规范开展术后镇痛、分娩镇痛(含人流)及创伤或非创伤性诊疗的无痛检查或无痛介入治疗	7	查阅台账记录和(或)相关资料					
		2-3-3 设立麻醉科疼痛诊疗门诊,包括诊室、治疗室,治疗准备室等;疼痛门诊建筑面积≥50 m²	6	现场考查					

续表

项目	基本标准	评价细则	标准分	评价方法	评价结果 优 良 差	评分	备注
		2-3-4 设立麻醉科疼痛诊疗病房,包括治疗室、办公室、值班室等;床位≥6张,每床净使用面积≥4 m²	4	现场考查			

(二) 人员配备(总分 150 分)

项目	基本标准	评价细则	标准分	评价方法	评价结果 优 良 差	评分	备注
1. 人员数量与专业结构(120分)	1-1 合理配置麻醉科工作人员(90分)	1-1-1 合理定编临床麻醉人员 1-1-1-1 按手术台数定编:手术室内:手术台与手术科室床位人员总数比例≥1:2.5(当手术科室床位多而手术台相对偏少时,应按下述比例进行校正,即手术台数与手术科室床位数比例为1:25); 手术室外:手术台数与人员编制为1:1.5 1-1-1-2 按手术科室床位临床麻醉人员每100张手术科室床位临床麻醉人员总数≥8名					

续表

项目	基本标准	评价细则	标准分	评价方法	评价结果 优	评价结果 良	评价结果 差	评分	备注
		1-1-1-3 按手术例次数定编：每400例次手术/年定1名							
		1-1-1-4 医学院附属医院在上述基础上增10%							
		1-1-2 人员专业结构合理：在人员总数中除麻醉医师外，还应配备麻醉专科护士，工程技术人员及其他辅助人员；其中麻醉专科护士配备比例为：三甲医院手术台与麻醉专科护士比例为1:1,三乙医院为(2~3):1	15	查阅医疗文件；现场考查					
		1-1-3 合理定编RR人员；RR床位数与医师比例≥1:0.2,RR床位数与护士比例≥1:0.5	18	查阅医疗文件；现场考查					
		1-1-4 合理定编AICU人员；AICU护士与床位数比例为3:1；AICU医师与床位数比例为：≤4张床配备2名；≥5张床配备5名；≥8张床，在5名基础上每增加2张床增加1名；≥14张床，在5名基础上每增加4张床增加1名	20	查阅医疗文件；现场考查					

续表

项目	基本标准	评价细则	标准分	评价方法	评价结果 优	评价结果 良	评价结果 差	评分	备注
		1-1-5 合理定编疼痛诊疗人员；疼痛门诊医师≥2人，护士≥1，疼痛病房床位与医师比例为1:0.2，疼痛病房床位与护士比例为1:0.5	12	查阅医疗文件；现场考查					
	1-2 学历结构及资质能满足功能任务需要（30分）	1-2-1 麻醉科医师具有医学院校本科以上学历，获得执业医师资格证书	20	查阅相关资料					
		1-2-2 麻醉专科护士具有护理专业中专或以上学历，获得执业护士资格证书，并经麻醉专科护士培训合格	10	查阅相关资料					
2. 梯队建设（30分）	2-1 科主任资质符合要求（15分）	2-1-1 麻醉科主任应由具有副主任医师以上职称，并具有临床麻醉、重症监测治疗，或疼痛诊疗专长的麻醉科执业医师担任，其中省级重点专科的麻醉科主任应由具有上述专长的正主任医师担任	10	查阅相关资料					
		2-1-2 具有卫生厅备案的麻醉科主任培训合格证书	5	查阅相关资料					

续表

项目	基本标准	评价细则	标准分	评价方法	评价结果 优	评价结果 良	评价结果 差	评分	备注
	2-2 建立专业人才梯队（15分）	2-2-1 麻醉科医师队伍高、中、初级职称的比例应达到1:3:5	10	查阅相关资料					
		2-2-2 麻醉科医师队伍中硕士研究生及其以上学历人数比例：一般科室≥25%，重点科室≥60%	5	查阅相关资料					

（三）诊疗技术（总分330分）

项目	基本标准	评价细则	标准分	评价方法	评价结果 优	评价结果 良	评价结果 差	评分	备注
1. 一般科室（330分注：省重点临床专科评考此项技术权重18	1-1 阻滞麻醉、吸入全麻、静脉全麻和复合麻醉等各种麻醉的实施与处理	1-1-1 能全面实施，有常规和（或）指南并能执行，相应医疗文件（麻醉记录单等），记录完整规范	25	查阅台帐记录和（或）相关资料；现场考查					
	1-2 有创或无创血压、心电和血氧饱和度连续定量监测	1-2-1 多功能监护仪（含有ECG，无创BP、P、SpO₂、T等功能）与手术台比例≥1.0，性能良好，操作规范、熟练	20	查阅台帐记录和（或）相关资料；现场考查					

续表

项目	基本标准	评价细则	标准分	评价方法	评价结果 优	评价结果 良	评价结果 差	评分	备注
为0.7,即每项分值×0.7为所得分值,总分满分为231分	1-3 多功能麻醉机及呼末二氧化碳监测	1-3-1 多功能麻醉机与手术台比例≥1,操作规范,记录完整 1-3-2 P_ET CO_2 监测仪与手术台比例在三甲及省列为省临床重点专科医院≥0.8,其他医院≥0.5,操作规范,记录完整	15	查阅台账记录和(或)相关资料;现场考查					
	1-4 开展血气、体温及肌松监测	1-4-1 有血气、体温监测仪、肌松监测仪,操作规范、记录完整	12	查阅台账记录和(或)相关资料;现场考查					
	1-5 专科手术(包括小儿及老年病人)麻醉	1-5-1 有常规和(或)指南并能执行;有相应设备条件;按专科特点决定,如小儿麻醉机及各种回路等;医疗文件书写完整,操作规范	20	查阅台账记录和(或)相关资料;现场考查					
	1-6 危、疑、难病人(休克、创伤、脏器功能不全及重大手术等)麻醉	1-6-1 有常规及/或指南并能执行;有相应的设备(如血流动力学监测等);医疗文件书写完整,操作规范	20	查阅台账记录和(或)相关资料;现场考查					

续表

项目	基本标准	评价细则	标准分	评价方法	评价结果 优	评价结果 良	评价结果 差	评分	备注
为0.7，即每项分值×0.7为所得分值，总分满分为231分	1-7 气管内插管，支气管内插管术	1-7-1 有常规和（或）指南并能执行；有相应的设备（单腔及双腔导管）和技能，医疗文件书写完整；操作规范	15	查阅台帐记录和（或）相关资料；现场考查					
	1-8 围术期体温调控，控制性降压，体外循环	1-8-1 有常规和（或）指南并能执行；有相应的设备条件和技能（体外循环请参照Ⅱ类临床技术规范执行）；医疗文件书写完整；操作规范	15	查阅台帐记录和（或）相关资料；现场考查					
	1-9 深静脉穿刺及动脉穿刺置管技术	1-9-1 有常规和（或）指南并能执行；有相应的设备条件和技能；医疗文件书写完整；操作规范	15	查阅台帐记录和（或）相关资料；现场考查					
	1-10 术后镇痛，无痛分娩，无痛有创或无创性诊断检查	1-10-1 能常规开展，有规范和（或）指南，管理规范，具备相应的条件和技能	25	查阅台帐记录和（或）相关资料；现场考查					

续表

项目	基本标准	评价细则	标准分	评价方法	评价结果 优	评价结果 良	评价结果 差	评分	备注
	1-11 慢性疼痛诊疗	1-11-1 设置麻醉科疼痛门诊,能开展神经及神经节阻滞等治疗技术,有相应的设备条件与技术	15	查阅台账记录和(或)相关资料;现场考查					
	1-12 困难气道处理	1-12-1 备有喉罩,高频头喉镜、光棒,视频喉镜等两种和以上设备及技术能力	20	查阅台账记录和(或)相关资料;现场考查					
	1-13 心肺脑复苏术	1-13-1 符合2010年指南要求	15	查阅台账记录和(或)相关资料;现场考查					
	1-14 除颤技术,氧治疗技术	1-14-1 有心电除颤仪等相应设备条件,与手术台比例≥1:10,有常规或指南并能执行,操作规范、熟练	18	查阅台账记录和(或)相关资料;现场考查					
	1-15 机械通气支持	1-15-1 配备有呼吸机,能进行有创和无创通气,具有相应技能	15	查阅台账记录和(或)相关资料;现场考查					
	1-16 节约用血及血液回收技术	1-16-1 血液回收机≥1台,有相应规章制度与熟练技能	15	查阅台账记录和(或)相关资料;现场考查					

续表

项目	基本标准	评价细则	标准分	评价方法	评价结果 优	评价结果 良	评价结果 差	评分	备注
	1-17 RR诊疗设备	1-17-1 设备条件最低标准：每床均须配备多功能监护仪(含ECF、无创BP、P、SpO₂、T等功能，床位与呼吸支持设备(呼吸机)≥1:0.2；性能良好，操作规范、熟练	30	查阅台帐记录和(或)相关资料；现场考查					
	1-18 麻醉医务人员"三基"考核	1-18-1 合格率100%	20	查阅医疗文件					
2. 重点科室99分(除具备一般科室所有条件外,应同时具备右列技术项目,满分	2-1 血流动力学监测(包括CO、BP、CVP、RAP、PAWP等)	2-1-1 有创BP监测仪与手术台比例≥0.5，血流动力学监测仪(含CO及PAWP等)与手术台比例≥0.1；性能良好，操作规范	15	查阅台帐记录和(或)相关资料；现场考查					
	2-2 呼吸功能监测(含呼吸力学)	2-2-1 设备与手术台比例≥0.1；性能良好，操作规范	10	查阅台帐记录和(或)相关资料；现场考查					
	2-3 血气和水、血电解质、酸碱分析监测	2-3-1 具有相应设备与条件，能进行血液酸碱气体分析(含电解质分析；性能良好，操作规范	12	查阅台帐记录和(或)相关资料；现场考查					

续表

项目	基本标准	评价细则	标准分	评价方法	评价结果 优	评价结果 良	评价结果 差	评分	备注
为99分,加上一般科室项目满分,总分为330分(仍为231分)	2-4 ACT等出凝血监测	2-4-1 具有相应设备与条件,能进行ACT及其他出凝血监测;性能良好,操作规范	7	查阅台账记录和(或)相关资料;现场考查					
	2-5 全麻和阻滞麻醉总数	2-5-1 全年不低于10 000例	15	现场考查					
	2-6 持续血液净化治疗	2-6-1 能常规开展,设备配置与AICU床位比例≥0.1,具有相应技能及记录	5	查阅台账记录和(或)相关资料;现场考查					
	2-7 开设疼痛病房	2-7-1 能开展慢性疼痛诊疗(含癌痛及神经病理性疼痛)、神经阻滞治疗,经皮神经毁损术等,具有相应设备与技能	8	查阅台账记录和(或)相关资料;现场考查					
	2-8 运用纤支镜进行困难气道处理	2-8-1 配备有相应设备,具有专用人员及相应技能	15	查阅台账记录和(或)相关资料;现场考查					
	2-9 经食道超声监测心动图(TEE),在麻醉中应用	2-9-1 具有TEE设备,具有专用人员及相应技能	5	查阅台账记录和(或)相关资料;现场考查					

续表

项目	基本标准	评价细则	标准分	评价方法	评价结果 优	评价结果 良	评价结果 差	评分	备注
	2-10 混合静脉血氧饱和度监测	2-10-1 混合静脉血氧饱和度监测仪≥1台,具有相应技能	7	查阅台账记录和(或)相关资料;现场考查					

(四) 科室管理(总分 220 分)

项目	基本标准	评价细则	标准分	评价方法	评价结果 优	评价结果 良	评价结果 差	评分	备注
1.基础管理(100分)	1-1 科学制定科室建设发展规划	1-1-1 制定有3年发展规划,每年指标明确,举措得力	6	查阅医疗文件					
		1-1-2 能基本完成规划指标	5	查阅医疗文件					
	1-2 建立岗位责任制,并严格执行	1-2-1 有各级各类人员岗位责任制,并能严格执行	6	查阅医疗文件;现场考查					
		1-2-2 有三级医师负责制度,并能严格执行	4	查阅医疗文件;现场考查					

续表

项目	基本标准	评价细则	标准分	评价方法	评价结果 优	评价结果 良	评价结果 差	评分	备注
	1-3 建立健全各项规章制度,并严格执行	1-3-1 有麻醉前访视、讨论、评估制度,并严格执行,术前访视记录完整规范。有术前访视单,访视率达100%	10	查阅医疗文件;现场考查					
		1-3-2 有麻醉知情同意制度,并能严格执行	6	查阅医疗文件;现场考查					
		1-3-3 有医疗事故防范制度,并能严格执行	6	查阅医疗文件;现场考查					
		1-3-4 有毒麻药品管理制度,并能严格执行,有专人负责,建立毒麻药品管理登记本,能及时整理归档	6	查阅医疗文件;现场考查					
		1-3-5 有麻醉后随访、总结制度,麻醉记录单书写合格率达98%,术后随访率达100%,术后访视记录完整规范	6	查阅医疗文件;现场考查					
		1-3-6 有危重、疑难、死亡病例讨论制度,并能严格执行,讨论记录完整规范	6	查阅医疗文件;现场考查					

续表

项目	基本标准	评价细则	标准分	评价方法	评价结果 优	评价结果 良	评价结果 差	评分	备注
		1-3-7 有仪器设备保管,保养制度,并能严格执行,有仪器设备使用记录	4	查阅医疗文件;现场考查					
		1-3-8 有麻醉用具消毒制度,消毒灭菌合格率达100%,有制度并能严格执行,记录完整规范	5	查阅医疗文件;现场考查					
		1-3-9 有会诊制度,并能严格执行,台账完整规范	5	查阅医疗文件;现场考查					
		1-3-10 有进修医生、实习医生授课制度,并能严格执行,研究生授课制度,相关台账完整规范	4	查阅医疗文件;现场考查					
		1-3-11 有医生交接班制度,并能严格执行,记录完整规范	8	查阅医疗文件;现场考查					
		1-3-12 有麻醉及麻醉科医师分级管理制度,并能严格执行	5	现场考查					
	1-4 万元以上麻醉设备完好率	1-4-1 评价标准:≥95%	4	查阅医疗文件;现场考查					
	1-5 抢救设备完好率	1-5-1 评价标准:100%	4	查阅医疗文件;现场考查					

续表

项目	基本标准		评价细则	标准分	评价方法	评价结果 优	评价结果 良	评价结果 差	评分	备注
2. 科室质量管理(60分)	2-1 管理组织		2-1-1 科主任分工明确,成立质控小组,有质控联络员并能履行职责	8	查阅台帐记录和(或)相关资料;现场考查					
	2-2 各项技术与质控指标能达标		2-2-1 神经(含神经丛)阻滞麻醉成功率,标准:≥93%(计算公式详见附录一,下同)	3	查阅医疗文件					
			2-2-2 硬膜外阻滞成功率,标准:≥93%	3	查阅医疗文件					
			2-2-3 困难气道处理成功率,标准:≥95%	3	查阅医疗文件					
			2-2-4 麻醉相关死亡率,标准:≤0.01%	4	查阅医疗文件					
			2-2-5 术前检查、评估、准备率,标准:100%	4	查阅医疗文件					
			2-2-6 术后访视率,标准:100%	4	查阅医疗文件					
			2-2-7 有创性麻醉操作感染发生率,标准:≤0.1%	3	查阅医疗文件					

续表

项目	基本标准	评价细则	标准分	评价方法	评价结果 优	评价结果 良	评价结果 差	评分	备注
		2-2-8 有创性监测操作感染发生率,标准:≤0.1%	3	查阅医疗文件					
		2-2-9 腰麻后头痛发生率,标准:≤10%	3	查阅医疗文件					
		2-2-10 全麻术中知晓发生率,标准:0%	3	查阅医疗文件					
		2-2-11 苏醒延迟发生率,标准:≤5%	3	查阅医疗文件					
		2-2-12 心搏骤停(CA)发生率,标准:≤0.1%	4	查阅医疗文件					
		2-2-13 椎管内麻醉神经并发症发生率标准:≤0.02%(其中截瘫发生率应≤0.001%)	4	查阅医疗文件					
		2-2-14 硬膜外麻醉硬脊膜穿破发生率,标准:≤0.5%	4	查阅医疗文件					
		2-2-15 硬膜外麻醉血管损伤发生率,标准:≤1%	4	查阅医疗文件					

续表

项目	基本标准	评价细则	标准分	评价方法	评价结果 优	评价结果 良	评价结果 差	评分	备注
3. 档案管理（30分）	3-1 有专人负责	3-1-1 科室分工明确，有相应制度	6	查阅医疗文件；现场考查					
	3-2 设备仪器档案	3-2-1 建有5万元以上医疗设备仪器的使用、保养、维修档案	7	查阅医疗文件；现场考查					
	3-3 医疗文件汇总及时	3-3-1 及时将麻醉前访视记录单、麻醉记录单、麻醉后随访记录单汇总归档，电子版保存，或装订后归档，检查电子版或归档现场	7	查阅医疗文件；现场考查					
	3-4 建立健全各种台账	3-4-1 建有会诊登记本，交接班登记本、危重疑难麻醉术前讨论登记本，死亡病例讨论登记本等，并及时归档	10	查阅医疗文件					
4. 信息管理（30分）	4-1 麻醉科全面使用电子病历	4-1-1 符合《江苏省电子病历系统评价标准与细则（试行）》	15	现场考查					
	4-2 建立手术、麻醉管理分系统	4-2-1 符合《江苏省电子病历系统评价标准与细则（试行）》	15	现场考查					

（五）教育与科研（总分 120 分）

项目	基本标准	评价细则	标准分	评价方法	评价结果			评分	备注
					优	良	差		
1. 教育（60分）	1-1 按要求进行住院医师规范化培训（35分）	1-1-1 第一阶段（3年）能按省卫生厅要求全面进行规范化住院医师培训	12	查阅相关文件；现场考查					
		1-1-2 有培训计划及轮转安排表	8	查阅相关文件；现场考查					
		1-1-3 有培训记录，第一阶段临床实践能达标（详见《规范》相关章节）	8	查阅医疗文件；现场考查					
		1-1-4 有考试、考核记录	7	查阅医疗文件；现场考查					
	1-2 按要求进行继续医学教育（25分）	1-2-1 三甲医院及列为省临床重点专科医院的麻醉科须有省级及其他以上CME项目，每2年1次，其他医院有市级及其以上项目，每2年1次	8	查阅相关文件；查阅医疗文件					
		1-2-2 麻醉科中级及其以上职称的医护人员每年累计CME学分≥25分，有学分证书	7	查阅医疗文件					
		1-2-3 CME学分列为医院继续聘任的条件之一，有相应文件或记录	5	查阅相关文件					
		1-2-4 有CME批准文件及记录	5	查阅相关文件；查阅医疗文件					

续表

项目	基本标准	评价细则	标准分	评价方法	评价结果 优	评价结果 良	评价结果 差	评分	备注
2. 科研 (60分)	2-1 建立机制 (15分)	2-1-1 三甲医院及列为省临床重点专科医院的麻醉科对获得省级及其以上课题的负责人能保证有一定的从事科研的时间,奖金应≥科室相应职称人员的平均奖金;三乙医院对获得市级及其以上课题的负责人能保证有一定的从事科研的时间,期间能享有科室奖金,奖金应≥科室相应职称人员的平均奖	10	查阅相关文件;查阅医疗文件					
		2-1-2 科室对发表论文、著作(教材)、获得成果与课题均有奖励政策	5	查阅相关文件;查阅医疗文件					
	2-2 课题 (15分)	2-2-1 三甲专科医院及列为省临床重点专科医院的麻醉科必须有市级(含省厅、局级,下同)及其以上课题,每年≥2项,或获得省级及其以上课题每年≥1项 2-2-2 三级医院一般科室必须有市级及其以上课题每年≥1项	15	查阅医疗文件					

续表

项目	基本标准	评价细则	标准分	评价方法	评价结果 优	评价结果 良	评价结果 差	评分	备注
	2-3 论文(12分)	2-3-1 三甲医院及列为省临床重点专科医院的麻醉科必须在中华系列杂志发表论文每年≥3篇,或SCI收录期刊发表论文每年≥1篇 2-3-2 三级医院一般科室每年发表论文应≥3篇,其中中华系列杂志≥1篇	12	查阅医疗文件					
	2-4 成果(10分)	2-4-1 三甲医院及列为省临床重点专科医院的麻醉科必须获得市级及省卫生厅新技术引进奖每年≥2项,或每2年获得省科技成果奖1项 2-4-2 三级医院一般科室必须获得市级及其以上成果(含省厅级及新技术引进奖)每年≥1项	10	查阅医疗文件					

续表

项目	基本标准	评价细则	标准分	评价方法	评价结果 优	评价结果 良	评价结果 差	评分	备注
	2-5 著作、教材（8分）	2-5-1 三甲医院及列为省临床重点专科医院的麻醉科必须有担任主编（或副主编）的教材与著作，平均每2年≥1部，或参编（译）每年≥1部 2-5-2 三级医院一般科室参编（译）教材或著作每2年≥1部	8	查阅医疗文件					

说明：1. 总分共计为1000分；

2. 评价结果分为优（全面达标）、良（基本达标）、差（未达标）。

附:计算公式

一、神经(含神经丛)阻滞麻醉成功率 包括臂丛、尺神经等各种神经丛或神经干阻滞麻醉。成功标准:阻滞相应区域基本无痛,无须补加局麻及或改为全麻即可完成手术。

计算公式: $\dfrac{\text{神经阻滞成功例数}}{\text{同期神经阻滞总例数}} \times 100\%$

二、硬膜外阻滞成功率 成功标准:阻滞相应区域基本无痛,无须补加局麻及或改为全麻即可完成手术。

计算公式: $\dfrac{\text{硬膜外阻滞成功例数}}{\text{同期硬膜外阻滞总例数}} \times 100\%$

三、困难气道处理成功率 困难气道定义(ASA):经过正规训练的麻醉科高年住院医师行面罩通气和(或)气管插管困难者。成功标准:经处理能顺利进行面罩通气和(或)气管插管。

计算公式: $\dfrac{\text{困难气道处理成功例数}}{\text{同期困难气道总例数}} \times 100\%$

四、麻醉相关死亡率 定义:麻醉相关死亡率是指在围麻醉期(或围术期)与麻醉及其相关药物使用、麻醉与监测方法实施,以及诊疗处理等相关的导致死亡的发生率,主要有病人、技术及责任等方面的因素。

计算公式: $\dfrac{\text{麻醉相关死亡病例数}}{\text{同期麻醉总例数}} \times 100\%$

五、术前检查、评估、准备率 诊断标准:有规范、完整的术前评估记录。

计算公式: $\dfrac{\text{术前检查、评估、准备例数}}{\text{同期麻醉总例数}} \times 100\%$

六、术后访视率 诊断标准:至术后48小时,有规范、完整的访视记录单。

计算公式: $\dfrac{\text{术后访视例数}}{\text{同期麻醉总例数}} \times 100\%$

七、有创性麻醉操作感染发生率 诊断标准:局部红、肿、痛,有或无脓疱,伴或不伴发热。

计算公式:$\dfrac{\text{有创性麻醉操作感染例数}}{\text{同期有创性麻醉操作总例数}} \times 100\%$

八、有创性监测操作感染发生率　诊断标准:局部红、肿、痛,有或无脓疱,伴或不伴发热。

计算公式:$\dfrac{\text{有创性监测操作感染例数}}{\text{同期有创性监测操作总例数}} \times 100\%$

九、腰麻后头痛发生率　诊断标准:腰麻后头痛系指发生在腰麻后 1～3 天,常在病人术后第一次抬头或起床活动时发生。其特点是双侧性头痛,抬头或坐起时加重,平卧后减轻或消失。

计算公式:$\dfrac{\text{腰麻后头痛发生例数}}{\text{同期腰麻总例数}} \times 100\%$

十、全麻术中知晓发生率　诊断标准:全麻病人术后能追忆或部分追忆术中所发生的事(含疼痛)或医护人员对话者。

计算公式:$\dfrac{\text{术中知晓发生例数}}{\text{同期全身麻醉总例数}} \times 100\%$

十一、苏醒延迟发生率　诊断标准:凡手术结束后超过 30 分钟呼唤不能睁眼、对痛觉刺激无明显反映者。

计算公式:$\dfrac{\text{苏醒延迟发生例数}}{\text{同期全身麻醉总例数}} \times 100\%$

十二、心搏骤停(CA)发生率　诊断标准:凡符合下列条件者均应诊断为 CA:① 原来清醒的病人神志突然丧失,呼之不应;② 呼吸停止或呈喘息样呼吸。下列条件可作为诊断的参考指标:① 大动脉(劲动脉或股动脉)搏动消失;② 测不到血压,心音消失。

计算公式:$\dfrac{\text{心搏骤停发生例数}}{\text{同期麻醉总例数}} \times 100\%$

十三、椎管内麻醉神经并发症发生率　诊断标准:是在排除其他病因、在椎管内麻醉恢复期后延续发生的局部麻木、异感、肌无力,甚至瘫痪。

计算公式:$\dfrac{\text{椎管内麻醉神经并发症发生例数}}{\text{同期椎管内麻醉总例数}} \times 100\%$

十四、硬膜外麻醉硬脊膜穿破发生率　诊断标准:有脑脊液自穿刺针中流出或可从置入导管中吸出者。

计算公式:$\dfrac{硬膜外麻醉硬脊膜穿破发生例数}{同期硬膜外麻醉总例数}\times 100\%$

十五、硬膜外麻醉血管损伤发生率　诊断标准:有血液自穿刺针中流出或可从置入导管中吸出者。

计算公式:$\dfrac{硬膜外麻醉血管损伤发生例数}{同期硬膜外麻醉总例数}\times 100\%$